아플 때 보는 책

천연의 재료들을 이용하여 치유의 길을 여는 방법!

아가타 트레쉬 박사 외

아플 때 보는 책

초판 발행 2014년 12월 22일

펴낸곳 SOSTV
출판등록 2007년 7월 4일
발행인 손계문
지은이 Dr. Agatha Thrash 외
주소 경기 남양주시 와부읍 덕소리 462-9 벽산메가트리움 218호
전화 1544-0091
이메일 sostvkr@hotmail.com
홈페이지 www.sostv.net

ISBN 978-89-94968-91-9
값 10,000원

어디가 아프십니까?
혹시 마음도 아프십니까?

우리는 아픔과 질병이 많은 이 시대에 살고 있습니다. 그래서 과거 어느 때보다 많은 사람이 건강에 관심이 많습니다. 건강하게 살려고 많은 노력을 하지만, 결국 더 많은 질병으로 고통당하고 있는 것이 지금 시대에 우리가 겪고 있는 현실입니다.

건강은 사람이 올바로 생각하고 올바로 살아가는 데서 얻어지는 자연스러운 결과가 아닐까요? 올바로 사는 방법에 대한 구체적인 방법들을 이 책에서 제시합니다. 오랫동안 잘못된 습관을 지니고 살아왔다면, 그 길에서 돌아서야 할 것입니다. 육체와 정신의 기능이 건강하게 되기 위해서 올바른 생활 습관을 길러야 할 것입니다.

균형 있고 적절한 식사를 통해서, 천연법칙을 잘 지킴으로서 우리는 더욱 행복한 삶을 누릴 수 있습니다. 독자들의 정신과 건강을 증진하는데 이 책이 큰 도움을 줄 수 있다고 확신하며 이 책을 권합니다. 여러분의 몸과 마음이 건강하게 회복되길 기도드립니다.

차례 Contents

제1장 각종 질병과 천연 치료법

01. 위궤양과 위장의 효과적 관리법 ········· 08
02. 고혈압 ········· 13
03. 스트레스 1부 ········· 19
04. 스트레스 2부 ········· 26
05. 콜레스테롤 ········· 30
06. 관절염 ········· 35
07. 변비 ········· 40
08. 간염 1부 ········· 44
09. 지치고 병든 간 2부 ········· 48
10. 간을 구해 드립니다 3부 ········· 51
11. 골다공증 ········· 53
12. 무좀 ········· 59
13. 치질 ········· 62
14. 당뇨 1부 ········· 66
15. 당뇨 2부 ········· 71
16. 동맥 경화 ········· 77
17. 담석 ········· 82
18. 만성 피로 ········· 86
19. 췌장염 ········· 91
20. 비듬 ········· 95
21. 편두통 ········· 96
22. 우울증 ········· 100
23. 어린이 활동 과다증 ········· 105

24. 비만 1부	111
25. 비만 2부	117
26. 천식	124
27. 월경 불순	132
28. 통풍	136
29. 심장 혈관 질환	141
30. 신장 결석	147
31. 치매 1부	150
32. 치매 2부	155
33. 자가 면역성 질환	159

제2장 암 환자를 위한 조언과 천연 치료법

01. 사망 선고를 받은 사람에게...	170
02. 암과 생명의 법칙	173
03. 암이 퍼지는 것을 막는 방법	177
04. 어떤 목사의 병상 체험	180
05. 가장 강력한 천연 항암제	186
06. 암을 정복하라	191
07. 수치료	199
08. 암을 정복한 사람들의 30가지 특징	206
09. 저항력을 강화시켜라	210

제1장
각종 질병과 천연 치료법

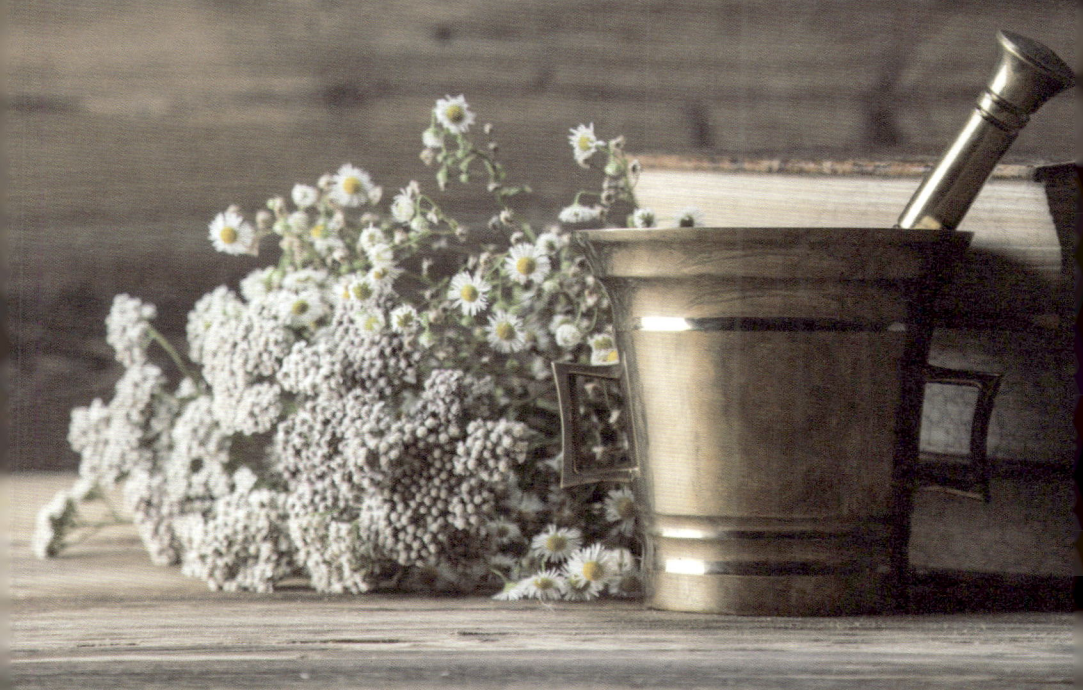

1. 위궤양의 치료와 위장의 효과적 관리법
― 아가타 트레쉬 의사

서구식 식생활 습관들이 들어가는 곳마다, 소화성 위궤양이 많은 사람들에게 있어서 심각한 문제로 대두되고 있다. 전통적인 식생활의 변화가 현대인들에게 위궤양을 가져다주고 있다.

후춧가루와 고추, 각종 화학조미료와 자극성 양념들, 설탕, 그리고 커피, 콜라, 차와 같이 카페인이 들어가 있는 것들 역시 위를 자극한다. 과일과 채소를 함께 먹으면, 위의 산도가 증가하므로, 위궤양 환자들은 주의해야 한다. 식사 중에 물을 마시는 것은 위장에 부담을 준다. 식사 중에 물을 마시면, 위장 내의 산도가 떨어지는데, 이 경우 위장의 적정 산도를 유지하기 위해서 더 많은 산이 위장에 분비되어야 한다. 이 때문에 음식이 완전하게 소화되기까지 더 오랜 시간을 위장 안에 머물러 있어야 하는 결과가 초래되며, 결과적으로 위장은 더 많은 일을 해야만 하게 된다. 다음과 같은 한 가지 원칙이 도움을 줄 수 있다.

*"식사 중에는 물을 마시지 말고,
식사와 식사 사이의 공복에 물을 마실 것"*

위궤양 환자들이 오해하고 있는 한 가지 사실이 있는데, 그들은 하루에 조금씩 여러 번 식사함으로써, 위산이 위벽을 갉아 먹는 것을 방지할 수 있다고 믿는다. 그러나 위산은 위장 안에 음식이 존재할 때에만 분비되어 나온다는 사실을 알아야 한다. 그러므로 일반적인 상식처럼 알려진 생각은 오히려 위장에 해를 가져오는 것이다. 일단 식사를 했으면, 다음 식사 시간까지 어떤 것도 위장 안으로 들어가지 않도록 조심해야 한다. 이때 식사와 식사의 간격은 적어도 5시간 이상이 되어야 한다. 이러한 원칙은 위장으로 하여금 자신의 임무를 완수한 후에 휴식을 취하면서 다음 음식이 들어오기 전에 보급품을 받을 수 있는 여유 시간을 가질 수 있도록 만든다.

식사 시간이 되기 전에 한 조각의 사과나 한 모금의 과일 주스라도 위장에 들어가면, 위장과 내장, 간, 쓸개, 췌장으로 구성된 "큰 공장"이 작은 음식 덩어리를 소화하기 위해서 가동된다. 지방이 많이 포함되지 않은 적당한 양의 식사를 하였을 경우, 위장이 완전히 비기까지 3~6시간이 소요된다는 시험 결과가 있다. 그러나 식사 시간에 먹은 음식이 미처 소화되기 전에 간식하거나 두 번째 식사하였을 경우, 첫 식사 때에 먹은 음식의 잔여분이 최고 14시간까지 위장에 남아 있게 된다. 이럴 때 위장은 매우 극심한 혹사를 당하게 된다. 간식으로 인해서 음식물이 위장 안에서 필요 이상으로 오랫동안 머물러 있게 되면, 여러 가지 원치 않는 일들이 벌어지게 된다.

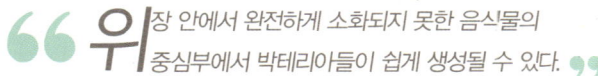

" 위장 안에서 완전하게 소화되지 못한 음식물의 중심부에서 박테리아들이 쉽게 생성될 수 있다. "

만일 위장이 효과적으로 일하지 못하면, 소화에 필요한 펩신과 산의 양을 조절할 수 없게 되어서, 너무 많거나 너무 적은 양의 펩신과 산이 위장 안으로 들어오게 된다. 만일 너무 많은 펩신과 산이 위장 안으로 분비되면, 이것은 위벽을 상하게 한다. 또한 몸이 가지고 있는 에너지가 소화를 위한 화학 성분들을 만들어 내는 데 지나치게 많이 소모됨으로써, 피곤과 무력감이 생긴다. 이런 경우, 많은 사람은 배가 고파서 무력감을 느끼는 것으로 착각하게 되어서, 또 음식물을 먹게 된다. 이미 과로한 상태에 있는 위장은 계속해서 들어오는 음식들을 처리하기 위해서 쉴 사이 없이 일해야만 한다. 이런 식으로 혹사당한 위장은 결국에는 염증으로 인하여 붓게 되고 위궤양이 생기게 된다. 만일 너무 적은 소화액이 분비되면, 길게 연결된 음식 미립자들을 가장 작은 크기로 완전하게 분쇄하지 못하게 된다. 불완전하게 분쇄된 중간 길이의 음식 미립자들의 형성은 혈액에 해로운 영향을 미친다. 그 결과, 두통이나 감기에 잘 걸리게 되며, 쇠약한 체질을 갖게 된다.

한 번은 150세를 넘어선 할머니에게 장수의 비결을 물어보았다. 그 할머니는 대답하기를, "나는 배가 고프지 않을 때에는 어떤 것도 입에 넣지 않습니다. 그리고 일단 입에 들어간 것은 그것이 물죽이 될 때까지 씹고 또 씹는 습관이 있습니다." 이것보다 더 훌륭한 위장 관리법이 어디에 있겠는가! 만일 배고픈 경우에만 무엇을 먹으며, 배고픔을 면할 수 있을 정도의 음식물을 섭취한다면, 그리고 식사 후 5시간 이상이 지나야만 배고픔을 느끼도록 우리 몸을 훈련한다면, 우리는 지금보다 훨씬 더 많은 힘과 생명력을 얻게 될 것이다. 피로에 관한 90% 이상의 이유가 과식에 있다는 매우 놀라운 의학 보고가 있다.

대부분의 사람이 음식물을 적절하게 씹지 않는다. 내가 의과 대학생이었을 때, 나는 수많은 시체를 해부했던 경험이 있는데, 음식물을 제대로 씹지 않았기 때문에 소화되지 못한 음식 덩어리들이 대부분 시체의 위장 속에 그대로 남아 있었다.

여러분들의 주변에 있는 가족이나 친구들을 주의 깊게 살펴보라. 대부분의 사람들은 입안에 가득 음식을 넣었을지라도, 5~6번 이상을 씹지 않는 모습을 보면서 놀라게 될 것이다. 제대로 씹히지 않은 큰 덩어리의 음식물이 위장에 들어갔을 경우, 그것을 작은창자로 보낼 수 있을 만큼 작은 알갱이들로 분쇄하기 위해서는 훨씬 강력한 소화액이 요구된다.

우리가 맛있게 먹은 음식물로부터 얻게 되는 유익은 음식물의 양에 비례하기보다는 음식물이 입안에서 씹혀지는 시간에 비례한다는 것이 소화의 원칙이다. 위장이 불평하는 소리가 들리지 않는가! 적은 양의 음식물을 입안에 넣고, 그것이 크림처럼 될 때까지 씹는 것은 체중을 효과적으로 줄이는 방법이라는 사실을 기억하라.

부드러운 운동은 내장의 소화를 증진하고 움직임을 활발하게 만들지만, 격렬한 운동은 오히려 내장의 움직임을 감소시키며 소화액 분비를 감소시킨다. 식사 후에, 우리는 부드러운 육체 활동 즉, 설거지, 산책 등을 함으로써 소화를 도울 수 있다.

위장을 자극하고 부담을 주는 것들

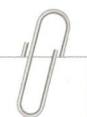

1 후춧가루, 매운 고추 그리고 자극성 양념들

2 식초와 설탕이 첨가된 음식물
(마요네즈, 토마토케첩, 겨자, 오이 피클 등등)

3 제조 과정에서 발효나 썩히는 과정을 거친 식품들
(치즈, 간장 그리고 이와 유사한 식품류)

4 베이킹 소다(베이킹파우더)를 사용하여 만든 식품들
(거의 모든 과자류, 쿠키, 도넛 그리고 빵 종류들)

5 카페인(커피, 차, 콜라), 니코틴(담배), 테오브로민(초콜릿)

6 식사 중에 물을 마시는 것 (식사 중에 마시는 물은 소화를 지연시키며 위장 속에 음식물이 더 오랫동안 남도록 만든다. 식사 중에는 음료수, 수프, 주스 그리고 우유 등을 마시지 말아야 한다. 위장 안에서 소화되지 않은 채 남아 있는 음식물들은 위궤양이나 위염을 일으키는 가장 큰 요인 중의 하나이다. 더구나 우유는 많은 양의 락토우스를 포함하고 있기 때문에, 우유와 설탕으로 간든 유제품들은 소화 과정에서 발효되고 유독한 화학 물질을 생성해 낸다. 우유는 다른 어떤 식품보다도 알레르기를 일으킬 수 있는 많은 요소를 함유하고 있다.)

7 늦은 저녁 식사 (저녁 식사는 과일식으로 하는 것이 바람직하다. 왜냐하면 위장이 비어 있는 상태에서 수면을 취하는 것은 많은 유익을 가져다주기 때문이다.)

8 과식 (각자에 따라서 다르겠지만, 운동량이 부족한 대부분의 현대인들은 현재 자신들이 먹는 음식량을 절반이나 2/3로 줄이는 것이 바람직하다.)

9 음식물을 충분히 씹지 않는 것과 너무 빨리 먹는 것 (한 번에 너무 많은 양의 음식을 입에 넣으면 충분하게 잘 씹을 수 없으므로, 숟가락이나 포크의 1/3 정도의 양이 적당하다.)

10 고기, 기름, 설탕이 많이 포함된 음식, 농축된 단백질 음식은 위장에 부담을 준다.

11 과일과 야채를 함께 먹는 것. 특히 위장이 이미 약해져 있는 사람들에게 있어서, 과일과 야채를 함께 먹는 것은 위에 부담을 준다. 또한 우유와 설탕, 우유와 계란, 설탕과 계란을 배합한 음식물들을 피해야 한다.

⑫ 잘 익지 않았거나, 지나치게 익은 과일

⑬ 너무 차거나 뜨거운 음식

⑭ 식사 시간 후, 5시간이 지나기 전에 두 번째 식사하는 것

⑮ 흰 밀가루나 흰쌀로 만든 식품

위궤양에 유익한 5가지 식물

① 요리하지 않은 신선한 양배추와 상추, 쌈채소
② 잠자리에 들기 전에 알로에 베라 젤(Gel)을 작은 컵으로 1/3잔 마시는 것
③ 매일 2개 이상의 삶거나 구운 감자(기름에 튀긴 것은 안됨)
④ 식사 때마다 4~6개의 잘 익은 올리브
⑤ 아몬드와 좁쌀

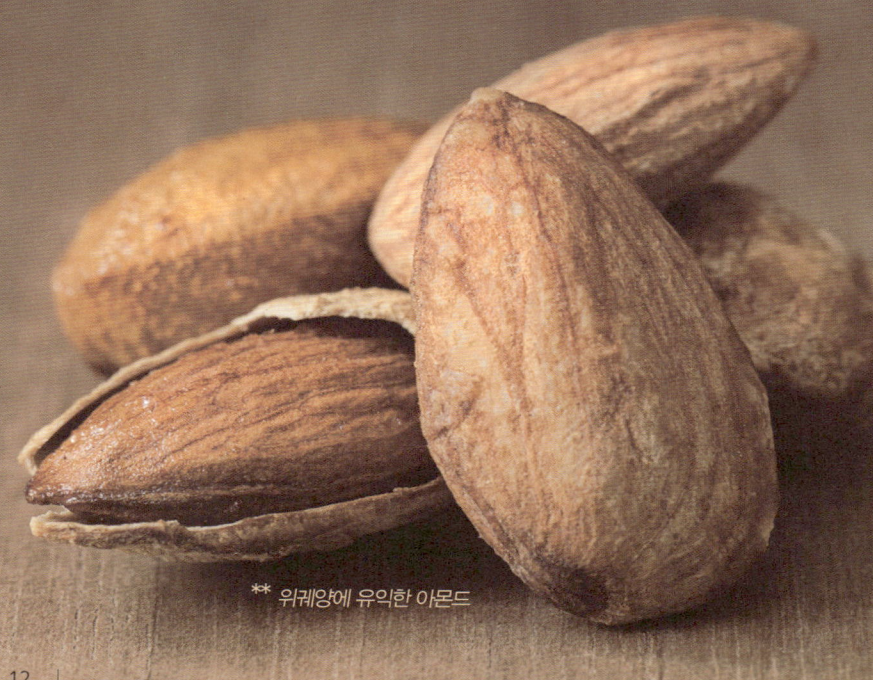

** 위궤양에 유익한 아몬드

2. 고혈압
― 켈빈 트레쉬 의사 / 버넬 발드윈 박사

바쁘고 스트레스가 많은 현대인 6명 중의 한 명은 고혈압이라는 통계가 나왔다. 매년 250,000명의 미국인들이 고혈압으로 인하여 죽어 가고 있는데, 이것은 하루에 약 700명이 고혈압이라는 질병 때문에 죽는다는 이야기가 된다. 혈관의 압력이 높아지는 것이 어떻게 이토록 많은 사람을 죽음으로 몰고 갈 수 있을까? 혈압이 높아지면, 심장이 그만큼 과로하게 일할 수밖에 없다. 또한 심장이 무리하게 일하면, 부드러운 탄력성을 가지고 있어야 할 심장에 원하지 않은 근육들이 생기게 된다. 따라서 심장의 크기가 커지면서 탄력을 잃고 경직하게 된다. 결과적으로 심장은 스스로 어떻게 할 수 없는 문제에 봉착하게 된다. 높은 혈압은 더 많은 콜레스테롤과 지방을 혈관 속으로 밀어 넣음으로써 혈관 벽에 이러한 것들이 축적되게 만들며 이 때문에 혈관은 점점 더 좁아지게 된다. 모든 심장 마비의 50% 정도 가량이 이러한 방식으로 일어난다.

혈압이 높은 상태가 오랜 세월 동안 계속될 때, 그것은 신장을 파괴할 수 있으며, 눈에 있는 망막의 미세한 혈관을 터뜨림으로써 시력을 잃어버리게 할 수도 있다. 또한 고혈압은 뇌 내출혈을 일으키게 함으로써, 인생의 나머지를 암흑과 절망 가운데 보내게 하는 무서운 질병이다. 그러나 불행한 사실은 수많은 사람은 자신들이 이미 고혈압이라는 질병의 마수에 걸려들었다는 사실을 까맣게 모르고 있다는 점이다. 더구나 고혈압을 치료한다는 약들 자체가 가지고 있는 부작용은 많은 환자를 더욱 절망적인 상황 속으로 몰아가고 있다. 지금까지 나와 있는 고혈압 약은 단순히 질병의 증세인 혈압을 낮추어 주는 데에 초점을 맞추고 있다. 약을 통하여 혈압을 체내에서 강제적으로 낮추는 동안, 질병의 근본 원인은 점점 더 깊어가게 된다. 지금이야말로, 고혈압을 근본적으로 치료하는 새롭고 신선한 치료책이 제시되어야 할 때이다.

고혈압에 대한 올바른 이해

심장 주기의 수축기 때에 동맥혈관 벽에 가하는 혈액의 압력이 정상 이상으로 높은 상태를 고혈압이라고 부른다. 일반적으로 140/90 이상을 고혈압이라고 판정하고 있지만, 이보다 낮은 130 이하로 유지하는 것이 바람직하다. 혈압이 높으면 높을수록, 혈관 속으로 밀려들어 오는 콜레스테롤과 지방의 양이 증가한다는 사실을 고려할 때, 혈압이 150이나 160이 되어야 위험한 수준이라고 말하는 것은 보이지 않는 위험 요소를 체내에서 계속해서 키워가게 하는 것이라고 말할 수 있다.

현대 과학자들은 적당한 혈압치를 넘어선 비정상적인 혈압은 반드시 체내에서 생리학적인 대가를 지급한다는 사실을 인정하고 있다. 혈압이 높으면 높을수록, 심장과 혈관, 특히 심장으로부터 나가는 동맥, 그리고 신장과 두뇌의 혈관에 더 큰 피해를 주게 된다. 비행기에서 오일 라인의 압력이 비정상적으로 높을 경우, 아무도 그 비행기를 타려고 하지 않을 것이다. 이와 마찬가지로 사람의 혈관 내벽에 미치는 혈액의 압력이 비정상적으로 높은 것도 대단히 위험한 증상이라는 사실을 기억하라. 높은 혈압으로 인하여 신체의 어떤 부분이나 기능이 파손되기 전에 혈액이 정상적인 압력으로 흘러갈 수 있도록 주변 환경을 만들어 주어야 한다.

고혈압이 치료되지 않은 상태로 지속될 경우, 그것은 생명을 10~20년 감축시킬 수 있다. 고혈압은 심장이나 혈관에 질병을 초래하게 된다. 일반적으로 고혈압은 시간이 지나감에 따라서 그 수치가 올라가는 경향을 나타낸다. 아무 소리나 증세 없이 다가오고 있는 고혈압을 어떻게 하면 찾아낼 있을까? 또한 혈압을 올리는 요소에는 어떤 것들이 있는가?

눈에서 탐지하는 고혈압

어떤 의사들은 특수한 확대경을 사용함으로써 고혈압 환자의 눈 뒷부분에서 작은 혈관을 찾을 수 있다. 환자가 눈동자를 최대한으로 옆으로 돌려서 움직이지 않는 동안에, 의사는 그 작은 혈관을 볼 수 있다. 고혈압은 눈 뒤의 미세한 혈관에 높은 혈압의 흔적을 남긴다. 고혈압을 어떤 감각이나 예감으로 추측하지 않고 눈으로 확인할 수 있다.

심장이 고혈압을 입증한다.

고혈압은 심장의 크기를 크게 만든다. 커진 심장은 처음에는 신체의 필요를 충족시키기 위해서 힘을 발휘하지만, 얼마 동안의 시간이 지나가면 심장은 문제를 일으키기 시작하게 된다.

신장이 고혈압을 입증한다.

한밤중에 방뇨하는 현상은 높은 혈압이 신장에 좋지 않은 영향을 미치는 결과로 나타난다고 생각할 수 있다. 좀 더 심각한 증세는 소변에 단백질이 섞여서 나오는 것이다. 또한 혈액 중에서 크레아티닌(Creatinine)을 제거하는 신장의 기능이 저하될 수도 있는데, 이런 경우 피검사를 하면 크레아티닌과 질소(BUN)가 증가하는 것을 보게 된다. 이러한 증거들을 볼 때에, 신장이 점차 기능을 잃어가고 있다는 사실을 알 수 있다.

고혈압이 악화되는 경로

자신의 혈압 상태를 모르거나 무시하고, 잘못된 라이프 스타일(전반적인 생활 태도와 습관을 말함)을 계속해서 고집함으로써, 고혈압이라는 질병을 가지게 된다. 유전적으로 높은 혈압을 나타내는 사람일지라도, 많은 경우에 라이프 스타일을 전반적으로 개선함으로써, 혈압을 정상적으로 조절할 수 있다. 그러나 초기 고혈압의 상태를 지나서 고혈압이 체내에서 자리를 잡게 되면, 시간이 지나감에 따라서 심장, 혈관, 신장 그리고 뇌에 손상을 주는 일을 서서히 시작한다. 먼저 가까운 가족이나 친척 중에 고혈압과 관련된 질병으로 고통 받거나 죽는 사람이 있는지 살펴보라.

혈압에서 유전적인 인자가 미치는 영향을 결코 무시해서는 안 된다. 담배를 피우는가? 술을 마시는가? 당뇨병을 가지고 있는가? 자신의 콜레스테롤 수치를 아는가? 식탁 위에 육식이 올라올 때에 가장 큰 기쁨을 맛보는가? 섭취하는 소금의 양을 조절하는가? 스낵과 외식과 패스트푸드를 중단하지 않는 한, 결코 소금의 섭취량을 절제할 수 없다. 소금의 양을 경계하라. 만일 그대가 지성적인 사람이라면, 이러한 충고를 무시하지 않을 것이다.

 치료법

① **소금과 투쟁하라**: 대다수의 현대인들은 지나치게 많은 소금을 섭취하고 있다. 소금의 1일 필요량은 0.5g(1/4티스푼)이지만, 대부분의 사람들은 하루에 10~20g의 소금을 섭취하고 있다. 소금의 양을 1g(1/2티스푼) 이하로 제한하기 위해서는 나트륨(소금)이 많이 들어 있는 식품을 주의해야 한다. 우유와 유제품을 먹지 말아야 하며, 거의 모든 종류의 깡통 식품을 삼가라. 또한 각종 스낵, 음료수, 화학조미료 그리고 의약품에도 나트륨이 함유되어 있으므로 경계해야 한다.

② **몸무게를 줄여라**: 몸무게와 혈압 사이에 매우 긴밀한 관계가 있다는 연구결과가 많이 나오고 있다. 특히 젊은이와 중년층에 있어서 몸무게는 매우 중요한 인자이다. 비만은 고혈압뿐만 아니라 고혈압에 따른 여러 가지 합병증을 가져올 수 있으므로 특별하게 조심해야 한다. 통계에 의하면, 대략 1파운드(453g) 빠질 때마다 혈압이 1mm씩 낮아진다.

③ **스트레스를 조절하라**: 분노, 화, 원한, 고통 등은 혈압을 올린다. 옥외에서 운동함으로써 스트레스를 조절할 수 있다. 운동은 혈액 중의 지방을 청소하는 일을 도와준다.

④ **혈압을 올리는 음식을 먹지 말라:** 고지방 음식이나 육식은 혈액의 점도를 높이고 혈압을 올린다. 모든 튀긴 음식, 마요네즈, 마가린을 식탁에서 제거하라.

⑤ **설탕이 혈압을 올린다:** 루이지애나 주립 대학에서 나온 연구 보고서는 설탕이 혈압을 올린다는 결론을 내리고 있다. 원숭이에게 소금과 설탕을 함께 먹였더니, 소금만 먹은 원숭이보다 높은 혈압을 나타냈다는 실험보고가 나왔다.

⑥ **채식하라:** 고섬유질의 식사는 혈압을 낮추어 준다. 채식가들이 육식하는 사람들보다 낮은 혈압을 갖게 되는데, 나이가 들어감에 따라 그 차이의 폭이 증대된다.

⑦ **포타슘(칼륨)을 섭취하라:** 포타슘은 고혈압을 방지하는 역할을 하는 데, 포타슘은 각종 야채와 과일 그리고 시리얼 가운데 많이 포함되어 있다. 중간크기 감자 한 개에 500mg, 오렌지 주스 1컵에 495mg의 포타슘이 각각 들어 있다.

⑧ **적절한 의복을 착용하라:** 의복은 혈압에 분명한 영향을 미친다. 특히 추운 날씨는 심장 수축 시의 혈압을 상승시킨다. 손을 얼음물에 5~10분간 담갔을 경우, 최고 40~100 정도의 혈압이 상승한다는 실험 보고가 있다. 온몸의 체온을 균일하게 유지하는 것이 바람직하다.

⑨ **햇빛이 혈압을 낮춘다:** 오전과 오후 늦은 시간의 일광욕은 혈압에 유익한 도움을 준다. 일광욕은 수많은 혈관을 이완시켜 줌으로써, 마음을 느긋하게 해주고 혈압을 낮추어 준다.

⑩ **커피, 담배, 술은 반드시 제거되어야 한다.**

⑪ **하나님을 신뢰함으로써 근심과 염려를 없애고,** 마음에 평화와 감사의 정신을 품는 사람들은 심장 수축, 이완 시의 혈압이 낮아진다는 실험보고가 있다.

소금 경계령이 내려진 식품들

1. 토마토케첩 3티스푼 1.1g
2. 간장 1티스푼 2.5g
3. 마늘 소금 1티스푼 4.5g
4. 감자 칩 작은 봉지 3.5g
5. 아메리칸 치즈 2조각 2.0g
6. 닭튀김 3조각 5.6g

혈압을 내리는 음식

- 올리브와 올리브 기름의 적당한 사용
- 마늘과 양파

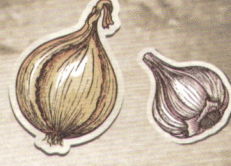

알아 두면 유익한 상식

◆ 혈압은 두 개의 숫자로 표시되는데, 예를 들어서 120/80mmHg이 어떤 사람의 혈압일 경우, 120은 심장이 수축하면서 혈액을 대동맥으로 뿜어낼 때의 혈압을 말하며, 80은 심장이 이완되었다가 다시 수축하기 바로 직전의 혈압을 의미한다.

◆ 혈압의 상한치(심장 수축 시의 혈압)가 높은 고혈압은 동맥의 경화되거나 탄성을 잃어버림으로써 야기되는 고혈압이며, 혈압의 하한치(심장의 이완기 때의 혈압)가 높은 고혈압은 혈관의 좁아지고 혈액의 점도(Viscosity)가 높아짐으로써 생기는 고혈압이다.

3. 스트레스 1부
― 켈질리안 기본슨

어떤 사람은 말하기를 "*현대는 스트레스의 시대이다.*"고 하였다. 지진, 폭력, 데모, 전쟁에 대한 소문, 물가의 폭등, 불확실한 경제, 사고와 같은 요소들은 모든 사람을 염려하게 한다. 현대인들에게 있어서, 내일에 대한 염려는 오늘을 어둡게 만드는 요소가 되고 있다. 우리는 스트레스의 바다를 항해하고 있다. 스트레스, 그것이 건강에 미치는 영향에 대해서 생각해 보자. 어떻게 스트레스가 생기며, 우리는 그것을 어떻게 정복할 수 있는가?

스트레스의 위험

스트레스는 호르몬을 분비시키는데, 스트레스에 의해서 분비되는 호르몬은 섬세한 혈관 벽에 자극을 가함으로써 심각한 문제를 일으킬 수 있으며, 암과 싸우는 T임파구의 기능을 저해할 수 있다. 또한 스트레스는 고혈압과 뇌 내출혈의 주요 원인이 된다. 스트레스는 우리의 삶과 직장과 행복을 앗아갈 수 있는 무서운 적이다. 우리는 모두 스트레스를 정확하게 이해해야만 하는 시대에 살고 있다. 스트레스는 신경시스템과 호르몬을 통하여 우리 몸에 영향을 미친다. 우리 몸이 스트레스를 받으면, 그것은 곧장 심장의 박동에 영향을 미치며, 위장에 해를 가하게 된다. 한 가지 예를 들어 보자. 스트레스에 의해서 근육이 긴장 상태에 있게 되면, 근육이 수축하고, 근육이 수축하면 근육 속을 지나가는 혈관이 수축하여서, 혈액을 따라서 함께 운반되는 산소의 공급이 충분하게 이루어질 수 없게 되어서, 결국에는 산소 부족 현상으로 인하여 통증을 느끼게 된다. 이러한 상태가 지속하면 다음과 같은 악순환이 형성된다:

근육의 긴장 ➡ 근육의 경직(Spasm) ➡ 통증

이러한 악순환의 되풀이는 등, 목, 어깨 부위에 수 시간 동안의 통증을 가져온다. 이것이 심해지면, 만성적인 통증이나 기능 장애의 형태로 자리를 잡게 된다.

스트레스에 대한 올바른 이해

여기 고무줄이 있다. 손가락으로 고무줄을 양쪽으로 잡아당기면 탄력을 느끼게 되는데, 그것이 우리의 몸의 일상적인 상태라고 말할 수 있다. 그러나 고무줄을 조금 더 잡아당기면 고무줄이 팽팽해지는데, 이 상태를 스트레스라고 말할 수 있다. 여기서 조금 더 잡아당기면 고무줄이 끊어지게 되는데, 이러한 상태의 신체를 기진맥진한 탈진 상태(Burn-out)라고 설명할 수 있다. 어떤 무엇에 의해서 신체적으로나 심리적으로 긴장 상태에 들어가게 될 때, 우리는 스트레스를 받게 된다. 어떤 면에서 스트레스는 매우 개인적이다. 나에게 스트레스를 주는 상황이 다른 사람에게는 전혀 스트레스를 주지 않을 수도 있다. 물건을 사기 위해서 줄을 서 있는 사람들에게서 이러한 모습을 볼 수 있다. 대부분의 사람이 즐겁게 이야기하거나 책을 보면서 자신의 차례를 기다리는 동안, 어떤 사람은 자신의 차례가 너무 늦게 온다고 짜증을 내거나 불만을 토로한다. 스트레스를 받는 정도는 각 개인에 따라서 다르다. 스트레스 반응은 우리가 우리 자신을 자극하는 상황을 어떠한 생각과 감정으로 받아들이는가에 따라서 결정된다. 사실, 스트레스 반응 자체는 유익한 것이다. 그것은 생명을 위협하는 상황을 순간적으로 빨리 극복하기 위한 신체의 메커니즘이다. 스트레스 반응은 "싸울 것인가? 도망갈 것인가"(Fight-flight)를 결정하는 반응이다.

아드레날린과 같은 호르몬은 우리의 신체로 하여금 적과 싸우도록 하거나, 위험으로부터 빨리 도망치게 하도록 *"적색경보"*를 내린다. 이러한 경보는 근육, 심장, 폐, 두뇌가 최우선적으로 활동하게 하며, 소화 기능과 같은 다른 신체 기능들은 이차적인 것으로 만든다. 산소와 포도당을 근육 속으로 빨리 공급하기 위해서 심장의 박동은 빨라지며, 혈압이 상승하게 된다. 근육은 순간적으로 긴장 상태로 돌입하게 되어서, 물에 빠져 들어가는 아이나 자동차에 치이려는 아이를 순간적으로 건져낼 수 있게 된다. 이러한 종류의 스트레스 반응은 어떤 위기나 긴장의 순간을 잘 극복할 수 있게 만든다. 시험을 치르거나 직장을 얻기 위한 면접시험을 볼 때에 정신적인 긴장 상태를 느끼게 된다. 약간의 스트레스는 좀 더 효율적으로 일할 수 있게 만들어 준다. 짧은 기간에 우리의 모든 신체적, 정신적 기능들을 집중함으로써, 가장 효과적으로 일할 수 있다. 그러나 물건을 사기 위해서 길게 줄 서 있거나 러시아워에 교통 체증에 막혀서 차 안에 갇혀 있는 짜증 난 사람들에게 있어서 스트레스는 어떤 작용을 하는가? 스트레스로 인하여 신체에는 "적색경보"가 내려지게 되는데, 이럴 때 우리 몸은 값비싼 대가를 지급하게 된다. 인간의 몸은 생명을 위협하는 상황과 사람이 스스로 과민하게 반응하는 것을 구별할 수 없다. 그러므로 일상생활에서 교통 체증과 같은 것 때문에 일일이 짜증을 내고, 초조해하며, 화를 내면, 우리 몸은 그때마다 스트레스 때문에 자극을 받게 된다. 반면에 상황을 있는 그대로 받아들이면서 평안을 유지하기로 선택하면, 스트레스 반응을 최소화할 수 있다. 이러한 면에서 볼 때, 스트레스는 간단한 문제라고 생각할 수 있다.

> **스트레스는** 부정적인 느낌이나 감정과 함께 다가온다. 만일 그대가 자신의 느낌을 바꿈으로써 스트레스를 제거하기를 원한다면, 그대는 지금과는 다르게 생각해야만 한다.

스트레스의 위험 수준

위협이나 압박감을 느끼거나, 화를 낼 때마다 스트레스 반응이 시작된다. 위협, 압박감, 분노와 같은 부정적인 감정들이 잘 다스려지면, 스트레스 반응은 중단되고 안락함을 느끼게 된다. 그러나 일반적으로 스트레스는 효과적으로 다스려지지 않으며, 오랫동안 지속하기 때문에 여러 가지 심각한 문제를 몸 안에서 일으키게 된다. 가정이나 직장에서 스트레스를 많이 받는 사람들은 계속 몸과 마음이 긴장 상태에 있게 되는데, 이러한 상황이 장기간 계속되면 마침내는 육체적, 정신적으로 탈진 상태에 이르게 된다. 우리의 몸이 스트레스의 위험 수준에 접근하고 있는지를 어떻게 알 수 있는가? 스트레스가 위험 수위에 접근하면 할수록, 우리 몸은 신체적이나 심리적으로 경고 신호를 보낸다. 그러므로 다음과 같은 경고 신호를 많이 받으면 받을수록, 우리가 더 많은 스트레스를 받고 있다고 판단할 수 있다.

신체적인 증세

발열, 땀에 젖음, 입안이 마름, 호흡이 얕아짐, 가슴의 통증, 심장이 두근거림, 맥박이 고동침, 혈압의 상승, 두통, 등이 아픔, 쇠약해짐, 소화 불량, 설사, 토함, 변비, 장에 가스가 참, 위경련, 피로, 식욕 부진, 불면증, 어지러움, 피부 가려움, 근육 경직화, 근육 뭉침, 잦은 병치레.

정신적인 증세

흥분 상태, 공포감, 우울감, 기분 변화의 폭이 극심함, 짜증, 쉽게 지침, 망각, 걱정, 부주의, 안절부절, 쉽게 흥분함, 도피 경향.

고무줄을 계속해서 잡아당기면, 언젠가는 끊어지는 것처럼, 이러한 증세들을 무시한 채 계속해서 스트레스를 받게 되면, 언젠가는 *탈진 상태*(Burn-out)에 들어가게 된다. 스트레스가 점점 더 강도를 더해갈 때, 탈진 상태에 더욱 빨리 이르게 된다. 어떤 사람들은 심장 마비나 정신병과 같은 치명적인 질병을 얻게 되며, 어떤 사람들은 어쩔 수 없는 상황 속에서 자살을 계획하게 된다. 계속 스트레스 상태에 자신을 놓아 둘 때에, 우리는 하나님께서 주신 생명력을 마구 소모하게 되어서 결국에는 돌아올 수 없는 상황에까지 이르게 된다. 생활 속에 있는 스트레스를 소홀히 여기지 마라. 젊었을 때에는 스트레스가 조금 있어도 그것을 극복하면서 일하거나 생활할 수 있지만, 언젠가는 스트레스에 의해서 허물어져 가는 자신을 발견하게 될 것이다.

스트레스를 정복하는 방법

스트레스가 계속해서 우리를 누르고 있다는 사실을 깨달았을 경우, 어떻게 해야 하는가? 먼저, 스트레스를 불러일으키는 대부분 요인은 우리 자신이라는 사실을 먼저 인정해야 한다. 어떤 사람들은 "아닙니다. 문제는 내가 아니라 저 사람이죠. 그는 정말 함께 하기 어려운 사람입니다. 나는 매우 바쁘단 말입니다."라는 말을 할 수 있을 것이다. 그러나 기억하라. 스트레스의 수준은 스트레스를 그대가 느끼거나 받아들이는 정도에 따라서 결정된다는 사실을…. 일차적으로, 스트레스는 어떤 사람들이나 상황 또는 우리 자신으로 인해서 생성된다. 그리고 이차적으로는 먹고 마시며 운동하고 수면을 취하는 라이프 스타일에 의해서 형성될 수 있다.

1. 올바른 라이프 스타일을 선택하라

우리 몸은 자동차와 같다. 잘 관리하면, 효과적으로 일한다. 건강에 해로운 음식을 먹고, 몸을 마구 쓰며 학대하면서, 어떻게 스트레스가 엄습할 때에 그것에 대해서 적절하게 반응하기를 기대할 수 있겠는가? 운동은 아드레날린과 같은 호르몬의 분비량을 줄여 준다. 규칙적으로 옥외에서 운동하지 않고, 밤늦게까지 텔레비전 앞에서 앉아 있는 사람이 어떻게 스트레스를 정복할 수 있겠는가?

2. 자연이 스트레스를 치료한다

존 홉킨스 대학에서 개들을 대상으로 한 실험 결과는 우리 모두에게 중요한 교훈을 주고 있다. 개들에게 먹이를 줄 경우에 항상 낮은 음의 신호를 주었다. 또한 개들에게 전기 충격을 줄 경우에는 날카로운 고음의 신호를 주었다. 모든 개가 이러한 신호에 매우 익숙해졌을 때, 저음의 소리는 음식을 먹으라는 신호가 되었고, 고음의 소리는 전기 충격을 받는다는 신호로서 받아들여졌다. 그런데 갑자기 고음과 저음의 신호를 동시에 주었더니, 심각한 혼돈이 생겼다. 어떤 개들은 신경 계통에 심각한 장애를 일으켰으며, 심장이 정상적으로 박동하지 않았고, 체내의 기관이 올바로 작동하지 않았다. 자신들의 집을 물어뜯거나 심한 우울증에 빠지게 되었다. 연구원들이 그러한 증세를 나타내는 개들에게 특별한 정성을 쏟으면서 사랑을 베풀었지만, 증세가 호전되었을 뿐 여전히 정상으로 회복되지 않았다. 그리하여 그러한 개들의 환경을 완전히 바꾸어 주기로 하였다. 어떠한 종류의 신호나 굉음이 없는 평화로운 환경의 큰 농장에 풀어놓았다. 개들은 얼마 안 되어서 활기를 되찾기 시작하였다. 생명은 매우 단순한 것이다. 농장에 풀어놓은 거의 모든 개가 회복되었다. 연구원들이 개들을 부르면, 숲 속이나 개울에서 놀던 개들이 일시에 정확하게 다시 모였다. 자연을 이용한 프로그램을 통하여 모든 개가 완전하게 치료를 받았다. 스트레스로 인하여 몸과 정신이 여러 가지 증세를 나타내고 있는가? 자연으로 가라! 그곳에 스트레스를 위한 완전한 치료 시설이 준비되어 있다.

3. 가장 근본적인 해결책

스트레스를 조절하는 가장 근본적인 방법은 생각과 감정을 조절하는 것이다. "그대가 자신의 생각을 바꿀 수 있다면, 그대는 세상을 바꿀 수 있을 것이다."라는 말이 있다. 만일 그대가 마땅히 들어야 할 "감사합니다."라는 말을 듣지 못했거나, 따돌림을 당했거나, 잘못된 대우를 받았다면, 그대는 스트레스를 받을 것이다. 만일 그대가 내일에 대한 걱정과 염려 속에 휩싸여 있다면, 그대는 스트레스를 받을 것이다. 만일 그대가 분노하고, 원한을 품으며, 속상해하고, 어떤 무엇 때문에 압도되면, 그대는 스트레스를 받을 것이다. 그대가 비현실적인 목적을 위해서 자신을 혹사한다면, 그대는 스트레스를 받을 것이다. 스트레스는 부정적인 느낌이나 감정과 함께 다가온다. 만일 그대가 자신의 느낌을 바꿈으로써 스트레스를 제거하기를 원한다면, 그대는 지금과는 다르게 생각해야만 한다. 생각을 바꾸는 것이 가능한가? 건강한 라이프 스타일을 유지하고, 생각과 느낌을 긍정적이고 건설적으로 바꾸는 것이 가능한가? 그렇다. 그대는 성공적으로 바꿀 수 있다. 그대가 진정으로 그것을 원하기만 한다면…. 그러나 완전한 변화를 원한다면, 먼저 그대의 생각과 감정이 새롭게 되어야만 한다. 그리스도인은 그것을 거듭남이라고 부른다. 거듭남은 혼자서 투쟁하는 것을 포기하고, 자신을 변화시켜 주실 수 있는 하나님의 능력을 간절하게 필요로 하는 데에서 시작된다. 먼저 그대 자신을 되돌아보고, 자신이 잘못한 것에 대해서 하나님께 용서를 간구하라. 모든 잘못된 생각과 느낌을 가져가 주실 것과 사랑과 인내와 자아 조절과 평화와 행복한 마음을 그대의 마음속에 창조해 주실 것을 기도하라. 하나님께서는 그대의 그러한 기도를 응답하실 것에 대해서 약속하셨다. 하나님의 약속을 믿음으로 받아들인다면, 그대는 새로운 생각과 느낌을 가지고 살 수 있다. 그러나 이러한 하나님의 축복은 날마다 새롭게 계속해서 받아야만 한다. 그대 주변에, 문제와 투쟁이 여전히 존재할 것이다. 어쩌면 더욱 심각하게 악화될 수도 있다. 그러나 그대 주변에 있는 문제와 투쟁을 바라보는 그대의 눈이 거듭남의 경험을 통해서 변화되는 것이다. 스트레스가 그대에게 접근할 때마다, 하나님의 능력을 간구하라. 하나님의 변화시키는 능력을 붙잡을 때마다 스트레스를 정복할 수 있다는 사실을 깨닫게 될 것이다. 스트레스가 범람하는 세상에서 스트레스를 정복하는 방법이 바로 여기에 있다. 그대의 주변 상황이 변화되기를 기다리면서 스트레스를 몸 안에 쌓아가지 말고, 하나님의 능력을 힘입어 그대 자신을 변화시킴으로써 스트레스를 정복하라!

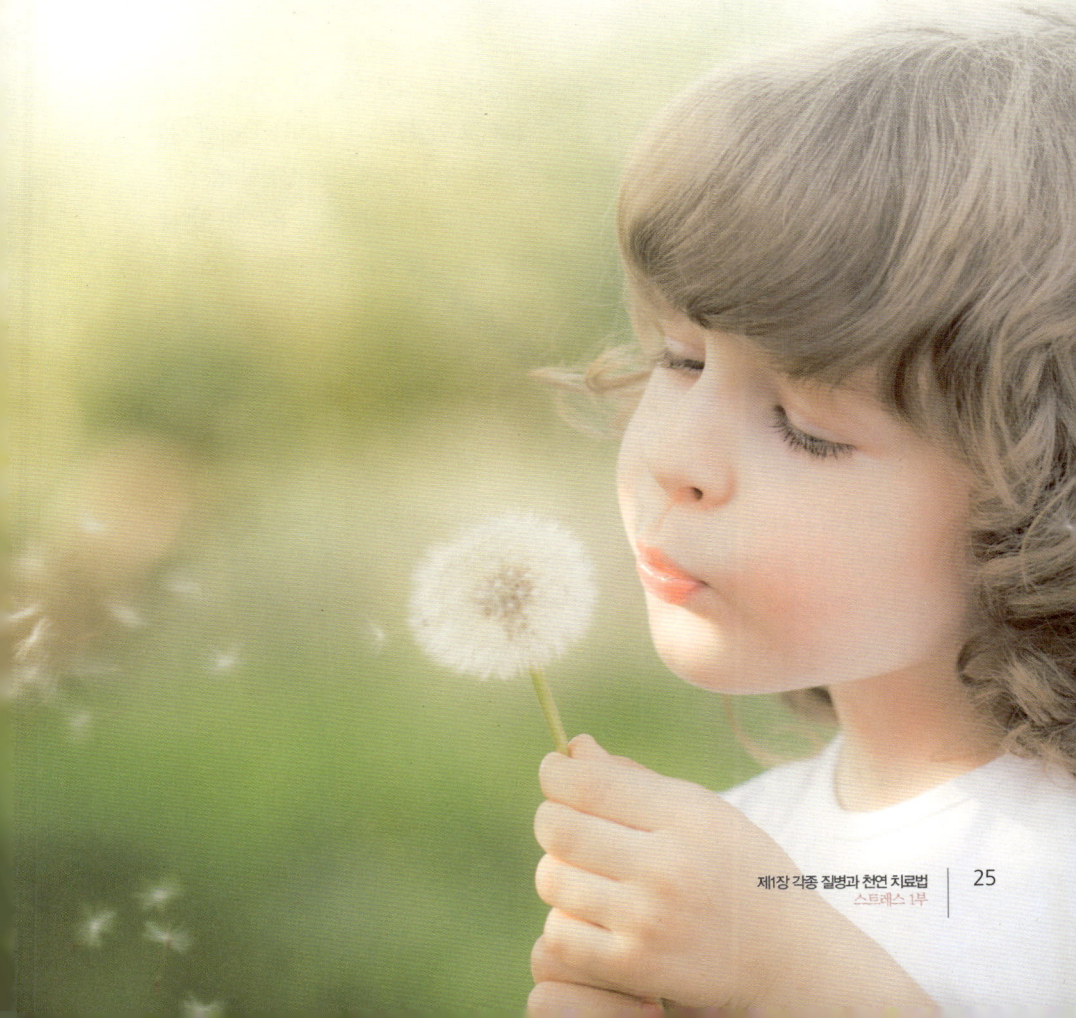

4. 스트레스 2부 - 시간 치료법

― 켈질리안 기본슨

마 전에 우리는 어떤 목사 사모로부터 한 통의 편지를 받았는데 그 내용은 다음과 같았다.

목사 사모의 편지

"지난번에 전화했을 때 나는 바쁜 생활을 정리하고 시간표를 만들어 더 많은 시간을 기도와 성경 읽기에 바쳐야 할 필요를 느끼고 있었습니다. 그러나 목사인 남편은 나의 신년 결심에 동의하지 않았으므로 나는 혼자서라도 결심을 실천할 생각이었습니다. 나는 좋은 것이 있고, 더 좋은 것이 있으며, 그리고 최고로 좋은 것이 있다는 사실을 잘 이해합니다. 나는 진심으로 최선의 것을 선택하기 원했습니다. 그러나 무참히 실패했습니다. 나는 지금 덫에 걸린 기분입니다. 나는 시간표를 짜서 성경 공부반 교사와 지도자, 두 교회의 선교부 지도자, 두 교회의 모금 운동 책임자, 건강 및 절제 책임자, 지역 봉사부 임원, 두 교회의 여름 성경 학교 지도자와 교사, 교회의 소식지 그리고 주보 편집까지 책임을 맡고 있습니다.

그 밖에도 교회의 주말 노력 동원과 매달 있는 목회자 모임에 남편과 함께 빠짐없이 참석합니다. 그 외에도 나는 지도자 세미나를 비롯해서 해마다 각종 집회와 관련된 다른 여섯 가지 교회 행사에 남편과 함께 가담해 있고, 양쪽 교회의 직원회에도 매달 꼬박꼬박 참석합니다. 두 교회에서 여러 가지 책임을 지고 있기 때문에 양쪽 교회 직원회에는 꼭 참석해야 합니다.

이 편지를 쓰면서 나는 이런 생각을 합니다. 이렇게 시간에 쪼들리면서 내 인생에 필요한 성화와 거룩한 영적 경험을 접어놓고 집에서까지 가사에 뒤지지 않으려고 바동대는 것은 정신없는 일 아닌가? 남편은 집안일에는 협력하지 않고 주부인 나는 가계부 관리를 비롯한 많은 시간을 남편의 비서로 일해야 합니다. 이제 나는 무엇을 포기해야 합니까? 어디서부터 시작해야 합니까? 내 일과는 해도 해도 끝나지 않으며 불평하는 사람을 달래느라 동분서주하는 것이 전부입니다."

목사 사모들에게 이처럼 무거운 짐을 지우는 것이 누구의 잘못인가? 하나님께서는 절대 그런 짐을 지우지 않으신다. 그 사모는 모든 사람의 기대에 어긋나지 않으려고 노력하다 보니 그렇게 된 것이다. 그 여인에게는 무엇보다도 하나님 안에서 쉴 수 있는 시간과 장소가 필요하다. 어느 지혜자의 글에 다음과 같은 말씀이 있다.

"하나님께서는 매우 급하고 복잡한 활동을 절대 강요하지 않으신다. 많은 사람은 인자하신 하늘 아버지께서 결코 그들에게 지워주지 않은 책임들을 스스로 떠맡고 있다. 사람들은 하나님께서 그들이 행하도록 절대 계획하지 않은 의무를 서로 가지려고 다투고 있다. 하나님께서는 우리가 과도한 책임을 어깨에 짐으로써 과로하게 되어 마음과 정신이 피곤하게 되고 화를 내고 초조하며 잔소리를 하게 될 때 우리가 하나님의 이름을 영화롭게 하지 못한다는 사실을 깨닫기 원하신다. 우리는 하나님께서 우리에게 주시는 책임만을 감당하고 주를 신뢰하면서 우리의 마음을 순결하고 아름답고 동정적이 되도록 보전해야 한다."

고통으로부터 해방

한 번은 어린 시절에 함께 자랐던 친구, 마리로부터 전화가 왔다. 마리는 울면서 말했다. "조금 전에 의사를 만나고 왔는데, 의사는 나에게 유서를 써 놓으라고 했어. 가망이 없다면서 …. 내가 당신의 집에 한 달쯤 머물고 싶은데 가도 괜찮을까? 제발 날 좀 도와줘!" 얼마 후, 나는 마리를 마중하기 위하여 기차역으로 나갔다. 집으로 오는 길에 그녀의 이야기를 들어 보니 상황은 심각하였다. 그녀는 출혈성 위궤양, 암으로 발전하기 직전의 종양과 빈혈증에 걸려 있었다. 나는 그렇게 허약해진 사람을 결코 본 적이 없었다. 당시 그녀의 나이는 46세, 두 손은 걷잡을 수 없이 계속 떨리고 있었고,

시선은 먼 산에 고정된 채 움직이지 않는 상태였다. 나는 그녀를 산에 있는 우리의 소박하고 조그만 집으로 데리고 와서 안정시켰다.

내 친구가 왜 이 지경이 되었을까? 우리는 한 도시의 같은 거리에서 함께 자란 사이였다. 그녀는 아메리칸 드림에 깊이 빠져 있었다. 마리는 하루에 14시간, 매주 6~7일을 계속 일했다. 그녀의 꿈은 아름다운 저택을 사는 것이었고, 그다음에는 그 집을 멋진 가구와 장식으로 꾸미는 일이었다. 그렇게 살다 보니 그녀는 일의 노예가 되었고 숨 쉴 사이 없이 돌아가는 그녀의 생활은 건강을 점점 망가뜨렸다. 그녀를 깊은 꿈에서 깨운 것은 그녀의 담당 의사였다.

아메리칸 드림은 망상이다. 그러나 그 망상은 미국에만 있는 것이 아니다. 호주, 영국, 일본, 남미, 한국 그리고 세계 어디에나 만연하다. 사람들은 그 꿈에 사로잡혀 생명까지 바치고 있다. 나는 마리에게 이렇게 말했다.

"나는 당신에게 성경을 펼치고 설교를 할 마음은 없습니다. 우리의 신앙과 생활 방식은 당신과 다르니까요. 그러나 당신이 원하면 언제든지 참여하고 그렇지 않으면 우리들의 가정 예배와 다른 활동에 참여하지 않아도 됩니다." 그녀는 우리와 함께 아침저녁 예배를 드리고 찬송을 부르고 산책하러 나가고 먹고 놀고 난로에 넣을 땔감을 모았다. 저녁에는 아이들과 함께 게임을 즐겼고 가족이 모여 책을 읽는 독서 시간도 즐겼다.

간호사 출신인 내 아내는 마리의 건강을 돌보는 일을 떠맡았다. 그 결과 그녀의 건강이 서서히 회복되기 시작하였다. 이렇게 한 달이 지난 후, 그녀는 이렇게 말했다. "내가 이 집에 와서 느낀 점이 무엇인지 말할까요? 조금 덜 갖는 것이 더 행복한 길인 것 같아요." 우리 집은 그녀의 집에 비하면 너무나 작고 초라하였으며 가구나 자동차를 비교해도 부족하였다.

세상이 줄 수 있는 것은 그녀가 우리보다 부자였지만, 세상이 줄 수 없는 것은 우리가 더 부자였다. 우리 가정에는 사랑이 있었고 행복이 있었다. 그리고 다른 사람을 도와줄 수 있는 여유가 있었다. 그래서 그녀는 "**덜 갖는 것이 행복의 길**"이라고 말했다.

그녀는 우리 가정에 머무는 동안, 하나님께서 창조하신 천연계 속에서 동물들을 관찰하고 그들과 사귈 수 있는 많은 시간을 보냈다. 사람이 천연계와 가까워지면 천연계를 지으신 하나님과도 가까워지게 된다.

쉼을 얻을 수 있는 장소

산에서 살지만 우리 가정에서 아이들은 결코 심심할 시간이 없다. 우리 부부는 항상 아이들에게 "그렇게 하라."고 허락한다. 등산, 카누, 크로스컨트리 스키를 하겠다고 아이들이 말하면, 우리는 "그렇게 하라."고 대답한다. 아이들이 바위산을 오르고 물놀이를 하고 노루를 쫓아가겠다고 하면, 우리는 "오냐, 그렇게 하라."고 대답한다. 함께 가자고 하면, "좋지, 그렇게 하자."라고 대답한다.

도시에서 아이들은 "안돼, 안돼!"라는 말을 들으면서 자라난다. 그래서 그들의 마음속에는 서서히 반항심이 자라나게 된다. 시골이나 산과 같이 단순하고 소박한 환경 속에서의 삶이 때때로 힘든 일과 인내를 요구하는 것도 사실이지만, 우리 가정은 그 속에서 하나님을 만나게 되었다. 이것은 신종 율법주의가 아니다. 우리 가정은 단순한 환경 속에서 오히려 하나님을 더욱 깊고 정확하게 알게 되었다는 경험을 말하고 싶을 뿐이다.

우리는 하나님과의 연결을 위하여 쉴 곳을 찾아야 한다. 그런 조용함과 신뢰를 경험할 때 우리는 하나님께서 매일 매 순간 우리와 함께 계심을 알게 될 것이다. 예수 그리스도와의 살아 있는 생생한 연결을 찾기 위해서는 우리의 생활이 조용해져야 한다. 단순해져야 한다.

"내 백성이 화평한 집과 안전한 거처와 조용히 쉬는 곳에 있으려니와" (사 32:18).

누구나 광야로 이주하라는 부름을 받는 것은 아니다. 그러나 누구를 막론하고 하나님과 함께 광야의 경험을 가지라는 부름은 받고 있다. 우리는 누구나 지금 각자가 있는 곳에서 삶을 간소화하고 하나님과 가족을 위하여 시간을 내는 일을 시작할 수 있다. 이 일에는 특별한 기술이나 돈이 필요 없다. 이 경험을 소유하고자 하는 소원과 결심만 있으면 된다. 모든 사람은 하나님께로 피하여 쉼을 얻을 수 있다.

5. 콜레스테롤
– 켈빈 트래쉬 의사

현대인들의 건강을 측정하는 기준치 중의 하나로써 사용되는 것이 무엇인가? 오늘날, 혈관이나 심장에 관련된 질병(고혈압, 동맥 경화 등)이나, 신진대사의 장애로 인한 질병(당뇨, 저혈당 등)은 어떤 사람의 전체적인 건강을 판단하는 기준치로 여겨지고 있다. 이러한 종류의 질병에 전반적으로 영향을 미치는 중요한 요소가 있는데, 그것은 우리가 매일 먹는 음식이다. 산업이 발달한 선진 사회에 사는 사람의 경우, 섭취하는 전체 칼로리 가운데 40~50%가 지방(Fat)이며, 매우 많은 양의 *정제된 탄수화물*(Refined Carbohydrates)을 섭취하고 있다는 통계가 나왔다. 이러한 사회를 산업과 의학이 발달하였기 때문에 선진 사회라고 부르고 있지만, 그들 사회에서 발병되는 질병들을 살펴보면, 후진국보다도 낙후된 면을 보여 주고 있다. 어떤 국가나 사회가 산업 후진국에서 선진국으로 진보하게 될 때, 질병의 종류는 오히려 심각하게 증가하는 현상을 볼 수 있다. 산업이 발전된 선진국일수록, 국민의 식생활이 균형을 잃어버리고 있는 모습을 볼 수 있다. 정제된 지방과 정제된 설탕, 정제된 가공식품 등이 식탁을 점령함으로써, 사람들의 건강이 심각하게 위협받고 있다. 산업 후진국의 경우, 섭취하는 전체 칼로리 가운데 지방이 차지하는 비율은 20% 정도이며, 정제되지 않은 탄수화물과 채소를 많이 섭취하는 것으로 조사 보고되었다. 바로 이러한 이유로 선진 국민들을 위협하는 각종 질병들이 후진국에서는 찾아보기조차 힘들다. 지방과 정제된 탄수화물을 많이 섭취하면 할수록, 더 많은 종류의 성인병이 찾아오게 된다. 지방의 총섭취량을 엄격하게 제한하지 않는 한, 현대 산업 사회에 찾아온 각종 질병들을 정복할 수 없다. 동물의 근육(소고기, 돼지고기, 닭고기, 생선, 조개류), 특히 동물의 기관 (간, 뇌, 콩팥 등)과 계란은 매우 해로운 물질을 우리 몸 안으로 가지고 들어오는데, 바로 이것이 "**콜레스테롤**"이다. 우리 몸은 일정량의 콜레스테롤이 있어야 하지만, 우리 몸이 필요로 하는 양은 체내에서 자체 생산된다는 사실을 이해해

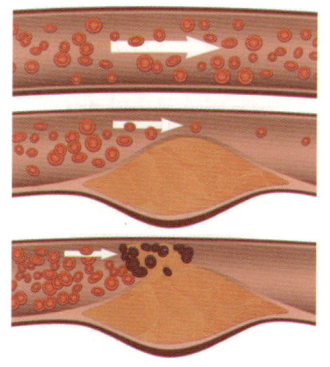

야만 한다. 우리 몸은 고기나 생선의 섭취와 함께 따라서 들어오는 어느 정도의 콜레스테롤을 처리할 수 있는 능력을 갖추고 있다. 그러나 여분의 콜레스테롤은 혈액과 조직이 저장된다. 체내에 저장된 콜레스테롤은 시간이 지나감에 따라서 위궤양을 일으키거나, 혈관 내벽에 *찌꺼기*(Plaque)가 쌓이는 각종 **농양**(Abscess)을 유발하는데, 이것을 동맥 경화라고 부른다. 고지방의 식생활을 계속해서 할 때, 젊은 사람들의 혈관에도 이러한 찌꺼기가 쌓이게 된다. 그리고 나이가 들어감에 따라서 찌꺼기가 점차 누적되어서 결국에는 혈관이 좁아지는 현상이 생기게 된다. 이러한 혈관 내 면적의 축소 현상은 조직으로 흘러들어 가는 혈액의 양을 감소시킨다. 이럴 때 심장은 일정한 양의 혈액을 조직에 공급하기 위해서 혈압을 올리게 되며, 결국에는 고혈압이라는 질병이 체내에서 자리 잡게 된다. 심장과 연결된 혈관이 찌꺼기에 의해서 좁아지게 될 때, 심장 근육에 산소가 충분하게 공급되지 못하게 됨에 따라, 심장에 통증을 느끼게 된다. 이러한 환자의 경우, 단거리를 뛰거나, 감정적으로 격해지거나, 단 한 번의 과식이나 기름진 음식의 섭취에도 갑작스럽게 심한 고통을 느낄 수 있다. 지방이 어떻게 이러한 재앙을 가져올 수 있는지를 이해하기 위해서, 우리는 지방이 소화 흡수된 이후 어떤 일이 생기는지를 알아야 한다. 지방은 작은 지방 알갱이의 형태로 혈액으로 들어간다. 이 알갱이들은 적혈구 세포에 달라붙게 되는데, 이것에 의해서 매우 미세한 혈관에서는 혈액의 흐름이 지장을 받게 된다. 적혈구 세포들은 줄로 연결한 동전 꾸러미처럼 서로 뭉치게 된다. 그리하여 산소를 실어 나르는 능력과 효율이 크게 저하된다. 산소가 혈관 내에서 효율적으로 활동하지 못하게 됨에 따라서, 콜레스테롤은 찌꺼기로 남게 되며, 이러한 찌꺼기는 동맥 경화를 일으키게 된다. 혈액 중의 산소가 부족하게 되면, 지방과 콜레스테롤이 점점 더 쉽게 혈관 벽을 뚫고 침투하게 되기 때문에 찌꺼기가 점점 더 많이 혈관 내벽에 쌓이게 된다. 이러한 찌꺼기는 청력, 시력, 관절, 소화 기능을 약화시키며, 결국에는 극도로 쇠약하게 만든다. 식사를 올바로 개선하면, 찌꺼기는 서서히 사라지기 시작하며, 거의 정상에 가까운 혈액의 순환을 회복할 수 있다. 지방의 전체 섭취량을 최소화할 뿐 아니라 체내에 들어가서 **트라이글리세라이드**(혈 중 지방의 한 종류)로 전환되는 *정제된 탄수화물*(설탕, 꿀, 당밀 등)의 섭취량을 낮춤으로써, 혈 중 지방을 낮출 수 있고, 당뇨병도 치료될 수 있다. 어떤 종류의 관절염은 혈 중 지방을 낮춤으로써, 좋은 결과를 얻을 수 있다.

운동

콜레스테롤을 낮추는 방법 중에서 가장 간단하고 쉬운 것은 운동일 것이다. 신선한 공기를 호흡하고 햇빛을 받으면서 하는 운동은 매우 효과적인 치료를 가져온다. 콜레스테롤을 낮추어 줄 뿐만 아니라 여러 가지 다른 유익을 신체에 전체적으로 가져다준다.

콜레스테롤을 낮추는 식이 요법

콜레스테롤을 낮추는 식이 요법은 매우 단순하다.
아래에 나열한 식품들을 마음껏 즐기면 된다.

1 과일: 아보카도와 올리브를 포함한 모든 종류의 과일(신선한 과일을 통째로 먹으면 과일 주스를 마시는 것보다 6~10배의 섬유질을 더 많이 섭취할 수 있다. 섬유질은 콜레스테롤을 흡착하여 몸 밖으로 배출시키는 역할을 한다.)

2 채소: 모든 종류의 채소, 특히 녹색과 노란색 채소류

3 콩 종류: 완두콩, 편두콩, 갈반조를 포함한 모든 종류의 콩

4 고구마, 감자

5 곡식: 정제되지 않은 모든 종류의 곡식(현미, 현미 찹쌀, 통밀 등)

6 견과류(Nut)와 씨앗:
호두, 아몬드, 캐슈너트, 피칸, 그리고 씨앗 종류(소량만 섭취해야 함)

절제해야 할 식품들

1. 설탕, 시럽, 꿀, 당밀(Molasses)
2. 각종 식용유, 마가린, 쇼트닝, 땅콩버터를 비롯한 각종 견과류 버터
3. 고기와 생선을 비롯한 모든 종류의 동물성 식품은 절대 금해야 함.
4. 술과 카페인이 함유된 음료수
5. 강한 자극성 양념, 소금

치료의 효과가 있는 식물

1. **호두(Walnuts)**: 하루에 두 수저의 호두를 섭취함으로써, 콜레스테롤을 조절하는 데 있어서 도움을 얻을 수 있다. 호두가 함유한 오메가 3 지방산이 콜레스테롤을 낮추어 주는 역할을 한다.

2. **말린 자두(Prunes)**: 미네소타 대학의 연구팀은 하루에 12개의 말린 자두를 먹음으로써, 혈 중 콜레스테롤 수치를 낮출 수 있다는 사실을 발표하였다.

3. **금불초 씨앗(Psyllium Seed)**: 한번에 1~3티스푼씩, 하루에 2-3번 물에 타서 먹으면 콜레스테롤이 낮아질 뿐만 아니라, 대장암도 예방할 수 있다. 일반적으로 천연적인 장 청소제로 사용되고 있다. 약보다 가격이 매우 싸고 부작용도 전혀 없으며, 효과도 매우 좋다.

4. **포도**: 자주색 포도와 포도즙을 쥐에게 먹인 결과, 콜레스테롤이 낮아지는 실험 결과를 얻게 되었다. 건포도 역시 같은 결과를 얻을 수 있다. 한순간에 큰 효과는 없을지 모르지만, 서서히 좋은 결과를 기대할 수 있다.

5. **숯가루**: 활성화된 숯가루는 *지질(Lipid)*, 콜레스테롤, 트라이글리세라이드를 낮추어 준다. 영국의 저명한 의학지 LANCET에 기재된 연구 보고에 의하면, 콜레스테롤 수치가 매우 높은 환자에게 숯가루를 물에 타서 일정 기간 먹였더니, 전

체 콜레스테롤이 25%나 감소하였으며, LDL은 41%가 낮아졌다. 하루에 3번씩 활성화된 숯가루(1큰수저)를 환자에게 섭취시킨 결과, 놀라운 결과를 얻을 수 있었다.

6 마늘: 지난 수십 년에 걸쳐서, 수천 가지의 실험을 한 결과, 마늘이 콜레스테롤을 낮춘다는 사실이 입증되었다. 또한 당뇨병이나 심장 질환에도 매우 효과적인 치료 기능을 하는 것으로 밝혀졌다. 마늘을 섭취하면, 콜레스테롤과 트라이글리세라이드의 수치가 낮아지고, "좋은 콜레스테롤"인 HDL의 수치는 증가하는 놀라운 결과를 얻게 된다.

7 약초: 호돈 베리, 튜머릭과 같은 약초는 콜레스테롤을 낮추는 데 있어서 도움을 줄 수 있다. 가루로 만들어진 약초를 뜨거운 물에 10분 동안 담가 둔 후 마시면 좋다(하루에 두 번씩).

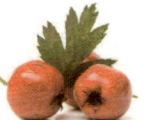

닭고기와 소고기, 어느 것이 더 좋은가? 혹시 귀하는 자신의 건강을 위해서 소고기 대신에 닭고기를 먹기로 하였는가? 미국에서의 닭고기 연간 소비량이 1955년, 14파운드(6.3kg)에서 2009년, 97파운드(44.6kg)로 크게 증가하였다. 무엇이 닭고기를 이토록 인기 있게 만들었는가? 다음과 같은 영양학적 증거들은 대다수의 사람들을 당황하게 할 것이다.

소고기와 닭고기의 콜레스테롤 비교표			
분류	지방	단백질	콜레스테롤
불에 구운 연한 소고기(100g)	56%	42%	70mg
닭고기(닭 껍질 포함해서 100g)	51%	46%	88mg

한마디로 말해서, 소고기와 닭고기는 귀하의 건강에 동일한 결과를 가져다주는 식품이다.

6. 관절염
— 켈빈 트레쉬 의사

관절염 환자에게 있어서, 가지과 식물(Nightshades)과 관절염의 관계를 이해하는 것은 매우 중요하다. 관절염은 관절에 생기는 염증이나 퇴행성 질병(Degenerative Disease)이다. 관절염의 가장 일반적인 형태는 골관절염, 류머티스성 관절염, 그리고 통풍(Gout)인데, 그 종류에 따라서 치료법이 조금씩 다르므로 통풍과 류머티스성 관절염의 치료법은 다음 기회에 소개하고자 한다.

관절염 치료법

① 많은 관절염 환자가 가지과 식물(가지, 토마토, 흰 감자, 담배, 고추)을 섭취할 경우, 민감한 반응을 보인다는 의학계의 보고가 있다. 한 연구 보고서는 관절염 환자 중의 87%는 이와 같은 식물들을 섭취하지 않음으로써, 유익을 얻을 수 있다고 말하였다. 이 연구를 주도한 놀만 칠더스 박사는 말하기를, 관절염 환자는 식사를 매우 엄격하게 해야 하며, 단 한 조각의 가지과 식물(가지, 토마토, 흰 감자, 담배, 고추)이라도 치료 효과를 무산시키기에 충분하다고 하였다. 가게에서 파는 식품의 뒷면에 "천연 향료"라고 쓰여 있는데, 이 중에는 가지과 식물이 그 원료로 사용된 것도 있으므로 조심해야 한다. 가장 좋은 방법은 어떤 것들이 포함되어 있는지를 알 수 없는 음식점의 음식이나 가공된 식품을 먹지 말고, 가정에서 단순하고 천연으로 준비된 음식을 간단하게 섭취하는 것이다. 그 연구 보고서에서 칠더스 박사는 초콜릿, 비타민 C 정제, 콜티손이나 금 주사(Gold Shots), 각종 차와 커피도 여러 가지 문제들을 일으킨다고 말하였다.

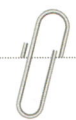

② 우유, 통밀, 계란, 옥수수, 돼지고기 등은 관절염의 증세를 일으키는 것으로 알려졌다. 브레닌멘 박사는 관절염 환자가 자신에게 알레르기 반응을 일으키는 식품을 섭취하였을 경우, 48~72시간 후에 관절의 통증을 가져온다고 발표하였다. 돼지고기를 먹었을 경우, 섭취 후 5일이 지나면 관절에 통증이 나타난다. 이처럼 관절의 통증이 늦게 나타나기 때문에 음식으로 인하여 통증이 생겼다는 사실을 깨닫기가 쉽지 않다. 특정 식품에 대한 관절의 알레르기 반응으로 인하여, 관절 부위가 부종 수분(Edema Fluid) 때문에 일시적으로 부어오르는데, 만일 문제를 일으키는 식품을 식별하지 못한 상태에서 계속해서 섭취하면, 관절부위가 영구적으로 변형된다. 소금의 섭취량을 줄이면, 부풀어 오른 관절 부위를 가라앉힐 수 있으며, 관절 부위의 불편함을 해소할 수 있다. 또한 술을 절대 삼가야 하며, 어떤 종류나 형태의 알코올 성분도 관절염을 악화시킨다.

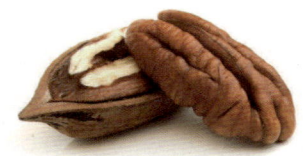

③ 하루에 12개의 신선한 피칸(아메리카산 견과류의 하나)을 6주 동안 계속해서 먹으면, 어깨, 팔, 손의 관절염에 어느 정도의 유익을 얻을 수 있다.

④ 슬리핑백에서 잠을 잘 경우, 아침에 손이 굳는 현상이나 통증이 경감될 수 있다.

⑤ 체중이 무거우면, 관절에 주는 압박이 증가한다. 체중을 평균치보다 아래로 조절하는 것이 바람직하다.

⑥ 굳어진 관절 부위에 뜨거운 물찜질을 하면, 아침에 관절의 부드러움을 유지할 수 있게 된다.

⑦ 면역 주사를 피해야 한다. 소녀나 젊은 여자가 풍진(Rubella)의 백신 주사를 맞을 경우, 종종 합병증이 생긴다. 또한 다른 종류의 면역 주사 역시 관절염에 영향을 미친다.

⑧ 동물 실험에서 동물성 고단백질의 식사는 관절염을 일으킬 수 있는 것으로 나타났다. 동물에게 고단백질의 음식을 일정 기간 먹였더니, 관절이 부어오르고 움직임이 불편해지는 것을 발견하였다. 모든 종류의 동물성 식품을 엄격하게 삼가라.

⑨ 치즈에 함유된 인돌과 스카돌 성분은 만성 관절염이나 관절 변형을 일으킨다.

⑩ 냉온수욕은 관절염에 유익을 가져다준다. 뜨거운 물과 찬물을 각각 준비된 대야에 부은 다음, 통증이 있는 관절 부위를 뜨거운 물(섭씨 43~46°)에 4분 동안 담그고, 찬물(섭씨 18~16°)에 45초 동안 담그는 일을 20~45분 동안 되풀이한다. 이때 끓는 물과 찬물을 대야에 적당하게 부어서 찬물과 뜨거운 물 온도를 일정하게 유지해야 한다. 관절염의 물 찜질은 반드시 뜨거운 물로부터 시작해서 뜨거운 물로 끝내야 한다.

⑪ 심한 통증으로 인하여 관절 운동을 할 수 없는 환자들은 따뜻한 물(섭씨 34~37°) 속에서 움직이는 운동을 할 수 있다.

⑫ 숯가루로 만든 반죽을 얇은 면으로 싸서 관절 부위에 붙이는 일을 주기적으로 되풀이하면, 여러 가지 유익을 얻을 수 있다.

⑬ 파라핀(양초)을 불에 가한 다음, 녹여진 파라핀에 관절염 부위를 담그면 가장 효과적으로 통증 부위를 따뜻하게 만들어 줄 수 있다.

⑭ 관절염에 유익한 약초: *데블스 클러*(Devils Claw, 악마의 발톱)

⑮ 관절을 적당하게 운동시키는 것은 관절염 치료에 매우 중요한 열쇠 역할을 한다. 하루에 두 번씩 다음에 소개하는 운동을 부드럽고 천천히 시행하라. 관절의 운동량이 부족할 경우, 관절 부위를 점점 더 움직이기 힘들게 될 뿐 아니라, 관절 부위의 변형이 심해지며, 반대로 관절의 운동량이 너무 많을 경우에는, 관절염이 악화될 수 있다.

A. 손과 손목 운동

ⓐ 주먹을 쥐었다가, 손가락을 완전히 펼치는 운동. 손가락을 완전히 펴기 어려우면, 손바닥을 책상 위에 올려놓고, 다른 손으로 손등을 수직 방향으로 누른다.

ⓑ 각 손가락의 끝을 엄지손가락의 끝에 차례로 갖다 댄 다음, 둥근 원을 만들어 보라.

ⓒ 손목을 앞으로 숙인 다음, 원을 그리면서 돌린다.

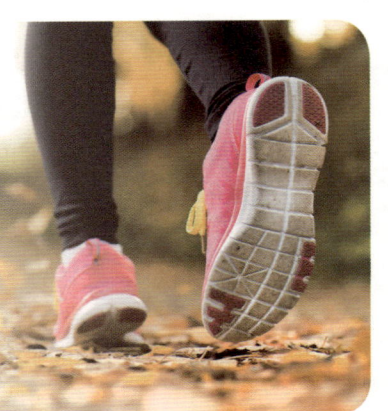

B. 팔꿈치 운동

ⓐ 팔의 위팔(어깨로부터 팔꿈치까지의 팔)을 책상 위에 놓은 다음, 손바닥을 위로 향한 상태에서 팔꿈치를 굽혔다가 펴는 운동을 한다. 이때, 손가락으로 어깨를 닿을 때까지 구부렸다가 펴야 한다.

C. 어깨 운동

ⓐ 의자에 똑바로 앉은 다음, 손바닥을 몸쪽으로 향하게 하여서 팔을 내려뜨린 상태에서, 팔을 앞으로, 뒤로, 옆으로 가능한 높이까지 들어 올린다.

ⓑ 선 자세에서, 상체를 마룻바닥과 평행하게 구부린 다음, 팔에 힘을 뺀 상태에서 팔을 원형으로 돌린다. 이때 적은 원으로부터 시작해서 가장 큰 원으로 팔을 돌린다.

D. 발목 운동

ⓐ 발끝을 들어 올렸다가, 내리고, 안쪽과 바깥쪽으로 움직인다.

ⓑ 발끝을 원형으로 돌린다.

E. 무릎 운동

ⓐ 딱딱한 마룻바닥에 누운 다음, 발을 들어 올려서 마치 자전거를 타는 것 같은 운동을 한다. 이때, 두 다리의 안쪽 근육이 부딪치면서 움직여야 한다.

ⓑ 책상 위에 걸터앉은 다음, 무릎을 구부렸다가 펴는 운동을 한다.

F. 엉덩이 운동

ⓐ 마룻바닥에 누운 다음, 오른쪽 다리를 오른쪽으로 벌릴 수 있는 만큼 벌렸다가 제자리로 돌아오고, 왼쪽 다리를 왼쪽으로 최대한으로 벌렸다가 제자리로 돌아오는 운동을 반복한다.

ⓑ 누운 자세에서 발을 들어 올렸다가 무릎을 많이 구부린다.

ⓒ 엎드린 자세에서, 무릎을 편 채 다리를 들어 올린다.

G. 목 운동

ⓐ 어깨를 움직이지 않는 상태에서 목을 굽혀서 머리를 원형으로 돌린다.

ⓑ 누운 자세에서, 머리를 베개를 향하여 아래로 힘 있게 누른다. 그다음에 머리를 위로 들어 올린다.

H. 등 운동

ⓐ 엎드린 자세에서, 엉덩이 근육에 힘을 준 상태로 몇 초 동안 유지하였다가 힘을 풀어 준다. 무릎을 편 상태에서 다리를 위로 들어 올린다. 손을 엉덩이에 올려놓은 다음, 머리와 어깨를 들어 올린 상태로 2-3초 동안 유지한다. 또 다리와 머리를 순간적으로 들어 올린다. 손을 머리 뒤에 놓은 자세에서, 무릎을 편 상태로 다리를 들어 올린다.

ⓑ 바닥에 누운 자세에서, 엉덩이와 배에 힘을 주고 허리 부분을 바닥에 댄 상태를 유지한다. 무릎을 편 상태로 다리를 각각 하나씩 들어 올렸다가 서서히 내린다. 두 다리를 동시에 순간적으로 들어 올린다. 머리와 어깨를 들어 올렸다가 서서히 내린다. 한쪽 다리를 든 다음, 무릎 뒤로 두 손을 깍지 낀 상태에서 허벅지를 힘껏 복부 부위로 끌어당겼다가 놓는다. 같은 과정으로 다른 한쪽 다리를 운동시킨 후, 두 다리를 동시에 복부로 끌어당기는 과정을 반복한다.

7. 변비

— 아가타 트레쉬 의사

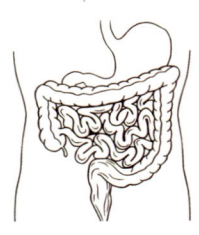

얼마나 자주 가십니까? 얼마나 오랫동안 앉아 있습니까?

여기에 날마다 정해진 시간에 와서 편안한 마음으로 앉았다가 나갈 수 있는 비결이 있다. 현대인들에게 있어서 가장 흔한 문제는 무엇일까? 몇 가지의 질병을 생각할 수 있지만, 변비야말로 빠뜨릴 수 없는 골칫거리이다. 변비는 장의 내부를 정기적으로 비우는 데에 문제가 생겼을 때에 생기는 현상이다.

대변의 상태가 단단하고 건조할 경우, 변비 현상이 생기게 된다. 변비가 심하거나 장에 문제가 있으면 만성적인 두통이 생기며, 복부가 불편하고, 기운이 없으며, 식욕이 저하되고, 허리에 통증이 온다. 식사를 균형 있게 하였을 경우, 매일 3~7온스(약 90~200g)의 배설물을 배출하게 된다. 섬유질을 많이 섭취하면 할수록, 배설물의 양이 많아짐과 동시에 부드럽게 된다. 고기, 설탕, 치즈와 같은 농축된 식품은 배설물의 양을 감소시키며, 대변을 단단하게 만든다. 이러한 이유로 채식을 하는 사람들에게 있어서, 변비 증세는 거의 찾아보기 힘들다. 매 식사가 위에서 소화되어 장으로 내려갈 때마다, 장에 있는 배설물이 얼마나 자주 가십니까? 얼마나 오랫동안 앉아 계십니까? 앞으로 밀려 나가는 상태를 유지하는 것이 가장 건강한 상태의 장이라고 말할 수 있다. 그러나 어떤 사람들은 장에 있는 배설물이 일주일에 한 번이나 두 번 정도 앞으로 움직여 나간다. 배설물이 장에 머무르는 시간이 길어지게 되면, 장 내부에 각종 질병과 암이 발생하기 쉽다. 변비는 변비 그 자체도 문제이지만, 만성적인 변비의 결과로 생기는 여러 가지 다른 질병들이 더욱 큰 문제이다. 대부분의 의학자들은 날마다 정해진 시간에 화장실에 가는 것은 건강에 매우 유익하다는 사실에 동의하고 있다. 이른 아침, 식사 전이나 후가 화장실에 가야 하는 최적의 시간이다. 일반적으로 변비의 원인에는 저 섬유질 식사, 고단백질 섭취, 불충분한 수분의 공급, 운동 부족, 수면 부족, 피로, 긴장과 스트레스 등이 있다.

예방과 천연 치료

① 섬유질이 많이 포함된 식사를 하지 않는 한, 변비 증세가 없어질 수 없다. 현미, 채소, 과일 등에는 풍부한 섬유질이 들어 있다. 곡물의 씨눈을 물에 타서 마시면, 대변 배설의 문제 해결에 도움을 줄 수 있으며, 장(Bowel)에 문제가 있는 사람들도 유익을 얻을 수 있다. 변비의 치료에서, 옥수수의 눈은 통밀의 눈보다 훨씬 많은 유익한 결과를 가져다준다.

② 대변을 잘 나오게 하는 이완제(Laxative)를 사용하여 변비를 치료할 경우 오히려 해로운 결과를 가져오게 된다. 이완제를 먹을 경우, 그것이 몸 밖으로 배출되기 전까지 약 20피트(약 6.5m)나 되는 소화 기관을 통과하는 과정에서 예민한 조직들에 상처를 입히게 된다. 이완제의 부작용으로는, 포타슘의 손실, 내장 운동력의 저하, 그리고 콩팥의 심각한 손상 등을 들 수 있다. 어떤 사람들은 변비의 치료를 위해서 광물성 기름을 사용하는 데, 광물성 기름은 모든 이완제 중에서 가장 유해하다. 광물성 기름은 칼슘과 인의 흡수율을 저하하며, 비타민 A D E K와 카로틴이 손실된다. 광물성 기름을 장기간 동안 계속해서 사용할 경우, 장에 암이 발생할 수 있다.

③ 비만과 변비 사이에 상관관계가 있다는 사실이 입증되었다. 체중이 초과한 사람들은 체중을 적어도 정상으로 낮추어야 한다.

④ 화장실에 가는 시간을 규칙적으로 만들기 위해서, 찬물을 담은 소형 관장기를 항문에 넣은 다음, 물을 주입하고 1분 후에 물을 배출시키면, 잠시 후에 장에 있던 대변이 따라 나오게 된다. 매일 정해진 시간에 이러한 방식의 관장을 몇 번 함으로써, 날마다 정해진 시간에 화장실에 가는 습관을 형성시킬 수도 있다.

⑤ 장의 위치와 방향에 맞추어서 복부를 적당하게 마사지함으로써, 장의 운동을 촉진해서 대변의 배출을 도울 수 있다.

⑥ 모든 종류의 동물성 식품에는 섬유질이 거의 없어서 변비를 유발하며, 소화를 위하여 내장에서 머무는 시간이 매우 길어서 여러 가지 문제의 원인이 될 수 있다.

⑦ 식사를 서둘러서 빨리하거나 불규칙하게 하는 것은 장의 기능을 저하한다.

⑧ 모든 종류의 안티히스타민은 그 자체에 건조하는 성질이 있기 때문에, 대변을 건조하게 만들 수 있다. 살 빼는 약, 통증 완화제, 암피타민, 그리고 코데인을 함유한 기침약 등은 장의 기능을 저하한다.

⑨ 규칙적인 운동은 혈액의 순환을 촉진시키며, 심장을 강하게 할 뿐 아니라 복부 근육을 강건하게 만들기 때문에 장의 기능을 왕성하게 한다.

⑩ 변기에 앉았을 경우, 상체를 앞으로 숙여서 복부를 최대한으로 가깝게 접근시킨 자세가 배설물을 원활하게 배출하기에 가장 적합한 자세이다.

⑪ 과식은 변비를 조장한다.

⑫ 우유는 변비를 일으키는 식품 중에서 대표적이다. 우유를 먹던 사람들에게 우유를 제거하고 과일과 야채를 섭취하도록 한 결과, 장의 운동이 정상적으로 회복되는 것을 발견하였다. 다음과 같은 식품들은 변비를 유발하는 것으로 알려졌다: 치즈, 요구르트, 계란, 생선, 닭고기, 자극성 양념, 소다수, 아이스크림, 과자, 케익, 파이 등.

⑬ 어떤 식품들은 천연으로 이완제의 구실을 한다. 가장 잘 알려진 것으로는 자두(푸룬) 주스가 있으며, 사과, 무화과, 감초, 시금치 생것, 딸기 등도 대변이 잘 나오게 도와주는 이완제의 역할을 한다. 자두(푸룬)에는 장의 운동을 자극하는 성분이 함유되어 있다. 바나나, 사과와 같은 과일에는 많은 양의 수분을 흡수하는 펙틴이라는 성분이 있는데, 펙틴은 소화관을 따라서 내려가는 동안, 박테리아와 장의 내벽에 붙어 있는 쓰레기들을 끌어갈 뿐만 아니라, 상처 난 내장의 벽을 고치고 부드럽게 하는 치료의 기능을 한다. 콩나물에도 이완제 성분이 함유된 것으로 알려졌다.

⑭ 임산부들에게는 일반적으로 변비 현상이 나타난다. 태아가 성장함에 따라서, 장이 압력을 받기 때문에 이러한 현상이 생기게 된다.

⑮ 복부에 압력을 가하는 꼭 끼는 의복을 삼가야 한다.

⑯ 날마다 6~8잔의 물을 마시는 것은 변비의 예방에 필수적이다. 아침 식사 전에 따뜻한 물을 마시는 것은 장의 운동을 촉진하게 한다.

⑰ 홍차와 같은 차 종류는 변비를 유발하는 것으로 알려졌다.

변비에 유익한 식물

1. 매 식사마다 4~6개의 올리브
2. 현미식
3. 자두(푸룬) 주스, 사과, 옥수수 등등

찌꺼기의 통과 시간을 줄여라!

위장에서 소화된 음식이 장을 빠져나가는 데 걸리는 시간(Transit Time)이 긴 경우 즉, 위에서 소화된 음식 찌꺼기가 비정상적으로 오랜 시간 동안 장에서 머무르게 될 경우, 장에 여러 가지 질병이 생길 수 있으며, 암의 유발 가능성도 매우 높아진다. 섬유질의 식사와 운동은 장의 통과 시간을 줄이기 위한 최고의 방법이다.

장의 통과 시간을 측정하는 방법:

티스푼 2개의 참깨를 물과 함께 씹지 않고 삼킨 다음, 참깨가 완전히 대변으로 빠져나가기까지 시간이 얼마나 소요되는가를 눈으로 확인하여 측정한다.

8. 간염- 1부

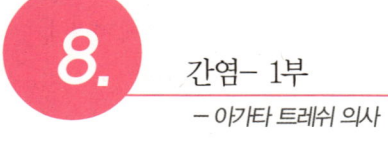
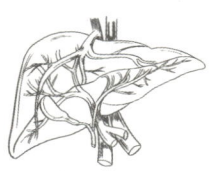

– 아가타 트레쉬 의사

간암의 70%가 B형 간염으로부터 진행된다는 사실을 아는가? 40대 이상의 한국 남자들에게 가장 두려운 질병 중의 하나는 간염과 간암이라고 말해도 과언이 아닐 것이다. 한국인에게 있어서, 간염 바이러스는 간암을 발전시키는 가장 유력한 원인이 되고 있다. 간암은 한국인에게 발생하는 암 종류 중에서 11%를 차지하는 데, 이것은 위암, 폐암에 이어 세 번째이지만, 사망률로서는 폐암을 제치고 2위를 차지하는 매우 치명적인 질병이다. 한국의 경우 대개 40대 초반부터 간암이 생기기 시작하는 데, 40대 중년 남자의 간암 발병률이 세계 1위라는 수치스런 기록을 가지고 있다. 간염이란 간에 생긴 염증을 말하는 데, 바이러스, 박테리아, 또는 어떤 독소에 의해서 발병될 수 있다. 여기서는 주로 바이러스에 의해서 발병되는 바이러스 간염에 대해서 언급하고자 한다. 바이러스 간염은 주로 크게 두 가지로 나누어지는데, 하나는 A형 간염이고, 다른 하나는 B형 간염이다.

A형 간염은 오염된 물, 우유, 그리고 음식 등을 통하여 전염되며, 대개 15~45일의 잠복 기간을 가지고 있다. 간염은 증세가 나타나기 바로 직전에 가장 전염성이 강하기 때문에, 요식업계 종사자나 음식물을 다루는 사람을 통하여 전염되기 쉽다. 일반적으로 황달 증세(피부와 눈이 노랗게 됨)가 나타난 7~9일 후에는 바이러스가 사라져 버리게 된다. 동물들을 통하여 바이러스를 받을 수 있으며, 조개도 바이러스를 운반하는 매체로 알려졌다. 일반적으로 A형 간염은 4주 이내에 회복된다.

B형 간염은 전 세계적으로 퍼져 있는데, 특히 인구 밀도가 높고 위생 관념이 낮은 지역에서 매우 많이 발병되는 질병이다. B형 간염은 28~160일(2~6달)의 잠복 기간을 가지고 있으며, 회복하는 데에 6달 정도의 기간이 소요된다. B형 간염은 주로

혈액을 통하여 전달되지만, 어떤 경우에서는 모유, 정액, 가래 등을 통해서도 바이러스가 전염될 수 있다. 감염된 주삿바늘이나 주사기와 같은 의료 기구를 통하여 바이러스가 전염되며, 키스와 성적인 접촉에 의해서도 전염될 수 있다. 또한, 한약방의 침을 통해서 바이러스가 전염된 사례도 있다. 특히, 동성끼리 성교를 하는 동성연애자들에게 있어서, 간염은 높은 전염률을 나타내고 있다. 신장의 기능이 파손되어서 혈액으로 투석하는 환자들이나 수혈을 하는 사람들에게도 간염이 높은 발병률을 나타내고 있다. 만성적인 감염은 간 경화로 발전되어서 결국에는 사망에 이르게 될 수 있는데, 특히 B형 간염의 경우 위험도가 매우 높다.

간염의 증세로는 황달, 피로, 식욕 부진 및 헛배가 부름, 두통, 신경과민, 관절 경직, 구토, 위장의 통증, 설사 또는 변비, 근육통, 고열 등이 있으며, 피부가 가렵거나 발진될 수도 있다. 가려움은 피부밑에 **담즙산염**(Bile Salts)이 축적되어서 생기는 증세이다. 황달이나 피부가 노랗게 되는 현상은 눈과 점막 부에 먼저 나타난다. 소변으로 배출되는 빌리루빈으로 인하여 소변 색깔이 진하게 될 수 있으며, 대변이 담즙 색소의 결핍으로 인하여 진흙 색깔로 변할 수 있다. 간의 크기가 커지며 민감해진다. 매 해 미국에서 간염으로 보고되는 환자들의 숫자가 4만 또는 7만인데, 자신이 간염 환자인지 모른 채 살고 있는 사람들의 숫자들을 합하면 이 숫자의 약 10배 이상이 될 것이라고 말한다. 어린아이들과 청년들에게 있어서도 간염이 무섭게 파고들고 있다. 최근 들어서, A형 간염은 감소하는 추세를 보이고 있지만, B형 간염은 주삿바늘로 마약을 주입하는 젊은이들에게 많이 늘어나고 있다.

간염 치료법

① 참으로 다행스러운 것은, 대부분 간염은 그 자체에 제한성이 있어서, 충분한 휴식과 보조적인 치료를 통하여 완쾌될 수 있다는 사실이다. 과거에는 환자가 침대에 편히 누워서 쉬는 것이 간염을 치료하는 데 있어서 가장 중요한 요소로 생각되었지만, 연구 결과에 의하면 급성이 아닐 경우에는 활발한 운동도 해롭지 않은 것으로 나타났다. 많은 현대 의학자는, 간염 환자들이 느끼는 피로감이 환자의 운동량을 자연스럽게 제한하기 때문에 피로를 피하는 선에서 운동할 것을 권장하고 있다. 장기간 침대

에서 휴식만을 취하는 것은 그 자체가 오히려 신체를 쇠약하게 만든다.

② 많은 경우에서, 간염 환자들은 식욕을 잃어버리게 되며, 심지어는 음식의 냄새에도 메스꺼움을 느끼게 된다. 이러한 환자들은 적절한 영양을 섭취할 수 있도록 도와주어야 한다. 간염 환자들은 시간이 지나감에 따라서 식욕을 잃어버리는 경향이 있으므로, 매우 신선한 영양이 담긴 아침 식사를 섭취해야 한다. 과다한 지방이 함유된 식품을 피하고, 술과 담배를 절대 삼가야 한다. *지방을 전혀 사용하지 않는 식이요법*(Oil-Free Diet)이 간염 환자에게 권장할 만하다.

③ 대장 내의 대변이 원활하게 빠져나가지 못하여 축적되면, 혈액 속으로 암모니아와 같은 폐기물들이 더 많이 들어가게 되기 때문에, 간이 처리해야 할 독소들이 늘어나게 된다. 그러므로 변비는 방지되어야만 한다.

④ 환자는 콩팥 내의 독소들을 씻어 내기 위해서 많은 양의 물을 마셔야만 한다.

⑤ 환자는 자주 목욕을 해야 하며, 화장실에서 대변을 본 후에는 반드시 비누와 따뜻한 물로 손을 깨끗이 씻어야 한다. 환자는 가족들이나 다른 사람들과 다른 분리된 화장실을 사용하는 것이 최선이지만, 그것이 불가능할 경우에는 사용 후에 좌변기의 앉는 자리를 깨끗이 씻어 주어야 한다.

⑥ 환자는 다른 사람들을 위해서 식사를 준비하거나 요리를 해서는 안 되며, 부엌에 들어가서도 안 된다. 가능하면, 환자는 일회용 식기를 사용해야만 하는 데, 만일 사정이 허락되지 않을 때에는, 환자의 식기는 다른 가족들의 식기들과 분리하여 씻어야 한다. 사용한 일회용 식기는 플라스틱 봉지에 밀봉하여 놓았다가 폐기해야 한다.

⑦ 환자가 사용하는 의복과 천은 별도로 분리해 세탁해야 한다.

⑧ 간염 환자는 세척용 약품이나 용액에서 나오는 독한 증기를 피해야 한다.

⑨ 간에 부담을 주는 화학 의약품들을 최소한으로 삼가야 한다. 간염과 싸울 수 있는 어떤 항생제도 존재하지 않는다. 에스트로겐을 함유한 피임약은 혈청의 빌리루빈

수치를 상승시키기 때문에 삼가야 한다. 급성의 경우에 코르티코스테로이드를 먹을지라도 후에 다시 재발할 수 있으며, 특별한 효과를 기대할 수도 없다. 심지어는 아스피린도 간에 독소를 가져다주므로 삼가야 한다.

⑩ 환자를 편히 눕힌 자세에서, 간이 있는 부위를 뜨거운 물에 적신 수건으로 15분 동안 대주었다가, 곧 이어서 찬물에 적신 스펀지나 수건으로 닦아 주고, 다시 뜨거운 물로 간이 있는 위치를 찜질하는 것을 날마다 4회 반복할 것. 수 치료를 끝마친 후에는 샤워로 몸을 씻어 주고 신선한 옥외 공기가 통하는 조용한 곳에서 잠시 잠을 자거나 휴식을 취해야 치료의 효과를 얻을 수 있다.

⑪ 뜨거운 물이 담긴 욕조에 들어가면, 땀을 내면서 체온을 올릴 수 있는데, 이러한 방법을 통하여 신체가 가지고 있는 저항력이 간염 바이러스와 싸우는 것을 도와줄 수 있다. 환자는 견딜 수 있을 만큼 뜨거운 물이 담긴 욕조에서 체온이 섭씨 39~40° 올라갈 때까지 앉아 있어야 한다. 일단 체온이 이 온도에 드달되면, 체온을 약 20분간 유지하기 위해서 물 온도를 낮추어도 된다. 이러는 동안에 얼굴과 머리에 얼음 수건을 대주어야 하며, 땀을 통하여 잃어버린 수분을 보충하기 위해서 환자가 많은 양의 물을 마시도록 도와주어야 한다. 20분 후에 찬물로 샤워하고, 환자에게 면으로 만든 따뜻한 옷을 입힌 다음, 땀이 나오지 않을 때까지 침대에서 편히 쉬게 한다. 이러한 수 치료는 10~15일 동안 날마다 환자에게 줄 수 있지만, 어떤 환자들은 연일 계속되는 치료를 감당하지 못할 수도 있으므로 환자의 상태를 주의 깊이 살펴야 한다.

9. 지치고 병든 간- 2부
― 켈빈 트레쉬 의사

간의 생명력을 회복시키는 15가지 방법

1 일주일에 1~2일을 완전히 금식(물만 마시는 금식)하라. 금식을 통해서 얻을 수 있는 유익 중에서 가장 커다란 유익은 간의 휴식과 치유이다. 금식을 시작하기에 앞서, 숯가루 정제를 10개 먹을 것. 과로와 스트레스에 지친 간에 휴식을 주는 것이야말로 치료의 지름길이다.

2 여러 주일 동안, 지방, 설탕, 고단백질, 고기, 우유, 계란, 치즈와 같은 농축된 음식을 삼가는 식이 요법을 하라. 견과류와 씨앗도 매우 엄격하게 제한해야 한다. 이러한 방법으로 준비된 식사는 간의 부담을 줄여 주며, 내장의 박테리아 상태를 변화시키고, 간이 처리해야 할 독소의 양을 훨씬 줄여 준다. 당분과 지방을 함께 먹는 것을 특별히 삼가야 하는 데, 왜냐하면 당분은 지방의 대사 과정에서 간을 자극하기 때문이다.

3 과식을 철저하게 삼가라. 과식은 언제나 간을 과로하게 한다.

4 음식물을 한 번에 조금씩 입속에 넣은 다음, 음식물이 고운 죽처럼 될 때까지 잘 씹어서 천천히 먹는 일은 그대가 상상하는 것보다 훨씬 많은 유익을 가져다준다.

5 식사가 끝나는 시간과 다음 식사가 시작되는 시간의 간격이 적어도 5시간 이상이 되어야 한다.

6 결코 간식하지 말라. 식간에는 오직 물과 약초로 만든 차만을 마셔야 한다.
간에 유익한 약초: 민들레 뿌리, 엉겅퀴의 추출물인 씰레마린

7 식사 후에 눕지 마라. 활발한 혈액 순환은 간으로 하여금 지방을 잘 처리할 수 있도록 도와준다. 식사 후에 가벼운 운동은 간의 일을 도와준다.

8 음식물을 단순한 방법으로 조리하고, 음식물의 가짓수를 단순하게 줄여라. 현미밥에 단순하게 요리된 채소 반찬 두 가지, 또는 통밀이나 현미로 만든 빵을 한두 종류의 과일과 함께 먹는 단출한 식사를 해라.

9 위에서 소화된 음식물의 찌꺼기가 장을 통과하는 시간을 줄여라. 숯가루 정제 10알을 먹은 후, 숯가루가 내장을 통과하는 시간(Intestinal Transit Time)을 측정해 보라. 가장 이상적인 숯가루의 통과 시간은 음식물을 섭취한 후 30시간이 지나면서이며, 이때 대변에서 숯가루의 검정 색깔이 보이지 않아야 한다. 고지방 및 고단백질의 서구식 식사를 즐기는 현대인들은 일반적으로 90시간 이후에도 대변에서 검정 색깔을 보게 될 것이다.

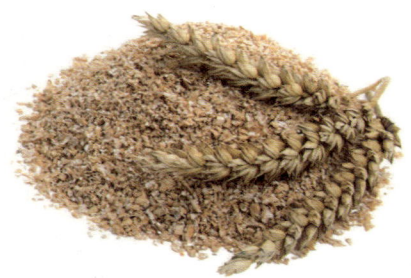

10 날마다 2~4스푼의 밀기울(Wheat Bran)과 함께 6~10잔의 물을 마시고, 적어도 하루 1시간 이상의 옥외 운동을 하면, 음식물이 내장을 통과하는 시간을 줄여 준다.

11 수 치료(Hydrotherapy)는 간의 치료에 매우 유익한 결과를 가져다준다. 옷을 벗고 편안하게 누운 상태에서 배와 가슴 사이에 뜨거운 물수건을 올려놓고, 발은 뜨거운 물이 담긴 대야에 넣으며, 얼굴과 이마 위에는 찬물로 적신 수건을 놓는 수 치료를

하루에 1~3회 반복한다. 수 치료는 혈액 순환을 빠르게 만들며, 신체의 저항력을 순간적으로 증진한다.

⑫ 신체를 조이는 옷을 절대 삼가야 하며, 특히 상체에는 약간의 자국을 남기는 옷일지라도 피해야 한다. 왜냐하면, 간은 매우 약한 압력에도 장애를 받기 쉬운 민감한 기관이기 때문이다.

⑬ 다리와 팔의 온도를 균일하고 따뜻하게 유지해 주는 옷을 입어야 한다.

⑭ 술과 담배를 절대 삼가고 화학적으로 만든 약을 먹지 말 것. 화학 물질은 간에 직접적으로 부담을 안겨 준다. 한 번 섭취된 화학 물질들은 반드시 간에 의해서 처리되어야 하므로, 간의 부담이 증가된다.

⑮ 간염을 치료할 때에, 운동에 대해서 현명한 판단을 내려야 한다. 처음에는 매우 조금씩 시작해야 하지만, 신체의 전반적인 기능들이 잘 유지될 수 있을 정도는 해야 한다. 태양 욕을 해야 하며, 산책을 해야 하지만, 결코 피곤할 정도로 해서는 안 된다.

10. 간을 구해드립니다 - 3부
— 아가타 트레쉬 의사

간을 가장 빨리 회복시키는 방법은 한마디로 "*간을 쉬게 해 주는 것*"이다. 그러면 간을 쉬게 하는 방법은 무엇인가? 간의 산화를 방지해 주고 영양 과잉을 피하는 것이다. 이러한 방법으로 생활을 치료해야 비로소 간이 치료될 수 있다. 최적의 건강 생활이란 산화 과정을 가능한 한 줄여 주고 산화 방지제를 많이 섭취하는 것이다. 예를 들면 고구마에는 비타민 C뿐 아니라 강력한 산화 방지제인 베타카로틴이라는 물질이 매우 많이 함유되어 있다. 노란 색깔을 가지고 있는 식물에는 베타카로틴이 다량 함유되어 있다. 일반적으로 당근에 많은 양의 베타카로틴이 함유되어 있다고 말하지만, 사실은 고구마에 더 많이 함유되어 있고 그다음으로는 호박과 멜론이다. 거의 모든 종류의 과일이나 채소에는 베타카로틴이 들어 있다. 가장 강력한 산화 방지제는 비타민 C이고 두 번째는 베타카로틴이다. 그러므로 과일과 채소를 충분하게 섭취할 수 있는 채식을 한다면 언제나 매우 강력한 산화 방지제로 몸을 지키고 있다고 할 수 있다.

고단백, 고지방의 식품은 영양 과잉으로 유도하기 때문에 피하는 것이 좋다. 그 대신에 소식하거나 짧은 기간 동안 과일식만을 하면서 금식하는 것이 피로에 지친 간에 휴식을 줄 수 있는 매우 좋은 방법이다. 일반적으로 내장 세포는 매우 빨리 자라지만 간세포는 특별히 빨리 성장한다. 20~25% 정도만 잘라서 이식을 해도 2~3개월 안에 완전한 크기의 간으로 자란다. 그러나 계속해서 해독해야 할 물질들을 섭취하고 스트레스와 과로 그리고 술과 담배로 간을 피곤하게 만든다면 간세포는 재생되지 않는다. 간을 위한 진정한 건강 생활은 간에 재생되어야 할 필요와 동기를 부여하는 생활방식이다. 과식은 금물이다. 몸에 좋은 음식만 먹고 술과 담배를 하지 않더라도 간의 주요 기능이 해독 작용이기 때문에 과식이 간에 미치는 영향은 매우 심각하다. 필요 이상의 영양이 지속해서 공급될 때 간은 지치게 된다. 현대 의학은 영양 과잉에 대해서 매우 강력하게 경고하고 있다. 영양 과잉이 영양 부족보다 훨씬 더 해롭다는 사실이 분명해지고 있다. 특히 암에 대한 연구가 진전됨에 따라 영양 과잉의 문제가 더욱 크게 드러나고 있다. 암도 결국에는 영양 과잉에서 오기 때문이다. 과식으로 인하여 영양 과잉이 초래되거나 보약이나 보양식처럼 과량의 영양이 장복될 때 암이 발생하기 쉽다는 사실을 알아야 한다.

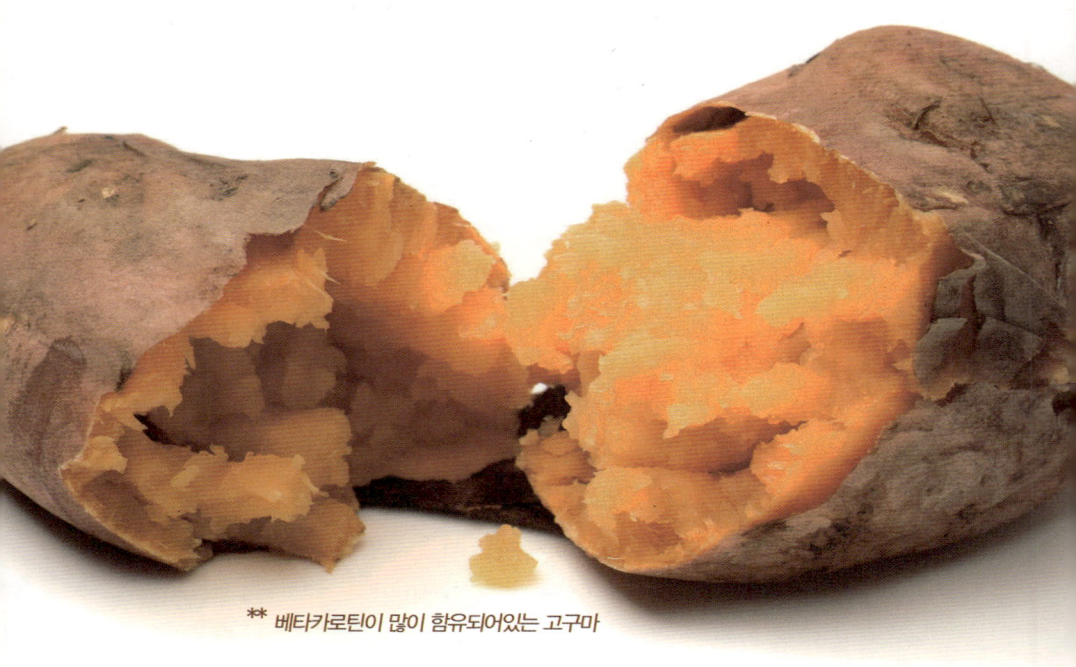

** 베타카로틴이 많이 함유되어있는 고구마

11. 골다공증
― 아가타 트레쉬 의사

현대인들의 식생활과 생활 스타일이 급격하게 변화됨에 따라서 급증하고 있는 질병 가운데 하나가 골다공증이다. 껴안을 때에 갈비뼈를 조심하고, 악수할 때에 손뼈를 조심하며, 앉을 때에 엉덩뼈를 조심하라는 심각한 농담이 사람들의 입에 오르내릴 정도로, 골다공증은 현대인의 적으로 등장하고 있다. *골다공증이란 뼈의 조직이 감소함으로써 뼈가 약해지는 질병을 말하는데, 이것은 뼈 조직의 생성과 파괴의 비율이 균형을 잃어버리는 결과로 생기는 현상이다.* 가장 일반적인 증세는 뼈의 통증, 뼈의 변형 그리고 뼈가 쉽게 부러지거나 깨지는 것이다. 50~70세의 남성들에게도 발병되지만, 폐경기 이후의 여성들에게 가장 많이 일어나는 질병 중의 하나이다.

A. 운동과 골다공증

여러 가지 연구를 통하여, 운동은 뼈의 형성을 도와주는 것으로 나타났다. 나이가 많아짐에 따라서, 일반적으로 운동량이 감소하게 되는데, 바로 이것이 노인층에 골다공증이 많이 생기는 중요한 이유 중의 하나이다. 젊은 시절에 운동을 많이 하고, 나이가 들면서 자신에게 맞는 운동을 계속해서 하는 것이야말로 골다공증을 예방하는 좋은 대책이라고 말할 수 있다. 미 항공 우주국의 고문으로 일했던 도날드 위든 박사는, 하루에 움직이지 않은 상태에서 3시간 동안 서 있는 것도 칼슘의 밸런스(균형)에 좋은 효과를 가져다준다는 사실을 발견하였다. 또한, 그는 하루에 4시간 동안 서 있고 나머지 20시간은 침대에서 휴식만을 취한다고 할지라도, 칼슘의 손실을 막을 만하다는 사실을 발표하였다. 위든 박사는 자신의 연구를 통해서, 뼈의 무게를 유지하기 위한 최선의 운동은 뼈에 중력 방향의 힘을 가하게 되는 운동, 즉 걷거나 뛰는 것이라고 발표하였다. 뼈에 가하여지는 수직 방향의 중력을 제거하면, 뼈 안에 있는 칼슘이 빠져나가기 시작한다. 미 우주인들은 그들이 우주에서 운동을 열심히 했음에도 불구하고, 8일 동안의 우주여행을 마치고 돌아온 후에 뼈의 칼슘 손실 정도를 측정해 보았더니 하루에 200mg씩 칼슘이 빠져나갔다는 사실을 알게 되었다. **신체가 무중력 상태에 들어갈 경우, 뼈는 즉시로 칼슘을 잃어버리기 시작한다. 뼈에 물리적인 힘을 가하는 정도에 따라서 뼈의 크기와 밀도가 증가한다.** 날마다 정상적으로 하는 활동을 통해서도 뼈의 무게는 증가할 수 있다. 한꺼번에 많은 운동을 하는 것보다는 적당한 운동을 자주 하는 것이 훨씬 더 효과적이다. 오랜 시간 동안, 침대에서 생활해야 하는 환자의 경우, 뼈의 칼슘 밸런스가 악화될 수 있다. 깁스를 한 뼈나 관절염 때문에 움직이지 못하는 뼈에도 국부적으로 골다공증이 생길 수 있다. 반신불수 환자의 경우, 마비된 쪽의 뼈에 골다공증이 생겨서 쉽게 부러지는 위험이 증가한다. 육체적인 일을 많이 하는 중국이나 만주 여인들은 운동량이 부족한 서구의 여인들보다 골다공증에 걸리는 위험도가 낮다. 규칙적으로 운동하는 사람들은 그렇지 않은 사람들보다 뼈의 밀도가 높다. 양로원에 사는 69~95세의 노인 여성들을 두 그룹으로 나누었다. 한 그룹에게는 하루에 30분씩 일주일에 3번 적당한 운동을 시켰고, 다른 그룹에게는 운동을 시키지 않았다. 실험이 끝나갈 무렵에 두 그룹을 비교 검사한 결과, 운동한 노인 여성 그룹이 운동하지 않은 그룹보다 뼈의 손실률이 낮은 사실을 발견하게 되었다. 갱년기를 맞은 여성들을 9명씩 두 그룹으로 나누었다. 한 그룹은 1년 동안 하루에 한 시간씩 일주일에 3일간 운동하였으며, 다른 그룹은 평상시의 활동량을 그대로 유지하였고, 두 그룹 모두 그들의 일상적인 식단으로 식사하였다. 운동을 규칙적으로 한 그룹에 속한 여성들의 총 칼슘양이 증가된 반면, 다른 그룹은 저하되었다.

B. 단백질과 골다공증

단백질의 섭취량은 체내의 칼슘 수치에 영향을 미친다. 위스컨신 대학에서 있었던 실험 결과를 통하여, 고단백질 식사가 칼슘의 손실을 준다는 사실이 밝혀졌다. 현대인들은 육식을 많이 하는 경향이 있기 때문에, 단백질을 과다하게 섭취하게 된다. 식사가 거의 육식으로 구성된 에스키모인 노인들은 같은 나이의 백인들보다 **뼈의 무기질 함유량**이 심각할 정도로 낮다. 60~90세 사이의 채식가와 육식가를 상대로 한 연구 결과에 따르면, 육식가의 뼛속 무기질 함유량이 35% 감소한 반면에, 채식가는 단지 18% 감소하였다. 같은 실험을 나이가 젊은 채식가와 육식가에게 시도한 결과, 거의 유사한 결과를 얻었다. 그러므로 뼛속 무기질의 감소율은 어떤 것을 먹느냐에 따라서 달라지는 것으로 결론 내릴 수 있다. 고기에 함유된 과량의 인은 단백질로 하여금 체내로부터 더 많은 칼슘을 빼앗아 가도록 도와주는 역할을 한다. 인이 많이 들어있는 식품을 동물에게 섭취시킨 결과, 골다공증이 생성되는 실험 결과를 얻었다. 쥐에게 오랫동안 산을 투여하면, 골다공증에 걸리는 반면, 알칼리를 투여하면 칼슘의 손실을 막을 수 있다. 동물성 단백질과 소다수는 다량의 인을 함유하고 있으며, 산재 식품(Acid-Ash Food)으로 알려졌다. 플럼(Plum), 크랜베리, 자두(푸룬)을 제외한 대부분의 채소와 과일은 알칼리제 식품(Alkaline-Ash Food)이다.

C. 탄수화물과 골다공증

실험동물에게 고탄수화물(자당, Sucrose 56%)의 식사를 6주 동안 공급한 결과, 뼈에 심각한 문제가 생기는 것을 관찰할 수 있었다. 설탕은 골다공증을 일으키는 원인임이 틀림없다.

D. 칼슘과 골다공증

지난 수년 동안, 의사들은 골다공증이 칼슘의 부족으로 인하여 유발된다고 말해 왔다. 그러나 그러한 이론은 입증될 수 없는 것으로 밝혀졌다. 섭취하는 총 칼슘의 2/3는 체내에서 흡수되지 않고 대변을 통하여 배출된다. 칼슘 섭취량을 증가시키는 것보다는 몸 밖으로 배출되는 칼슘의 양을 줄이는 것이 더욱 근본적인 치료 방법이다. 우유를 마시는 사람과 우유를 마시지 않는 사람의 뼈의 밀도에 별다른 차이가 없다는 조사 결과가 이미 1973년에 발표되었다. 실제에서, 긴 뼈의 골절은 우유를 마시는 사람에게서 훨씬 더 많이 생긴다. 이것은 우유를 마시는 것이 골다공증에 오히려 유해하다는 사실을 입증한다. 여러 가지 실험 연구 결과들은 칼슘의 섭취량과 골다공증 사이에 별다른 관계가 없다는 사실을 보여준다. 골다공증은 평균치 이상으로 칼슘을 섭취하는 사람들에게도 발생하기 때문에, 뼈의 조직 변화는 칼슘의 섭취량과는 무관한 것으로 나타났다. 더구나, 장의 칼슘 흡수량이 감소함에 따라 생기는 칼슘의 보유량 저하 현상이 노년층의 사람들에게서 일어나고 있음에도 불구하고, 골다공증이 발병되지 않는다. 칼슘의 부족이 골다공증을 초래한다면, 왜 이러한 사람들에게 골다공증이 발생하지 않는가? 비타민 D가 부족하지 않은 한, 하루에 평균 300mg 정도의 칼슘(1일 권장량의 절반 이하)을 섭취하는 사람들에게도 뼈가 제대로 형성된다. 페루의 감옥에 있는 죄수들은 하루에 0.2-0.3g 정도의 칼슘을 섭취하지만, 대사 작용이 균형을 이루고 있다는 사실이 밝혀졌다. "칼슘 흡수와 그 보유량의 변화가 골다공증과 어느 정도 관련 있다고 가정한다고 할지라도, 그것이 골다공증의 주요 원인이라고 말하기보다는 골다공증의 발병에 어느 정도 기여한다고 말하는 것이 정확하다"(Wyngaarden, op. cit. pp 1331).

E. 지방과 골다공증

늙은 쥐와 햄스터(쥐의 일종)를 대상으로 한 9차례의 실험을 통하여, **칼슘의 손실은 지방의 섭취량과 직접 관련** 있는 것으로 나타났다. 고지방식은 저지방식보다 칼슘의 손실을 4배 이상 높여 준다. 지방의 경도(Hardness)는 칼슘의 배출량에 영향을 미친다. 소기름은 옥수수기름보다 몸 밖으로 배출되는 칼슘의 손실량을 훨씬 더 증가시킨다. 복합 불포화 상태의 마가린은 성장 과정에 있는 쥐의 뼈로부터 일정량의 무기질을 빼앗는 것으로 밝혀졌다.

F. 일광과 골다공증

태양욕에 의해서 생성되는 비타민 D는 골다공증의 예방에 매우 중요하다. 1일 권장량의 절반에도 못 미치는 양의 칼슘을 섭취하는 사람들일지라도 비타민 D를 적당하게 공급받는다면, 골다공증에 시달리지 않을 수 있다. 태양빛을 받는 시간과 골다공증의 발병률은 반비례 관계에 있다. 그러나 비타민 D 정제를 계속해서 과량으로 먹을 경우, 오히려 뼈에 문제가 생길 수 있으므로 주의해야 한다.

G. 흡연과 골다공증

한 연구 보고서는 골다공증에 시달리는 중년 남녀들을 조사한 결과, 그들의 흡연량이 매우 많다는 사실이 발견되었다고 발표하였다. 여성 흡연자들의 경우, 담배가 결과적으로 난소의 파손을 가져오기 때문에 갱년기를 일찍 맞이하게 된다.

골다공증의 치료법

① 환자들은 등뼈를 받쳐주는 딱딱한 잠자리에서 자야 한다.

② 어떤 상황에서도 과로를 피해야 한다.

③ 무거운 물건을 들지 말 것. 신체의 어느 한쪽에 부담을 주지 않기 위해서, 가벼운 물건일지라도 양손으로 들어올려야 한다.

④ 에스트로겐의 사용을 삼가라. 에스트로겐을 사용하는 치료법이 처음에는 뼈의 형성을 돕지만, 궁극적으로는 뼈의 형성을 저해하며, 부갑상선 호르몬에 대한 반응을 감소시킨다. 에스트로겐은 유방암, 뇌졸중 그리고 심장 마비의 위험을 증가시킨다.

⑤ 비타민 C가 풍부한 신선한 과일과 날채소를 많이 섭취할 것. 비타민 C의 만성적인 결핍은 골다공증을 가져오는 원인이 된다.

⑥ 넘어지거나 쓰러지지 않도록 주변 환경을 잘 정돈해야 한다.

⑦ 운동은 뼈에서 무기물이 빠져나가는 것을 억제해 주며, 뼈의 성장을 촉진할 뿐 아니라, 근육을 강화해 줌으로써 뼈가 받는 부담을 줄여 줄 수 있다.

⑧ 매일 옥외에서의 운동은 비타민 D를 공급해 주며, 조골세포를 자극함으로써 뼈의 조직을 형성하는 데 도움을 준다.

⑨ 불소 화합물(Fluoride)은 골다공증의 예방에서, 가장 중요한 요소 가운데 하나이지만, 과량으로 사용하면 오히려 해로운 독소가 된다. 하루에 16mg 정도 소량의 불화 나트륨도 비정상적인 골수 세포를 만든다. 불소 화합물은 모든 종류의 음식물과 수돗물에 극소량 포함되어 있다.

⑩ 헤파린, 콜티코스터로이드(Corticosteroids), 커피, 알루미늄 성분을 포함한 제산제(Antacid), 담배 그리고 술 등은 인체의 칼슘 요구량을 증가시키므로 금해야 한다.

⑪ 추위와 냉기를 피하라. 쥐를 저온 상태의 방에 놓았더니, 뼈의 밀도가 저하되었다는 실험 결과가 있다.

⑫ 음주 행위는 뼈의 밀도를 저하하고, 골다공증의 유발을 돕는다.

12. 무좀
— 아가타 트레쉬 의사

무좀은 피부의 표면에 나타나는 가장 일반적인 곰팡이로서, 발톱 부위에 생길 경우 치료에 상당한 어려움을 겪게 된다. 무좀을 치료하는 데에서, 습기와 마찰을 방지하는 것이 매우 중요한 관건이 된다. 처음 문제가 발단될 때에는 곰팡이와 습기가 주요 원인이 되지만, 박테리아가 주된 문젯거리이다. 샤워장을 여러 사람이 함께 사용함으로써, 감염되는 경우가 가장 많다. 무좀은 신발을 신는 지역에 사는 거의 모든 사람이 갖게 되는 공통적인 문제이다. 화학 약품에 의지하지 않고 가정에서 천연으로 치료하는 것이 가장 효과적인 방법이다. 발의 청결을 위해서 매우 섬세하게 주의를 기울이는 것이 가장 기본적인 치료가 된다.

치료법

① 하루에 두 차례씩 20~30분간 다음과 같은 용액 중 어느 하나를 선택하여 발을 씻을 것.

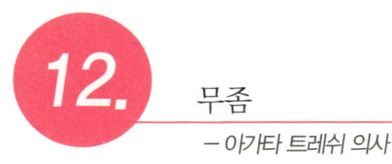
백리향

   ⓐ 4온스의 **백리향**(Thyme=타임)에 1파인트의 알코올을 섞은 용액

   ⓑ 약초인 골든씰을 끓은 물에 푼 후, 물이 적당하게 식었을 때에 발을 씻은 다음, 발을 잘 말렸다가 무좀 부위에 골든씰 가루를 뿌릴 것.

   ⓒ 바닷물이나 바다 소금으로 만든 식염수

   ⓓ 마늘을 갈아서 섞은 물

② 기본적으로 발을 하루에 두 번씩 씻으며, 특히 발가락 사이를 비누와 물로 깨끗이 씻어내야 하고, 물기를 잘 닦고 발을 잘 말리며 잘 말린 양말을 신는 것이 중요하다.

③ 습기를 잘 증발시키는 양말을 신어야 하며, 신발은 샌들이나 공기 유통이 잘되는 신발이 적당하다. 신발의 내층에 플라스틱이 들어 있는 것을 피하고, 신발이 습해지는 것을 방지하기 위해서 이틀에 한 번씩 신발을 바꾸어 신는 것도 좋은 아이디어이다.

④ 발가락 사이의 습한 사람들은 잠자리에 들 때에 발가락 사이에 솜을 끼워 두면, 발가락 사이가 습기를 흡수하는 데 도움이 된다.

⑤ 면양말을 신을 것. 면은 합성 물질보다 땀을 잘 흡수한다. 염색된 양말에는 알레르기 반응이 나타날 수 있으며, 그러한 경우 문제를 더욱더 복잡하게 만들 수 있다.

⑥ 매일 10~15분 동안 햇볕에 발을 노출하는 것도 매우 효과적인 방법이다.

⑦ 맨발로 수영장이나 사람이 많이 모이는 공공장소를 걷지 말 것.

⑧ 날마다 또는 가려울 때마다 식초에 발을 담그면 좋은 결과를 얻을 수 있다. 또한, 목욕 후에는 곰팡이의 성장을 막기 위해서 식초에 발을 담그는 것이 좋다. 대부분 발은 알칼리성 PH를 나타내는데, 무좀 곰팡이는 알칼리성(Alkaline medium)에서 더 잘 성장한다. 발을 식초에 담갔다가 공기 중에서 서서히 말리는 것이 좋다.

⑨ 감염 부위를 생마늘로 문지른다. 또한, 마늘 가루를 발에 여유 있게 뿌린 후에 양말을 신으면 좋다.

⑩ 발가락 사이와 감염 부위에 옥수수 전분 가루를 뿌리고 양말을 신으면 습기를 흡수할 수 있다.

⑪ 찬물과 뜨거운 물에 교대로 발을 담그는 것이 좋다. 뜨거운 물을 발목 위까지 올라오도록 담은 물통에 발을 담근다. 이때 물 온도는 겨우 참을 수 있는 정도로

뜨거운 것이어야 한다. 물 온도가 낮아지면, 뜨거운 물을 더하여 물의 온도를 유지해야 한다. 이러한 방법으로 6분 동안 뜨거운 물에 발을 담근 후, 1분 동안 얼음물에 발을 담근다. 이것을 3번 반복한 후, 발을 잘 말린 다음, 옥수수 전분 가루나 골든씰 가루를 발에 뿌린다. 무좀이 매우 심할 때는 2시간마다 한 번씩 이러한 치료를 받아야 한다.

⑫ 일반적으로 약국에서 사는 약으로 무좀을 치료하고자 하는 사람들의 40%가 약의 성분으로 인한 알레르기 반응을 나타내고 있다. 무좀약 중에 함유된 붕산 성분은 체내에 흡수되기 매우 쉬운 것이기 때문에 상처가 있는 부위에 붕산이 접촉하였을 때에는 체내에 흡수되어 독소를 생산하게 된다. 약국에서 팔고 있는 무좀약 중에 이러한 문제를 일으키는 것들이 많이 있다.

⑬ 무좀이 심한 사람은 잠자리에 들 때에, 꿀에 담근 솜뭉치를 발가락 사이에 끼우고 잘 것. 이럴 때 잠자리를 더럽히지 않기 위해서는 크기가 큰 면양말을 신어야 한다.

⑭ 종종 무좀이 심한 경우에 그리세오폴빈(Griseofulvin)이라는 항생 물질을 복용하고 있는데, 연구 결과에 의하면 이 물질은 쥐에게 암을 유발하는 것으로 나타났다. 매우 독성이 강한 물질이기 때문에 아기에게 전달될 수 있기 때문에, 임신부들은 결코 사용해서는 안 된다. 그리세오폴빈은 두통, 정신적인 혼돈 상태, 혈류 장애, 위장 장애 등과 같은 부작용을 일으킬 수 있다. 이외에도 무좀을 치료하기 위해서 복용하는 어떤 종류의 의약품도 바람직하지 못하다.

⑮ 발이 항상 습한 경향이 있는 사람이나 건조한 상태를 우지하기 어려운 경우에는, 임시로 포르말린이나 리조올을 사용하여 습기를 제거할 수도 있다. 약 10% 포르말린 용액에 1분간 담그면 되는데, 발에 상처가 있는 경우에는 통증을 느끼게 된다. 그러므로 상처 부위를 가린 상태에서 발을 담그는 것이 좋다.

13. 치질
— 아가타 트레쉬 의사

치질은 항문 부위의 확장된 혈관을 말한다. 심장으로 되돌아가는 혈액의 흐름에 문제가 생길 때, 항문 부위를 지나는 혈관의 압력이 높아짐에 따라 혈관이 확장되고, 이에 따라 혈관 벽이 얇아지고 약해지게 된다. 확장된 혈관은 항문의 피부 조직을 밖으로 밀어내게 되고, 이것은 그 조직을 통과하는 그물눈 모양의 세미한 혈관을 밀어낸다. 그러므로 치질을 치료하는 방법은, 먼저 혈관에 가해지는 압력을 줄이고, 항문에 자극을 주는 요소들을 제거하는 것이다. 항문 바로 안쪽에 있는 근육의 내부에 생기는 것을 내치질이라 하고, 바깥쪽에 생기는 것을 외치질이라 부른다. 외치질은 종종 치핵이라고도 불린다. 치질은 대개 20~50세 사이에서 발병되는데, 치질이 악화하여서 심한 통증을 느끼기 전까지는 별다른 증세를 느낄 수 없다. 치질의 증세는 그 정도의 차이가 있지만 대개 항문에서의 출혈로 나타나는데, 출혈이 심할 때는 빈혈 증세까지 일어날 수 있다. 통증이 심할 때는 똑바로 앉거나 걸을 수 없을 정도로 아프다. 확장된 혈관에 피가 뭉쳐 있거나 굳어 있을 때, 통증이 매우 심해진다. 때때로 가려움 증세도 수반되지만 심각한 어려움을 주지는 않는다. 일반적으로, 치질은 복부로부터의 압력이 증가하거나, 항문 내부를 지나는 혈액의 흐름에 문제가 생길 경우에 생긴다. 좀 더 구체적인 원인으로는 다음과 같은 예를 들 수 있다: 변비, 임신, 대변을 배설하기 위해 과도한 힘을 줄 경우, 무거운 물건을 들어 올릴 경우, 체중 초과, 과식, 복부와 하체를 조이는 옷, 오랫동안의 심한 기침, 장기간에 걸쳐서 장 이완제를 복용하거나 관장을 할 경우, 오랜 시간 동안 앉아 있거나 서 있는 직업을 가진 경우, 운동 부족, 간 경화증에서와 마찬가지로 간의 혈관 압력이 올라갈 경우, 등등.

천연 치료법

① 고섬유질 식사는 많은 양의 대변을 부드럽게 배설할 수 있도록 도와준다.

② 날마다 옥외에서 하는 운동은 대장의 기능이 정상적으로 작동할 수 있도록 도와준다.

③ 하루에 6~8잔의 물을 마시면, 대변이 딱딱해지고 건조해지는 현상을 막을 수 있다.

④ 통증을 가라앉히기 위해서 다음과 같이 좌욕하면 도움을 얻을 수 있다: 욕조에 견딜 수 있을 정도로 뜨거운 물을 반 정도 채운 다음, 10~20분씩 앉아 있기를 하루에 3~5번 반복한다. 따뜻한 물이 항문의 출혈 부위에 잘 접촉할 수 있도록 엉덩이를 벌린 자세로 앉아 있는 것이 좋다. 엉덩이가 욕조에 닿는 부분에 수건을 접어놓고 그 위에 앉으면, 편안하게 앉아 있을 수 있다. 좌욕은 자극을 받아서 충혈된 조직과 항문 부위의 근육을 부드럽게 해준다. 환자가 원할 경우, 욕조 물에 조롱나무에서 채취한 약물(Witch Hazel)을 1/4컵 정도 섞어도 좋다. 통증이 매우 심할 때는, 뜨거운 물과 찬물을 사용하여 다음과 같이 좌욕하는 것이 좋다: 두 개의 큰 대야를 준비한 다음, 하나에는 뜨거운 물을 채우고, 다른 하나에는 찬물을 채운다. 뜨거운 물이 담긴 대야에 5분간 앉아 있은 다음, 찬물이 담긴 대야에 30초~ 60초 앉아 있는다. 이러한 과정을 3번 반복한다.

⑤ 맵고 짜거나 화학조미료가 많이 들어간 음식 즉, 칠리, 피자 등과 같은 식품은 충혈된 항문을 자극하는 경향이 있다.

⑥ 천연적인 방법으로 대장을 이완시키는 것이 바람직하다. 설사는 항상 치질을 악화시키므로 주의해야 한다. **오트밀, 통밀, 자두**(푸룬) **주스, 선나차**(Senna tea), **감초 차** (Licorice tea), **과일과 채소류** 등은 매우 효과적인 이완제 역할을 한다.

⑦ 대변을 배설한 후, 항문을 청결하게 하려고 과도하게 자극하면 안 된다. 항문을 문지르는 대신에 고급 화장지로 항문 부위를 부드럽게 두드림으로써 항문을 청결하게 하는 것이 바람직하다. 최고의 방법은 샤워기를 사용하여 배설물을 따뜻한 물로 닦아내는 것이다.

⑧ *끓인 양파*는 혈액의 응고성을 향상한다. 매일 양파를 섭취함으로써 출혈을 조절하는 데 도움을 얻을 수 있다.

⑨ 항문 부위를 얼음찜질함으로써 통증을 경감시킬 수 있다.

⑩ 국부 마취제가 함유된 약품이 치질약으로 나와 있지만, 그것이 최선의 해결책은 아니다. 왜냐하면, 그러한 약품은 오히려 상처 부위를 자극하고 치료를 지연시킬 수 있기 때문이다. 일반적으로 국부 마취제에 대하여 알레르기 반응을 나타내는 사람들이 많이 있는데, 약품의 이름이나 함유 성분란에 "~케인(Caine)"이라는 이름을 가진 약품들은 대개 국부 마취 성분을 함유한 것으로 볼 수 있다.

⑪ 붕대나 천을 사용하여 *골든씰 약초*나 *조롱나무에서 채취한 약물*(Witch hazel)을 항문 부위에 밀착시켜 놓으면, 지혈 효과를 얻을 수 있다.

⑫ 오랜 시간 동안, 앉아 있거나 서 있는 것을 삼갈 것.

⑬ 치질로 인하여 피가 흐를 경우, 아스피린을 복용하지 말 것. 아스피린은 피가 지혈되는 것을 막으며, 출혈을 연장시킨다.

⑭ *알로에*를 6cm 정도의 길이로 잘라서 껍질을 벗긴 다음에 항문에 삽입시키면, 매우 효과적인 치질 치료제 역할을 한다.

⑮ *크렌베리 폴티스*로 통증을 가라앉히는 법: 먼저, 크렌베리를 믹서나 블랜더에 간다. 잘 갈아진 크렌베리를 얇은 무명천으로 잘 싼 다음, 항문의 치질 부위에 얹어 놓는다. 한 시간에 한 번씩 크렌베리 폴티스를 새것으로 갈아 준다.

⑯ 소량의 레시틴(Lecithin)을 환부에 바름으로써 좋은 효과를 얻을 수 있다.

⑰ 하루에 두 번씩, 무릎을 꿇고 엎드린 자세에서 엉덩이를 위로 치어올린 상태를 5분 동안 유지한다.

⑱ 심호흡한다. 숨을 가득 들여 마신 상태에서 천천히 20을 셀 때까지 호흡을 멈추고 있다가, 10을 세면서 천천히 내쉬기를 수차례 반복한다.

⑲ 대개 환부의 혈액이 응혈되었을 경우, 치질로 인한 통증이 매우 심해지는데, 이러면 병원에 가서 환부 내에 응혈된 혈액(Clot)을 제거할 수 있다. 이것은 치 절제 수술과는 다른 것으로 매우 간단하고 빨리 이루어지는 치료법이다. 4항에서 설명한 바와 같은 좌욕을 함으로써 통증을 빨리 경감시킬 수 있다. 심하게 탈수된 치질이나 계속해서 재발하는 문제를 지닌 치질일 경우에는 치 절제 수술을 고려해야 한다. 불필요하게 수술을 미룸으로써, 여러 가지 불편과 통증을 자초하는 경우가 많이 있다. 여러 가지 새로운 시술 방법이 개발되어 있기 때문에, 간단한 시술로도 만족할 만한 결과를 얻을 수 있다. 한 가지 중요한 것은 치질에 대해서 많은 경험을 가지고 있는 의사나 항문과 전문의(Proctologist)를 찾는 것이다.

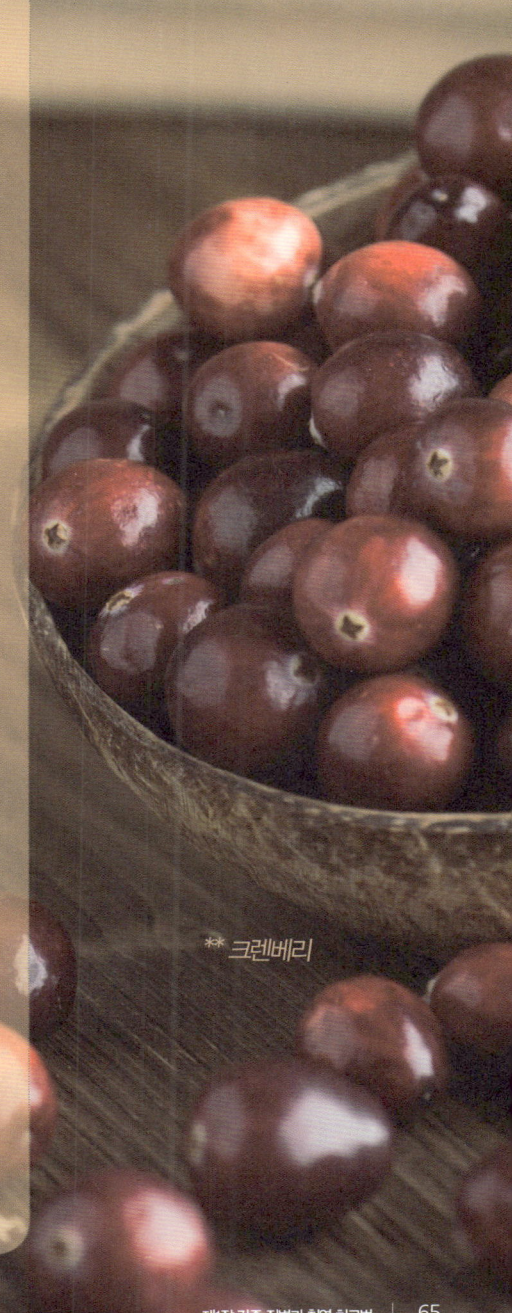

** 크렌베리

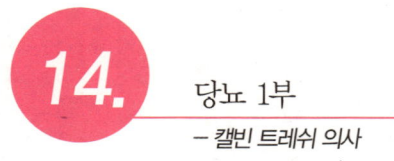

14. 당뇨 1부
– 캘빈 트레쉬 의사

미국 당뇨병 협회의 발표에 의하면, 현재 미국에 1천4백만 명의 당뇨병 환자가 있는 것으로 밝혀졌다. 그런데 그중에 절반 이상은 자신이 당뇨병 환자인지도 모른 채 지내고 있다. 적어도 60초에 한 명씩 당뇨병이라는 진단을 받고서 병원을 나서는 것으로 통계자료는 말하고 있다. 당뇨병은 현대인들을 죽음으로 이끄는 질병 중에서 순위 3~4위에 속하는 무서운 질병이다. 당뇨병은 나이에 제한받지 않는 질병이다. 그것은 어린아이에서부터 어른에 이르기까지 모든 나이의 사람들에게 찾아오는 질병이다. 그러나 어른이 되면서 생활환경이 바뀜에 따라서 당뇨병이 발병될 수 있는 위험 요소들이 증가한다. 당뇨병의 발병률이 가장 높은 그룹은 45세 이상의 남녀들이며, 여성이 남성보다 발병률이 약간 높은 것으로 나타나고 있는데, 출산 경험이 있는 여성들이 더욱 높은 경향을 나타낸다. 당뇨병이라는 이름은 혈당이 180 이상일 경우, 소변으로 당이 빠져나오기 때문에 붙여진 이름이다. 당뇨병의 증세는 심한 갈증, 과도한 소변량, 체중 감소와 함께 힘이 빠지는 현상 등이 생기며, 혈액 중의 당의 양이 높아서 피부나 음부와 같은 점막 부위가 곰팡이에 의해서 감염되기 쉽다.

당뇨병에는 두 종류가 있는데, *유아 당뇨*(Type I)와 *성인 당뇨*(Type II)로 나누어진다. *유아 당뇨*(Type I, 인슐린 의존형) 일반적으로 유아 당뇨는 15살 이하의 어린아이들에게 생기지만, 모든 나이의 사람들에게 발병될 수 있다. 유아 당뇨는 유전적인 요인과 바이러스의 침입으로 기인할 수 있다. 최근의 연구 결과에 의하면, 유아 당뇨가 바이러스의 감염 때문에 생길 수 있다는 사실이 밝혀졌다. 몸 안에 들어온 바이러스가 베타 세포(췌장에서 인슐린을 생산하는 세포)를 파괴함으로써 유아 당뇨가 발병될 수 있다. 어린아이들의 당뇨병 증세도 어른들과 거의 유사하지만, 어린아이의 경우에는 체중이 정상보다 부족한 상태에서 발병되는 경향이 있다. 유아 당뇨에 걸린

아이들은 식욕이 매우 왕성함에도 불구하고 키가 정상적으로 성장하지 못한다. 그러므로 유아 당뇨에 걸린 아이들의 키는 당뇨병을 잘 조절하는 정도에 따라서 결정된다. 체내에서 인슐린을 전혀 만들어 내지 못하기 때문에 혈당치를 조절하기 위해서, 하루에 몇 차례씩 인슐린 주사를 맞아야 한다. 유아 당뇨는 매우 불안정하며, 혈당치의 변화 폭이 매우 크기 때문에 조절하는 데에 많은 어려움이 있다. 유아 당뇨의 경우, 인슐린 주사량은 몸의 크기에 따라서 결정되기 때문에, 어린아이의 경우에는 몸이 성장함에 따라서 주사량이 증가하게 된다. 이럴 때 어린아이와 부모는 당뇨병이 악화하는 것으로 오해할 수 있다. 유아 당뇨는 반드시 세심한 조절이 이루어져야 하므로 적어도 초기에는 반드시 전문가의 지도로 치료받아야 한다.

성인 당뇨(Type II, 인슐린 비의존형) 성인 당뇨는 타입 II라고도 불리는데, 주로 40세 이상의 성인들에게 발병된다. 성인 당뇨는 대체로 체중이 정상보다 많으며, 비활동적인 사람들과 정제되거나 가공된 식품을 즐기는 사람들에게 찾아온다. 성인 당뇨의 경우, 유아 당뇨병과는 달리 체내에서 인슐린을 부분적으로 생산할 수 있다. 비만형의 성인들 가운데 80%에게 당뇨병이 발병되는 것으로 나타났다. 비만형의 당뇨 환자들의 경우, 적당한 영양을 공급하는 상태에서 체중을 줄이는 것에 치료의 목표가 맞추어진다. 체중이 정상으로 조절될 경우, 이러한 환자들은 인슐린 주사량을 크게 줄이거나 전혀 맞지 않을 수 있다. 신체에서의 인슐린 요구량은 몸의 크기에 근거하여 정해지기 때문에, 몸무게를 정상보다 5~10% 정도 낮게 유지하는 것이 바람직하다. 당뇨병 환자들은 심장 질환이나 혈관에 생기는 질환을 갖게 되는 경우가 매우 많이 있다. 미국의 경우, 당뇨병으로 사망하는 사람들의 75%가 혈관에 관련된 질병들과의 합병증으로 사망한 것으로 밝혀졌다. 당뇨병은 간의 경화 현상, 췌장염, 췌장에 생기는 종양, 뇌하수체나 갑상선의 장애 등으로도 발전될 수 있다. 당뇨병에 먹는 약들의 안전도에 대한 의문이 제시되고 있다. 심한 빈혈, 황달, 저혈당으로 인한 혼수상태, 호흡이 짧아짐, 헤모글로빈 수치가 떨어짐 등과 같은 부작용이 나타날 수 있다. 다음에 나오는 치료법은 주로 성인 당뇨를 위한 치료법이지만, 유아 당뇨에도 이와 유사한 원칙을 적용할 수 있다.

치료법

① *당뇨병을 정복하기 원하는가?* 먼저 식탁에서 지방을 제거하라: 60명의 당뇨 환자들에게 지방이 전혀 포함되지 않는 식사(Fat-free diet)를 공급하였더니 혈당치와 소변으로 빠져나오는 당의 양이 급격히 저하되었다. 식단에서 지방을 완전히 제거한 후 3~4일 만에 급격한 저하가 이루어졌다. 식물성 기름일지라도 철저하게 제한해야 한다. 지방이 많이 함유된 천연적인 상태의 견과류(호두, 아몬드, 잣 등)도 너무 많이 섭취하지 말아야 한다.

② *규칙적으로 운동할 것:* 운동은 당뇨병 환자에게 매우 놀라운 결과를 가져다줄 뿐 아니라, 합병증으로 올 수 있는 심장 질환의 예방에도 도움이 된다.

③ *고섬유질의 식사를 할 것:* 고섬유질의 식사는 식사 후의 혈당치를 낮추어 주고, 인슐린의 요구량을 저하해 주며, 세포 조직이 인슐린에 대해서 민감하게 반응하게 하여 준다. 정제되지 않은 천연 섬유질은 당뇨병의 정복에서 필수적인 무기이다.

④ *과식을 조심할 것:* 특히, 비만형의 환자나 비활동적인 사람들에게 있어서 과식은 매우 해로운 결과를 가지고 온다.

⑤ *복합 탄수화물(전분과 섬유질이 합성된 상태의 탄수화물)과 콩과 식물의 섬유질을 많이 섭취할 것:* 복합 탄수화물은 인슐린의 요구량을 낮추어 준다. 또한, 섬유질은 탄수화물의 흡수를 지연시켜 주므로 식사 후에 당이 올라가는 것을 막아 준다. 한 실험 집단에 8종류의 마른 콩으로 마련된 식사를 제공한 결과, 일반적인 식사를 하였던 사람들보다 혈당의 최고치가 45%가량 저하되었다.

⑥ *설탕과 식초가 함유된 식품을 경계할 것.*

⑦ *우유와 설탕의 혼합물을 경계할 것.*

⑧ *커피를 금할 것:* 커피는 혈당을 비정상적으로 높인다. 카페인이 함유된 모든 종류

를 금해야 한다. 당뇨병에 걸린 쥐에게 카페인을 주입하고 6시간 후에 혈당을 검사하였더니 평상시보다 2배나 높은 혈당치가 나왔다. 그러나 건강한 쥐에게 카페인을 주입하였더니 혈당치가 저하되는 반대의 결과가 나왔다.

⑨ **질산염이나 아질산염으로 처리된 가공식품을 경계할 것**: 고기를 장기 보존하기 위해서 처리하는 화학 물질인 질산염(아질산염)은 암이나 당뇨병을 유발하는 것으로 밝혀졌다.

⑩ **당뇨병 환자에게 있어서 식사 시간은 매우 중요한 문제임**: 규칙적인 시간에 식사하게 되면, 인슐린 제조 공장인 췌장은 규칙적인 일정에 따라서 기능을 수행하게 되고, 휴식 시간에는 스스로 고장 난 부위를 치료하게 된다. 또한, 식사를 급히 하면, 혈당의 고저 폭이 불안정하게 증대된다.

⑪ 마늘은 소변으로 빠져나오는 당의 양을 줄여 준다.

⑫ 먹는 피임약은 혈당의 조절을 어렵게 만들 수 있다.

⑬ 당뇨병은 염증에 약하며, 염증의 치료를 지연시키기 때문에, 신체를 항상 좋은 상태로 유지하는 것이 중요하다. 이러한 면에서 충분한 휴식과 수면은 매우 필요하다.

⑭ **흡연을 금할 것**: 흡연자는 비흡연자보다 인슐린의 요구량이 증대된다. 담배를 자주 피우는 사람의 경우에는 최고 30%까지 인슐린의 요구량이 증가한다.

⑮ **비만형의 당뇨 환자의 경우, 1~5일의 금식은 매우 유익한 결과를 가지고 올 수 있음**: 단, 금식은 전문가의 지도로 이루어져야 하며, 일반적으로 유아 당뇨 환자의 경우에는 금식해서는 안 됨.

⑯ **요리하지 않은 신선한 채소의 섭취율을 증가시킬 것**: 요리하지 않은 신선한 채소 섭취량을 증가시켰더니, 인슐린 요구량이 저하되었다.

당뇨병에 유익한 식물과 약초

식물 : 부루쉘 스프라웃(일명: 어린 양배추), 꼬투리를 먹는 콩(깍지 강낭콩, 깍지 완두), 알파파(Alfalfa), 양파

약초 : 페드라휴메카(Pedra Hume Caá), 포디알코(타히보=Taheebo)

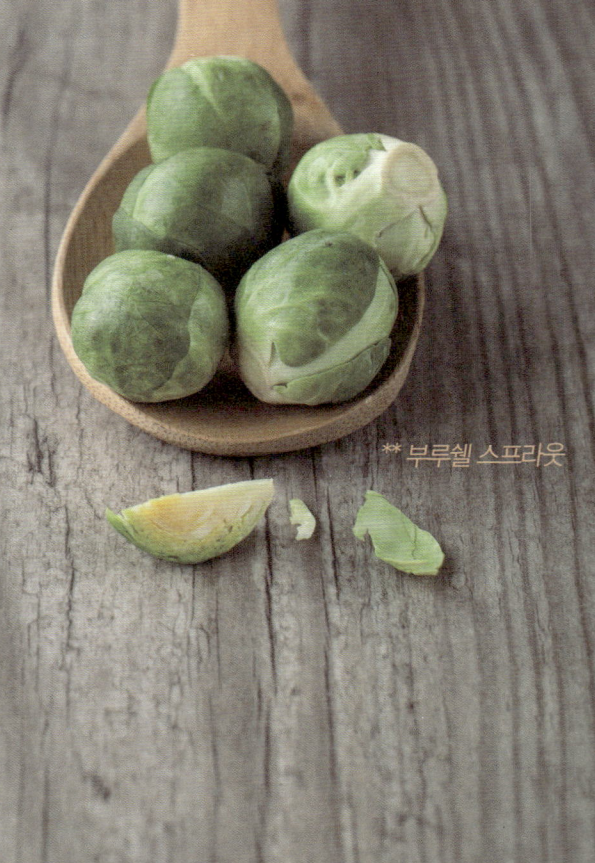

** 부루쉘 스프라웃

15. 당뇨 2부
— 캘빈 트레쉬 의사

에너지 부족이 일으키는 병
당뇨병, 정확하게 알아야 확실하게 치료할 수 있다!

당뇨병이란 글자 그대로 당이 소변에 섞여 나오는 병이다. 당뇨병에 걸리면 제일 먼저 오는 증세가 피로감이다. 피로하다는 것은 에너지가 없어서 기운을 차리지 못한다는 뜻이다. 당뇨병을 가진 사람은 너무나 피곤하여서 손끝 하나 움직이는 것도 귀찮아한다. 사람이 그토록 피곤에 지치게 되는 것은 체내에서 에너지가 제대로 생산되지 않기 때문이다. 그러므로 당뇨병이라고 하면 에너지가 생산되지 않는 병으로 생각할 수 있다. 물론 여러 가지 병이 에너지 생산에 문제가 있어서 생기는 것이지만 그 중에서 당뇨병이야말로 가장 근본적으로 에너지 생산에 문제가 있는 병이라고 할 수 있다. 피곤증 외에도 부수적으로 따라오는 증세가 있는데, 그것은 목이 말라서 자주 물이 마시고 싶고 또한 배가 자주 고파진다는 것이다. 특히 몸이 너무나 피곤하기 때문에 만사가 온통 짜증스럽기만 하다. 피곤과 짜증은 당뇨병의 대표적인 증세이다. 아주 작은 일에도 신경질적이 되며 참을성도 없어진다. 사람이 사랑스럽고 친절하며 너그러운 데에도 적당한 에너지가 공급되어야 한다. 사랑, 친절, 용서, 자비와 같은 정신적인 요소들도 인체의 에너지와 밀접한 관계가 있다. 그러므로 몸이 건강해야 마음도 건강해진다는 말을 할 수 있는 것이다. 그리스도인으로서 지나치게 바쁘고 피곤한 삶을 살게 되면 이웃을 사랑하고 돕는 일을 부담스럽게 생각하게 되어 상대방에게 미안한 마음과 심할 경우에는 양심의 가책을 갖게 되는데 이러한 경우는 죄책감으로 해결할 일이 아니다. 우선, 생활에 여유를 가짐으로 피로와 스트레스를 줄이는 것이 먼저이다. 에너지가 없으면 아무리 좋은 일이라고 할지라도 하기가 싫다. 반대로 에너지가 충분하게 공급되고 있으면 자신이 지금 하고 있는 일을 즐기게 된다. 만일 어떤 그리스도인이 체내에서 적당한 에너지를 공급받지 못하고 있는데, 자신이 다른 사람들을 위한 봉사 활동과 교회 활동에 적극적으로 참여하지 못하고 있다는 양심의 가책 내지 죄책감을 계속해서 느끼게 된다면 결국 그러한 상황은 병으로 이어지게 될 것이다.

왜 피곤해질까?

왜 당뇨병에 걸리면 에너지가 생산되지 않는 것일까? 병에서 벗어나 자유로워지려면 병의 원인을 하나하나 추적해 보아야 한다. 당뇨병에 걸리면 소변에 당이 나오기 시작하는 데 이것은 혈당이 높기 때문이다. 혈 중 당분이 너무 많아서 소변으로 나오는 것이다. 그러므로 핏속에 당분이 많다는것과 에너지 생산이 안 되는 것은 긴밀한 관계가 있다는 사실을 알 수 있다. 당은 인체 내에서 에너지를 공급하는 주요 성분인데 당이 소변을 통하여 빠져나가기 때문에 에너지 부족을 느끼게 되는 것이다. 장작을 태워야 난로가 열, 즉 에너지를 낼 수 있는 것과 마찬가지로 우리의 세포 난로도 장작인 당분을 적당하게 받아들여야만 에너지를 생산할 수 있다. 즉 혈액 속에는 당분이 충분하게 있는데 그것이 세포 속으로 들어가지 못함으로써 시작되는 병이 바로 당뇨병이다. 그렇다면 왜 장작인 당분이 난로인 세포 속으로 들어가지 못하는 것일까?

난로에 장작을 넣을 수 있는 문이 있는 것처럼, 세포에도 당분이 들어갈 수 있는 문이 있다. 그러면 당뇨병 환자의 세포에는 문이 없는가? 그렇지 않다. 당뇨병 환자의 세포에도 문이 있다. 문이 있음에도 불구하고 당분이 세포 속으로 들어가지 못하는 이유는 무엇일까? 문이 존재하고 고장난 것도 아닌데 왜 당분이 세포 속으로 들어가지 못하고 혈액 속을 떠돌다가 소변을 통하여 몸 밖으로 빠져나가고 마는 것일까? 과학자들은 고민을하다가 환자에게 인슐린 주사를 놓아 보았다. 그랬더니 문이 열리고 혈당이 적당하게 떨어졌다. 혈당이 떨어졌다는 것은 당분이 세포 속으로 들어갔다는 뜻이다. 이로써 인슐린이 세포의 문을 여는 역할을 한다는 사실이 분명하게 밝혀졌다. 그래서 과학자들은 당뇨병은 인슐린이 부족해서 생긴 병이라는 결론을 내놓게 된 것이다. 이러한 사실이 밝혀지던 때만 해도 체내에서 분비되는 인슐린의 양을 측정할 수 없었다. 그러나 최근에 와서는 인체에서 생산하는 인슐린의 양을 측정할 수 있게 되어서 당뇨병 환자들의 인슐린 생산량을 측정해 보았더니 건강한 사람의 인슐린 생산량과 크게 다르지 않다는 사실이 밝혀졌다. 물론, 지금 언급하고 있는 당뇨병은 성인 당뇨병을 대상으로 하는 이야기이다. 소아 당뇨병의 경우는 인슐린의 생산량이 확실히 적다. 그래서 현대 의학에서는 성인 당뇨병을 인슐린 생산과는 상관없는 당뇨병이라고도 부른다. 세포의 문에도 이상이 없고 인슐린도 정상적으로 분비되는데 세포의 문이 열리지 않아서 당이 그 속으로 들어가지 못하니 참 답답한 일이였다. 고민을 하던 과학자들은 세포를 자세하게 연구하던 중 세포에 스위치와 같은 구조가 있는 것을 발견하게 되었다. 세포에 *리셉터(receptor)*라고 불리우는 스위치가 있어서 그 스위치에 의하여 세포의 문이 열리거나 닫힌다는 사실을 밝혀 내었다. 이 스위치를 눌러 주어야만 비로소 세포의 문이 열린다는 사실을 알아낸 것이다. 성인 당뇨병 환자의 경우, 인슐린 생산의 문제가 아니라 리셉터, 즉 스위치가 고장난 문제라는 것을 발견하였다.

발견된 문제점들

1. 세포에 달려 있는 스위치의 숫자가 부족하였다. 예를 들어 건강한 사람들의 세포에는 100여개의 스위치가 있다면 당뇨병 환자들의 세포에는 20여 개 정도밖에 없었다. 스위치 숫자가 적기 때문에 당분이 세포 속으로 충분하게 들어갈 수 없게 되어 인슐린을 인위적으로 체내에 넣어주게 된다.

2. 스위치가 있긴 있지만 예민하지 못하기 때문에 강하게 눌러 주어야만 세포문이 열렸다. 쉽게 말하자면 세포문을 열어서 당분이 세포 속으로 들어가는데 인슐린이 정상인보다 더 많이 필요하기 때문에 인슐린 주사를 맞아야 하는 상황이 생기게 된다.

왜 스위치의 숫자가 줄어들었을까?

당이 들어가는 세포의 문을 열고 닫는 스위치에 문제가 생긴 것이 당뇨병이다. 세포의 스위치는 세포의 유전자 속에서 생산해 내는데, 유전자 중에서도 특별히 스위치를 만들어 내는 유전자에 문제가 생겨서 건강하고 충분한 숫자의 스위치를 생산해 내지 못함으로 생긴 병이 당뇨병이다. 그렇다면 왜 스위치를 생산하는 유전자에 문제가 생겨서 건강하고 충분한 스위치를 만들어 내지 않게 되었을까? 그것은 스위치 생산 유전자가 스위치를 생산해 낼 의욕을 상실해 버렸기 때문이다. 이것이 무슨 뜻인가? 사람이 일을 하지 않고 운동을 하지 않으면 근육은 현격하게 감소하게 된다. 왜냐하면 근육을 사용할 일이 없기 때문에 유전자는 근육 세포를 생산해 낼 의욕을 상실하게 되고 따라서 근육은 힘을 잃어버리고 현저하게 줄어들게 된다. 이와 마찬가지로 영양소를 태워서 에너지를 만들어 낼 필요가 없는 생활, 간단히 말해서 운동을 하지 않는 생활을 오랜 기간 동안 살다 보면 당분이 세포 속으로 들어가서 에너지로 변할 필요가 없게 된다. 그 결과 세포는 애써 문을 열고 닫을 필요가 없게 되고 유전자는 불필요한 스위치를 생산해 낼 이유가 없어지게 된다. 그리하여 세포의 문을 열고 닫는 스위치의 숫자는 점점 더 줄어들게 된다.

당뇨병에 걸리지 않으려면?

당뇨병에 걸리지 않으려면 우리의 유전자로 하여금 스위치를 계속해서 생산해 내어야만 되는 이유와 동기를 부여해 주면 된다. 당뇨병 환자의 유전자를 조사해 보면 그 구조가 비정상적으로 망가져 있음을 볼 수 있다. 그래서 혈 중 당분의 농도가 높아서 세포가 당분을 받아들여 에너지를 만들어 내어야 함에도 불구하고 유전자는 스위치를 생산해 내지 못하는 것이다. 한 가지 정말 감사해야 할 사실은 하나님께서 인간의 유전자를 창조하실 때에 비록 유전자가 망가지고 그 구조에 문제가 생길지라도 다시 회복되고 재생될 수 있도록 창조하셨다는 것이다. 유전자는 재생되어야만 할 필요가 생길 때에는 스스로 치료하고 회복되어 완벽하게 재생된다. 얼마나 놀라운 일인가! 다시 정리해 보자. 당뇨병은 운동하지 않는 생활을 사는 사람, 에너지를 필요로 하지 않는 삶을 사는 사람의 유전자가 비활성화되어 스위치를 생산해 내지 않음으로써 생기는 질병이다. 그런데 매우 희박한 경우이지만, 운동을 많이 했던 사람에게도 당뇨병이 생기는 경우가 있는데, 그런 경우에는 지나친 스트레스가 원인이 된다. 그러므로 당뇨병에 유익을 가져다 주는 운동은 스트레스를 받지 않으면서 즐길 수 있는 운동이다. 운동이 좋다고 해서 지나치게 많은 양을 하게 되면 그것이 오히려 스트레스로 작용해 해를 가져다 줄 수 있다. 아름다운 자연 속에서 산책을 즐기는 것은 가장 바람직한 운동이라고 할 수 있다. 자신에게 알맞는 운동을 지속적으로 하는 것이 건강의 비결이다. 스위치를 생산하는 세포의 유전자가 운동을 느껴도 편안함과 행복을 느끼지 못한다면 최고의 치료 효과를 기대할 수 없다. 당뇨병 치료의 첫째 비결은 운동이고, 그 다음은 스트레스의 감소이며, 세 번째는 음식물의 조절이다.

음식물과 당뇨병 치료

기름기가 있는 음식은 당뇨병에 치명적이다. 왜 그럴까? 지방이 체내에 들어가면 유전자가 세포의 스위치를 생산해 내지 않기 때문이다. 지방이 몸 안에 들어가면 유전자는 세포의 스위치를 생산해 낼 의욕을 다시 잃어버리게 된다. 지방의 혈 중 농도가 높아지면 피가 끈적끈적해져서 산소가 원활하게 공급되지 못하게 되고 유전자의 생산성이 떨어지게 된다. 이것은 마치 불을 때려고 난로에 장작은 넣었는데 충분한 산소를 공급하지 않아 충분한 화력이 나오지 않는 것과 같은 이치이다. 불이 제대로 타지 않으니까 더 이상 장작이 들어올 필요가 없어지게 되고 그 결과 유전자는 세포의 스위치를 만들어 낼 필요를 느끼지 못하게 되어 생산 활동을 중지하게 된다. 지방이 있는 음식물이 당뇨병에 치명적인 이유가 바로 여기에 있다.

많은 사람들은 당뇨병 환자에게 당분이 치명적인 줄로 생각하지만, 이런 생각은 고쳐져야 한다. 물론 당분을 먹으면 혈당이 올라가는 것은 사실이지만, 당뇨병에 대하여 올바른 이해를 갖고 운동과 스트레스와 음식물에 대한 올바른 치료를 하게 되면 과일도 먹고 단 것을 먹는데도 불구하고 혈당이 잘 올라가지 않는 사실을 발견하게 된다. 켄터키 의과 대학에서 흥미 있는 실험을 했다. 의과 대학 학생들을 둘로 나누어 한쪽에는 단 것만 먹게 하였고 다른 한쪽에는 설탕은 전혀 주지 않고 감자 튀김, 새우 튀김, 스테이크, 버터를 많이 섭취하게 하였더니 단 것을 먹은 학생들은 혈당이 나오지 않았는데 지방을 많이 섭취한 학생들은 48시간 만에 당뇨가 나오기 시작하였다. 당뇨병 환자가 아닌데도 불구하고 당뇨가 나온 것이다. 지방이 많은 음식물을 섭취하면서 운동을 하지 않고 당분을 먹으며 과식을 하고 스트레스를 받는 삶을 살면 그것은 자살 행위이다.

당뇨병과 과식 및 과로

무엇이든지 지나치면 모자람만 못하다. 과식과 과로는 당뇨병을 치료하는 데 있어서 세심한 주의를 기울여야 하는 대상이다. 당뇨병을 치료하기 원하면 과식하지 않는 식습관을 가져야 한다. 과식하는 음식물 중에도 칼로리가 많은 식품이 특히 문제가 되는데 그 대표적인 것이 지방이 많은 식품이다.

과로와 스트레스와 과식, 이런 것들이 한국의 30대와 40대의 일상 생활속에 깊이 자라 잡고 있다. 생활 수준이 높아지고 지방과 인스턴트 식품의 섭취가 늘어남에 따라서 당뇨병이 급증하기 시작하였다. 예전에는 당뇨병은 부자들만 걸리는 병이라고 했는데, 이제는 모두 부자처럼 먹고 살기 때문에 당뇨병이 생긴다.

당뇨병을 치료하는 과정에서 대부분의 성인병들이 치료될 수 있다. 왜냐하면 당뇨병의 치료법은 인체가 가지고 있는 생명의 법칙을 그대로 따라가는 원칙이기 때문이다. 세포와 유전자에게 최고의 환경을 제공해 주는 치료법을 찾아야 하는 데, 그것이 성경이 말하는 마음과 육체를 치료하는 길이다. 조그만 채소밭을 만들고 씨를 뿌리고 열매를 거두면서 보람을 느끼고 하나님의 말씀을 읽고 기도하면서 원수를 사랑하고 이웃에게 따뜻한 마음을 나누어 주며 사는 것, 바로 이것이 하늘의 치유의 은사를 받는 비결이다.

16. 동맥 경화
– 아가타 트레쉬 의사

동맥 경화(Athero-Sclerosis)라는 말은 두 개의 그리스어로 이루어진 단어인데, 동맥 경화라는 단어 앞부분인 "Athero"에는 부드럽다는 뜻이 담겨 있고, 뒷부분인 "Sclero"에는 단단하다는 뜻이 담겨 있다. 동맥 경화증이라는 이름은 이 질병이 혈관 내에 부드러운 찌꺼기가 쌓임으로써 시작되는데, 시간이 지남에 따라 그것이 단단하게 변화되기 때문에 붙여졌다. 일단 혈관 내에 쌓인 찌꺼기는 점차 커져서 혈관의 벽을 두껍게 만들고, 그 결과로 혈액이 흐를 수 있는 혈관의 단면적을 축소하게 된다. 혈관에 쌓이는 찌꺼기를 분석해 보면, 콜레스테롤, 지방성 단백질, 지방산, 칼슘, 섬유성 반흔 조직 등으로 이루어졌음을 알 수 있다. 혈관에 쌓이는 이러한 찌꺼기들은 결과적으로 혈관 벽의 탄력성을 빼앗아 간다. 만일 찌꺼기에 의해서 좁혀진 부분이 혈액의 작은 덩어리에 의해서 막혀서 심장으로 가는 혈액의 공급이 중단된다면, 심장 마비가 일어나게 된다. 또한 찌꺼기에 의해서 두뇌로 흘러가는 혈액의 공급이 중단될 경우에는 뇌출혈(Stroke)이 일어나게 된다. 혈관에 질병을 가진 환자들의 대부분은 콜레스테롤의 수치가 높다. 날마다 고기와 계란과 우유를 먹는 사람들의 경우, 800~1000mg의 콜레스테롤을 받아들이게 된다. 단 한 개의 계란에도 약 250mg의 콜레스테롤이 함유되어 있다. 식품을 통하여 섭취하는 콜레스테롤의 총량과 혈중 콜레스테롤의 수치는 일반적으로 비례한다. 포화 지방을 섭취하면, 혈청 내의 콜레스테롤을 증가시키지만, 복합 불포화 지방을 섭취하면, 혈청 내의 콜레스테롤이 감소하는 경향을 나타낸다. 대부분의 동물성 지방은 포화 지방이며, 식물성 지방 가운데서는 예외적으로 코코넛 오일이 포화 지방에 속한다. 그러나 일반적으로 거의 모든 식물성 기름은 복합 불포화 지방에 속한다.

동맥 경화는 일반적으로 나이가 듦에 따라서 생기게 되는 퇴행성 질병으로 알려졌지만, 근래에 발표된 연구 결과에 따르면 생후 일년생 아기의 혈관에서도 지방의 흔적이 발견되는 것으로 나타났다. 어떤 학자들은 신생아에게 모유 대신에 소의 젖을 먹이는 것이 아기의 혈관에서 지방의 축적 현상이 생기는 원인이 된다고 말한다. 오늘날, 동맥 경화는 혈관에 나타나는 질병 중에서 가장 일반적인 질병으로 주목받고 있다. 일반적으로 혈관에 생기는 질병은 거의 모든 경우에서 혈관이 경화되는 문제를 수반하고 있다. 동맥 경화 현상은 일반적으로 주요 혈관에서 찌꺼기가 축적됨으로써 나타나는데, 혈관이 경화되는 현상이 팔과 발에 일어났을 경우에는 일반적으로 경화 현상이 신체의 다른 곳에도 있다고 보아야 한다. 팔보다는 발의 혈관이 경화되는 것이 보통이다. 혈관이 경화되면, 혈관이 좁아지게 되고, 따라서 혈액의 흐르는 속도가 느려지게 된다. 동맥 경화는 각종 질병의 원인이 된다. 동맥 경화를 일으키는 요소로는 콜레스테롤의 상승, 트라이글리세라이드의 상승, 고지방식, 흡연, 비만, 감정적 스트레스, 운동 부족 그리고 당뇨와 고혈압과 같은 질병 등이 있다. 에스트로젠과 몇몇 호르몬은 동맥 경화에 영향을 미치는데, 특히 에스트로젠은 동맥 경화가 발전되는 속도를 늦추어 준다. 동맥 경화에 있어서, 유전적인 인자 역시 상당한 영향을 미치는 것으로 알려졌다. 혈관 내에 쌓인 찌꺼기는 점차 커져서 혈관의 벽을 두껍게 만들고, 그 결과로 혈액이 흐를 수 있는 혈관의 단면적을 축소하게 된다.

	동맥 경화는 65세 이상의 노인들에게 있어서 가장 위험한 질병으로 대두하고 있다. 60세에서 70세 사이의 사망자 중의 50% 이상은 그 정도에 있어서 차이가 있을 수 있지만, 동맥 경화 증세를 가지고 있는 것으로 나타났다. 일반적으로, 심장 마비나 뇌출혈은 동맥 경화에 의해서 가장 많이 초래되는 문제들이다. 일반적으로 동맥 경화의 증세를 가지고 있는 사람들은 걸을 때에 간헐적으로 다리에 통증을 느끼게 된다.

천연 치료법

① 설탕은 콜레스테롤의 수치를 높임으로써, 동맥 경화성 심장병을 일으키는 원인을 제공하는 식품이다. 자당(Sucrose)과 과당(Fructose)도 동맥 경화를 일으키는 식품으로 분류된다.

② 동물성 단백질은 심장 혈관의 질병으로 인한 사망률과 매우 깊은 상관관계가 있는 것으로 나타나고 있다.

③ 과일이나 콩과 식물, 채소류의 섬유질은 혈중 지방을 낮추어 주며, 담즙산의 분비를 증가시킨다. 그러나 혈중 지방을 처리하는 면에서, 밀기울(Wheat Bran)에 있는 섬유질과 몇몇 섬유질은 과일, 채소, 콩과 식물의 섬유질만큼 효과적인 역할을 하지 못하는 것으로 나타났다.

④ 토끼에게 마늘에서 뽑은 기름을 섭취시킨 결과, 혈관 내의 지방 소립자분포가 감소하는 변화가 일어났다. 양파도 이와 유사한 역할을 할 수 있다.

⑤ 실험한 결과, 땅콩기름과 코코넛 기름은 식물성 기름임에도 불구하고, 동맥 경화를 일으키는 식품이라는 사실이 밝혀졌다. 일반적으로 동물성 기름은 동맥 경화를 일으키며, 식물성 기름은 혈관을 경화시키지는 않지만 그 섭취량을 제한해야 한다.

⑥ 정제된 설탕과 흰 밀가루를 쥐에게 먹였더니, 동맥 경화증이 일어나는 것이 발견되었다. 설탕의 섭취를 삼가고 통밀로 만든 식품을 섭취해야 한다.

⑦ 올리브기름은 콜레스테롤에 유익한 영향을 미친다. 혈관성 질병을 가지고 있는 10명의 환자들에게 4개월 동안 올리브기름으로 조리한 음식을 섭취시킨 결과, 혈중 지방이 평균 26% 저하되었으며, 콜레스테롤 수치가 평균 14% 저하되었다. 지방을 함유하지 않은 식단이 대부분의 혈관성 질병을 가진 사람들에게 있어서 최선의 식단이 된다.

⑧ 가지는 콜레스테롤 수치를 낮추는 데 효과적이라는 사실이 입증되었다. 가지는 복합 콜레스테롤을 파괴하여 그것을 소화 기관을 통하여 배출시킨다.

⑨ 높은 콜레스테롤 수치를 가진 8명의 남자에게 하루에 반 컵의 마른 콩을 섭취시킨 결과, 3주 후에는 콜레스테롤 수치가 평균 20% 저하되었다. 흥미 있는 사실은, 동맥 경화를 일으키는 콜레스테롤인 LDL(Low Density Lipoproteins)는 저하되었는데, 좋은 콜레스테롤인 HDL(High Density Lipoproteins)의 양은 변화되지 않았다는 것이다.

⑩ 엄격하게 채식으로 식사하는 것이 가장 바람직한 식사법이다. 철저하게 채식으로만 식사하는 사람들의 콜레스테롤 수치는 육식가들이나 채식을 하지만 우유나 계란을 먹는 사람들의 콜레스테롤 수치보다 낮다.

⑪ 많은 사람이 콜레스테롤 수치를 낮추려는 방안으로써, 무지방 우유(Non-Fat Milk)를 마시지만, 위스칸신 대학에서 이루어진 연구 결과에 따르면 무지방 우유 역시 실제적으로는 혈중 콜레스테롤의 수치를 증가시키는 것으로 나타났다.

⑫ 크롬이 콜레스테롤 수치를 낮추어 주는 것으로 밝혀졌다. 콜레스테롤이 많이 함유된 음식을 먹인 토끼에게 실험한 결과, 크롬이 토끼의 혈관 내에 있는 찌꺼기를 50% 이상 감소시켰다. 브류얼스 이스트(Brewers Yeast=맥주 효모) 그리고 통밀이나 현미같이 가공 처리하지 않은 곡류가 크롬을 섭취할 수 있는 가장 좋은 원천들이다.

⑬ 헐리우드 메디칼 센터의 책임자로 있는 폴 란 박사의 연구에 의하면, 지방이 많이 함유되어 있는 저녁 식사는 동맥 경화에 크게 나쁜 영향을 미치는 것으로 나타났다. 저녁 식사에서 섭취한 많은 양의 동물성 지방은 주로 잠을 자는 밤에 소화가 진행되는데, 밤에는 전체적으로 신진대사의 속도가 늦어지고 혈액의 순환 속도가 느려진다. 이러한 상태에서 콜레스테롤은 더 쉽게 혈관에 축적될 수 있다. 저지방의 식품으로 꾸며진 소량의 저녁 식사를 잠자리에 들기 몇 시간 전에 일찍 마치는 것이 밤에 올라갈 수 있는 혈중 지방의 양을 방지할 수 있는 좋은 방법이다. 가장 이상적인 저녁 식사는 과일과 통밀빵을 소량으로 섭취하는 것이다.

⑭ 방사선이나 엑스레이에 노출되는 것은 동맥 경화를 조기에 일으키는 원인이 될 수 있다.

⑮ 걷기 운동과 같은 운동을 정기적으로 하는 것은, 환자들의 기분을 훨씬 좋게 만들어 준다. 운동은 팔다리의 굴절부를 지나는 혈액의 흐름을 향상해 준다.

⑯ 체중이 초과한 환자들은 체중을 정상이나 정상보다 약간 낮게 조절해야 한다. 정상보다 20%가량 초과한 체중을 가진 사람들에게 있어서, 동맥 경화의 위험성은 훨씬 높아진다.

⑰ 흡연은 피부 층을 도는 혈액의 속도를 감소시키며, 혈관에 문제를 일으키는 원인이 될 수 있다. 흡연은 혈중 지방을 증가시키며, 혈중 지방의 대사 작용을 저해한다. 담배를 끊은 사람들에게 있어서, HDL(유익한 콜레스테롤)의 수치가 급격하게 올라간다는 사실이 발표되었다. 당뇨병 환자들이 담배를 피울 경우, 동맥 경화가 담배를 피우지 않는 당뇨병 환자들보다 두 배나 빨리 악화한다는 사실이 밝혀졌다.

⑱ 다리의 혈액 순환이 느려질 경우, 치료가 지연될 수 있기 때문에 다리에 특별한 주의를 기울여야 한다. 발에 적당하게 맞는 신발을 신어야 하며, 반드시 따뜻한 물로 발을 깨끗하게 씻어야 하고, 항상 발을 잘 말려야 한다. 날마다 깨끗한 면양말을 갈아 신어야 하며, 벗은 발로 다니지 않음으로써 발에 상처를 입는 위험을 피해야 한다.

⑲ 몸에 조이는 모든 종류의 의복을 피해야 한다. 몸에 조는 옷은 혈액의 흐름을 방해할 수 있다.

⑳ 최고의 방법은 아니지만, 뜨거운 물병이나 열 찜질 패드를 사용하기보다는 전기담요를 사용하는 것이 화상을 피하는 방법이 될 수 있다. 혈액의 흐름이 느려진 사람들은 고온에 대한 감각이 저하되기 때문에 화상을 입기 쉽다.

㉑ 항상 따뜻하게 옷을 입어야 한다. 수족이 차가우면 혈액의 흐름이 저하될 수 있다. 차가운 상태에 있는 쥐들에게 있어서 콜레스테롤 수치가 높아지는 것을 발견하였다. 차가운 기온에 대한 스트레스는 콜레스테롤을 높일 수 있다.

㉒ 고혈압은 혈관 벽에 가하는 압력을 고조시킴으로써 결과적으로 혈관의 경화 현상을 가속화한다. 혈압이 높은 사람이 동맥 경화증을 치료하고자 할 경우, 먼저 혈압을 정상으로 조절해야 한다.

㉓ 글루코스(포도당)에 대한 내성이 없는 사람의 경우(Glucose Intolerance), 동맥 경화가 생길 위험률이 100%이다. 이러면 반드시 혈당치가 매우 조심스럽게 조절되어야 한다.

17. 담석
– 아가타 트레쉬 의사

담석증은 쓸개에 결석이 생기는 현상이다. 담석은 간에서 생성되는 갈색 소화액인 담즙으로 형성된다. 식간에는 담즙이 쓸개에 농축된 상태로 저장되어 있다가, 위장으로부터 부분적으로 소화된 음식이 십이지장으로 넘어오면, 지방의 소화를 돕기 위해서 담즙이 분비된다.

농축된 담즙은 콜레스테롤로 포화하여 있기 때문에 이 때문에 약간의 침전물이 생기게 되는데, 이것이 단단한 고체가 되면 담석이 시작된다. 이러한 고체 물질들은 쓸개의 벽을 자극하여 담즙 속에 있는 박테리아에게 더 쉽게 영향을 받게 하는데, 이렇게 생긴 세균성 감염을 쓸개염이라고 부른다. 미국에서는, 전체 인구의 약 10~20%가 담석증을 가지고 있는 것으로 나타나 있는데, 남성보다는 여성들에게서 많이 발견된다. 임신하였을 경우, 만성 담석증이 악화하는데, 그 이유는 아마도 복강 내의 압력이 증가하기 때문일 것이다. 담석증을 가진 사람들은 당뇨병, 쓸개암, 장기가 경화되는 병, 췌장암을 가질 확률이 다른 사람들보다 높아진다. 담석증의 증세로는 부종, 가스 그리고 기름진 음식을 많이 먹은 후에 소화 불량이나 속이 불편한 증세 등을 들 수 있다. 어떤 환자들은 복부의 오른쪽 윗부분에 고통을 느끼며, 황달 또는 고열과 함께 오한을 느끼기도 한다. 아무런 증세가 없는 경우도 종종 있는데, 이런 경우에는 의사가 다른 병을 진찰하다가 우연히 담석을 발견할 때까지 자신도 모른 채 지낸다. 이러한 담석증을 잠복성 담석이라고 부르는데, 잠복성 담석의 제거 여부에 대한 문제는 의사들 간에 상당한 견해 차이가 있다. 112명의 담석증 환자로 구성된 실험 그룹이 있었는데, 그들 가운데 대다수는 10~20년 동안 아무런 증세도 나타내지 않았다. 그중의 3명은 쓸개 제거 수술에 따른 합병증의 결과로 사망하였다. 잠복성 담석을 가진 환자의 20% 이하는 담석증이라는 진단을 받은 후, 10년 이내에 심각한 합병증을 일으킬 수 있는데, 이러한 조사 결과는 시간을 가지고 충분하게 담석증을 관찰해야 할 필요성을 말해 준다. 담석으로 인한 고통은 시간이 지나갈수록 경감된다.

예방 및 천연 치료

① 정제된 탄수화물과 과잉 영양 공급은 담석을 발전시키는 결정적인 요인이 된다. 곡물의 표면을 깎아 버리면, 많은 양의 섬유질을 잃어버리게 되는데, 그 결과 과식을 해야만 위장의 만복감을 느낄 수 있게 된다. 또한 불필요하게 많은 칼로리를 섭취하면, 음식물의 종류와 상관없이 담석증을 유발할 가능성이 높아진다. 고지방, 고칼로리의 식물을 선호하는 현대인들에게 있어서 담석증의 발병률이 높아지는 이유가 여기에 있다.

② 15분 동안 뜨거운 물로 쓸개 부위를 찜질한 다음, 곧 이어서 잠깐 얼음찜질하는 치료를 세 번 반복하면 부기와 염증을 가라앉히고 통증을 덜 수 있다.

③ 제6차 세계 위장병 학회에서 운동 부족이 콜레스테롤의 결석화를 일으키는 주요 요인이라는 보고서가 제출되었다. 운동하면 콜레스테롤과 담즙산이 다량 분비되어서 콜레스테롤이 침전되어 고체화되는 현상을 막을 수 있다는 사실이 동물과 인체 실험에서 밝혀졌다. 자전거 타기와 같은 운동을 하루에 30분 이상 하는 것으로써 좋은 유익을 얻을 수 있다.

④ 어떤 약품들은 담석이 생길 가능성을 높여 준다. 에스트로겐을 함유한 먹는 피임약은 쓸개 내에 콜레스테롤이 축적되는 것을 돕는다. 과다한 비타민 B의 복용도 담석증의 원인으로 알려졌다.

⑤ 비타민 C를 적게 섭취하면 결석이 생긴다는 것이 동물 실험에서 밝혀졌다.

⑥ 대체로 지방을 적게 섭취하는 아시아 국민들에게 쓸개 질환의 빈도가 낮은 이유는 그들이 저지방 식사를 하기 때문으로 추정된다. 지방을 많이 섭취하면 쓸개 속의 콜레스테롤 함량이 늘어난다.

⑦ 고지방, 고단백질 음식이 담석증을 유발한다는 사실이 클렘슨대학의 보그만 박사의 연구에서 밝혀졌다.

⑧ 음식물 알레르기가 쓸개 질환의 원인이 될 수 있다는 사실이 많은 학자에 의해서 밝혀지고 있다. 담석 증세를 가지고 있는 어떤 환자들에게 알레르기성 식품들을 제거하였더니, 모든 증상이 없어졌다는 실험 결과가 보고되었다. 이러한 결과를 얻은 후에, 식사에 알레르기성 식품인 계란을 첨가했더니 83%의 환자들에게서 증세가 재발하였다. 증세를 일으키는 식품을 순서에 따라 나열하면, 달걀, 돼지고기, 양파, 닭고기, 우유, 커피, 귤, 옥수수, 콩, 견과류, 사과, 토마토, 완두콩, 배추, 각종 양념류, 땅콩, 생선, 호밀 등이다.

"**음식물 알레르기의 개요**"라는 책의 저자인 브레노 박사는 알레르기를 유발하는 물질을 섭취하면 쓸개관에 부종이 생겨서 담즙의 분비를 막는다고 말하였다. 담즙이 충분히 배출되지 않으면, 감염을 일으키기 쉽게 되고, 이 때문에 결석이 생기는 초기 단계인 콜레스테롤 침전 현상이 일어난다. 쓸개 절제 수술 후에 문제가 있는 사람들에게 있어서, 알레르기성 음식물을 제외한 식이 요법은 더욱더 좋은 유익을 가져다준다. 브레노 박사의 말에 의하면, 담석증과 음식물 알레르기는 모두 가족 단위로 발생하는 경향이 있으며, 편두통도 종종 담석증과 연관이 있다고 하였다. 그는 계란이 이 편두통과 담석의 주요 요인이라고 보고하였다.

⑨ 밀기울(Wheat Bran)과 같이 섬유질이 많이 함유된 음식물을 섭취하면 결석의 생성을 어렵게 만든다.

⑩ 물을 많이 마시면 결석을 예방할 수 있다는 의학 보고가 있다. 많은 양의 물을 낮에 규칙적으로 마시고, 또한 잠자리에 들기 전에 물을 마시면, 담즙이 희석되어 침전물의 고체화를 막을 수 있다고 한다. 500mL의 물을 마시면 담즙이 쓸개 안에 머물러 있는 시간을 줄여 줌으로써 유익을 얻을 수 있다.

⑪ 동물성 단백질의 섭취는 결석 형성과 명백한 관계가 있다. 반면에 식물성 단백질의 섭취는 생성된 결석을 어느 정도 분해하는 역할을 한다. 필라델피아에 있는 위스

타 기관에서는 단백질과 결석의 관계에 대한 동물 실험을 하였는데, 콩 단백질과 우유에서 뽑은 단백질인 카제인을 쥐들에게 각각 섭취시킨 결과, 카제인을 섭취한 쥐들의 58%에서 결석이 발견되었다. 담석 환자들에게 우유 제품을 멀리하라는 권고를 주고 싶다.

⑫ 체중이 초과한 사람들은 담석증에 걸릴 확률이 높다. 운동과 채식으로 하는 식이 요법은 담석증에 대비한 좋은 예방책이다.

⑬ 쓸개를 제거하면 대장암에 걸릴 위험이 커진다는 두 개의 연구 보고가 최근에 발표되었다. 피츠버그 대학 연구팀의 보고에 의하면, 쓸개 절제 수술을 받을 경우, 대장의 우측에 암이 발생할 가능성이 거의 2배나 높아진다고 한다.

⑭ 얼마 전부터 Chenodiol이라는 약품이 담석증의 치료에 사용되고 있는데, 이 약품을 사용하는 환자들의 콜레스테롤 수치가 상승한다는 좋지 않은 보고가 잇달아서 들어오고 있다.

18. 만성 피로
— 아가타 트레쉬 의사

"**피**곤해"라는 말은 이제 현대인의 언어 습관이 되었다. 집과 사무실과 그 외의 시설들이 점점 편리하게 디자인되고 있음에도 불구하고, 현대인들은 점점 더 많은 피로를 느끼면서 살고 있다. 우리는 100년 전에 힘든 노동을 많이 하면서 살았던 사람들보다 훨씬 피곤한 세상에 살고 있다. 오늘날에 있어서 피곤증은, 몸을 너무 많이 움직였기 때문에 생기기보다는 몸을 너무 적게 움직였기 때문에 생기는 경우가 많다. 그러한 경우에는 신체 운동의 양을 늘림으로써 피곤증을 효과적으로 치료할 수 있다. 피로의 원인은 대개 신체적인 피로와 정신적인 피로, 두 가지로 분류할 수 있다. 정신적인 피로는 권태감, 우울증, 스트레스 그리고 분노 등과 같은 현상들을 동반한다. 또한 생리학적인 원인에서 오는 피곤증도 많이 있는데, 이것은 박테리아나 인플루엔자 감염, 심장 질환, 내분비의 장애, 빈혈, 영양 부족증, 암 그리고 파킨슨병과 같은 신경 계통의 장애로 인한 질병들, 관절염, 류머티즘, 간염, 결핵, 당뇨 등과 같은 질병과 함께 동반된다. 생리학적 피곤증은 시간이 흐르면 흐를수록 악화하며, 일반적으로 아침에 일어날 때에 느끼게 된다.

천연 치료법

① 수분의 부족은 종종 피로를 일으킨다. 수분이 부족할 경우에는 음식물을 부족하게 섭취했을 경우보다 일의 효율이 급속하게 떨어진다. 갈증을 느낄 때에만 물을 마시면, 인체가 필요로 하는 물의 양을 충족시킬 수 없다. 전혀 갈증을 느끼지 않는 상태에서도 인체는 수분의 부족으로 고통당할 수 있다.

② 운동은 매우 효과적으로 피로를 치료하는 방법이다. 많은 경우에서, 휴식이 피로에 대한 해결책이 될 수 없는데, 그 이유는 피로는 종종 몸의 상태가 좋지 않은 결과 때문에 생기기 때문이다. 혈액 순환이 좋지 않을 경우, 인체의 대사 작용의 결과로서 생기는 독소들을 제거하는 능력이 저하된다. 운동 부족이야말로 피로를 일으키는 가장 근본적인 이유 중의 하나이다.

③ 주로 실내에서 생활하는 사람들이 피로를 더 많이 느끼게 된다. 왜냐하면 신선한 산소를 충분하게 공급받지 못했기 때문이다. 날마다 옥외에서 신선한 공기를 마시면서 운동하는 것이야말로 피로를 치료하는 첫 단계이다.

④ 과식은 피로를 일으킬 수 있다. 필요 이상의 음식물을 소화하기 위해서, 인체는 필요 이상의 에너지를 사용해야 한다. 또한 과식으로 인하여 위장이 커지면, 횡격막에 부담을 주게 되고, 이것은 곧 호흡에 지장을 주게 된다. 그리하여 산소의 공급이 원활하게 이루어지지 못하게 된다.

⑤ 어떤 종류의 의약품들은 피로를 일으키는 부작용을 가지고 있다. 암피타민, 진정제, 이뇨제, 몇몇 혈압약 등등.

⑥ 피로는 알레르기의 증세로 나타날 수도 있다. 알레르기를 일으키는 식품류를 제거한 식단을 짜서 식사해 보라. *대표적인 알레르기 식품 : 우유, 초콜릿, 카페인 함유 식품, 가공 처리된 고기류, 사탕, 계란, 돼지고기 외 몇몇 식물성 식품.*

⑦ 미 공군 병원에 피곤증으로 입원한 30명의 어린아이에게 TV를 전혀 보지 말라는 의사의 처방이 내렸다. 그 결과 2~3주 후에 모든 아이에게 피곤증이 사라지는 결과가 나타났다.

⑧ 성격적으로 자신이 해야 할 일을 끝마치기 전에는 휴식을 취할 수 없는 사람이 있다. 심한 피로를 느끼면서도 일을 끝마치기 전에는 휴식을 취하지 않는 사람의 경우, 피곤증에 시달리게 된다. 절제와 규칙적인 생활이 이러한 사람들을 위한 적절한 처방이다.

⑨ 잘못된 식생활은 피로를 일으킨다. 정제된 음식(흰쌀, 흰 밀가루), 색소와 첨가물이 많이 함유된 식품, 설탕과 지방이 많이 함유된 식품 등은 인체로 하여금 최고의 기능을 발휘할 수 있게 만드는 고품질의 연료를 공급하지 못한다.

⑩ 이상적인 혈당치를 유지해야 한다. 너무 높거나 낮은 혈당치는 피곤증을 유발한다. 빈약한 아침 식사는 오전 중에 혈당치가 떨어져서 피로를 느끼게 만드는 원인이 된다. 이럴 때 사람들은 설탕이 많이 함유된 간식을 함으로써 문제를 임시로 해결하려고 하지만, 약간의 시간이 흐른 뒤에는 설탕을 먹기 전보다 더욱더 낮은 혈당치를 갖게 된다. 그러므로 아침 식사 때에 현미밥과 신선한 채소를 든든하게 먹음으로써, 문제를 근본적으로 해결해야 한다.

⑪ 저혈압은 피로를 느끼게 한다. 저혈압에 대한 최고의 처방은 물을 많이 마시고, 옥외에서 운동하는 것이다. 저혈압은 종종 만성적인 수분 부족한테서 온다. 과일과 채소를 많이 섭취하고, 과식과 고농도의 식품을 삼가는 것이 좋다.

⑫ 살충제와 방사선은 피로를 일으킨다.

⑬ 불소 화합물, 납, 수은, 카드뮴, 구리와 같은 것들은 피로를 일으킨다.

⑭ 권태감은 인체의 에너지를 급격히 저하해 만성적인 피로를 유도한다. 새로운 취미와 새로운 일을 함으로 권태감에서 벗어나야 한다. 반 시간 정도 심한 권태감에 빠진 것이 온종일 일을 한 것보다 더 많은 신경 에너지를 소모한다. 그리스도께 나아가 새로운 정신과 새로운 마음을 갖게 해 달라고 기도하라.

⑮ 정신노동을 하는 사람이 자연환경에서 육체노동을 하는 사람보다 더 많은 피로를 느끼게 된다. 육체적인 에너지의 회복을 위해서는 4시간의 수면이 요구되지만, 정신적인 에너지를 보충하기 위해서는 8시간 이상의 수면이 요구된다. 그러므로 정신노동자들의 피로를 최소화하기 위해서는, 신선한 공기가 실내에 유입되어서 뇌에 충분한 산소가 공급되게 하는 일이 필수적이다.

⑯ 설탕과 당분을 많이 섭취하면 쉽게 피로에 빠질 수 있다.

⑰ 정상보다 무거운 체중은 순환 계통과 근육에 과중한 부담을 주게 되므로 피로를 촉진한다.

⑱ 고단백질, 특히 동물성 단백질은 피로와 연관이 있다. 육류 속에는 동물이 죽기 전에 미처 배출하지 못한 소변과 대사 작용의 결과로 생긴 쓰레기들이 축적되어 있다. 1 파운드(453g)의 소고기에는 약 0.91g의 요산과 소변 성분이 함유되어 있다. 이러한 쓰레기들은 채소나 과일의 단백질에서는 찾아볼 수 없는 것들이다.

⑲ 커피, 비타민, 술, 수면제 등은 일시적인 해결책에 불과하며, 많은 경우에서 인체에 오히려 해를 준다. 커피와 같은 카페인 함유 음료수를 과다하게 마실 경우, 오히려 피로를 가중시킨다.

⑳ 우울증과 피로는 함께 오는 경우가 많다. 이러한 경우는 우울증을 먼저 치료하는 것이 급선무이다.

㉑ 스트레스와 피로는 많은 경우에서 함께 따라다닌다. 천연계 속에서 운동하는 것은 스트레스를 제거하기 위한 가장 좋은 방법이다.

㉒ 제시간에 식사하고 제시간에 잠자리에 드는 습관은 인체가 가지고 있는 에너지를 효과적으로 사용하게 도와준다.

㉓ 피로를 느끼는 많은 사람은 많은 경우에서 급하게 서두르는 습관이나 게으르고 나태한 습관이 있는 모습을 발견할 수 있다. 안정되고 균형 있으며, 합리적인 생활 태도는 피로에서 벗어날 수 있는 방법이다.

㉔ 여성들이 날씬해지기 위해서 무리하게 체중 감량을 하는 경우가 많은데, 이 때문에 비타민, 미네랄, 또는 단백질 부족 현상을 일으킬 수 있다. 이럴 때 피로를 느끼게 된다. 체중 조절은 합리적이고, 균형 있는 방법으로 이루어져야 한다.

㉕ 하나님께서 인체에 세워 놓으신 생명의 법칙을 준수해야 한다. 일주일에 하루는 육체적으로, 그리고 정신적으로 안식(휴식)해야 한다.

"안식일을 기억하여 그날을 거룩하게 지키라 일곱째 날은 주 너의 하나님의 안식일이니 그날에는… 아무 일도 하지 말지니라" (출 20:8-10).

㉖ 소음은 피로를 증가시킨다. 조용한 자연환경으로 주거 환경을 바꾸는 것이야말로 피로를 해결하는 근본적인 방법이다.

㉗ 흡연과 커피는 동물 실험 결과 피로를 30% 이상 증가시키는 것으로 확인되었다.

㉘ 환경에 따라서 피로도가 달라진다. 지저분한 환경과 좁은 공간은 과로보다 더 많은 피로를 가져다준다. 흰색, 보라, 갈색, 오렌지색은 피로를 가져온다. 약간 연한 녹색과 노란색은 휴식을 가져다주는 색깔이다. 쇠로 된 테이블에서 일하는 것은 피로를 가중시킨다.

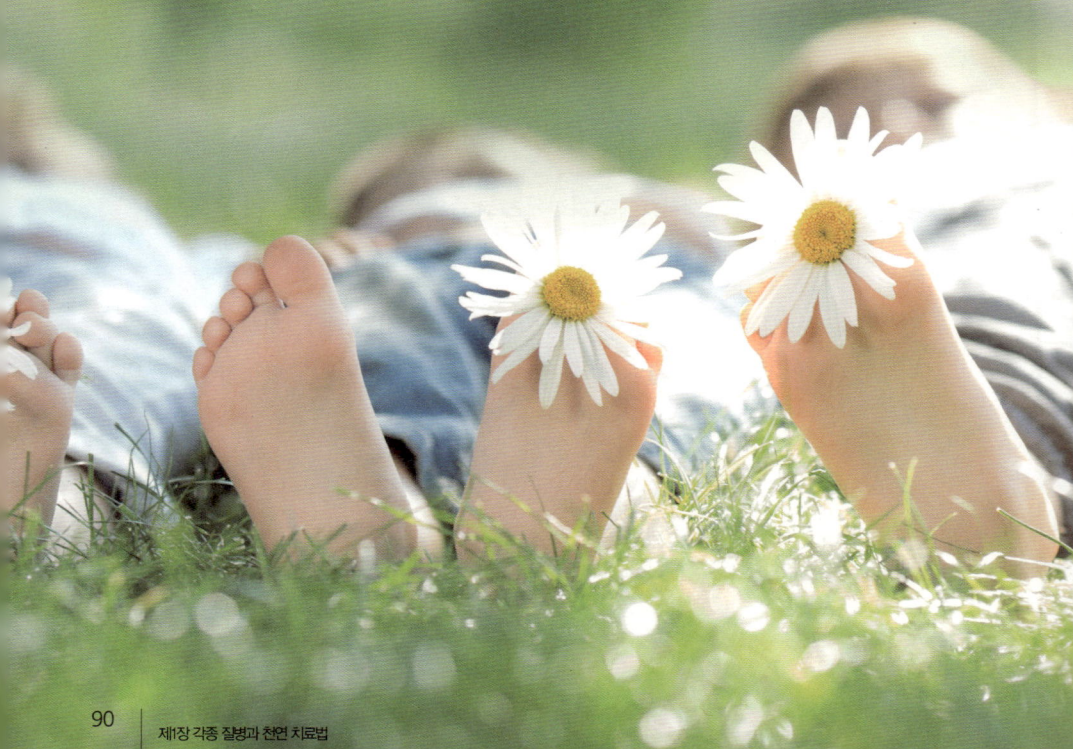

19. 췌장염
— 에가타 트레쉬 의사

췌장암은 소화기 계통의 암 중에서 위암, 직장암, 담낭암 다음으로 한인들에게 많이 발생하는 암이다. 조기 진단이 어려울 뿐 아니라, 심할 경우 5년 이상 생존하는 사람들이 통계적으로 약 2%에 불과할 정도로 치명적인 질병이다. 미국에서는 매년 2만 1천 명가량이 췌장암에 걸리고 있다. 췌장은 위장의 뒤쪽에 자리 잡고 있는 기관으로서, 단백질, 지방, 탄수화물을 분해하는 소화 효소와 인슐린을 생산하기 때문에 췌장에 문제가 생기면, 소화와 혈당의 조절에 문제가 생기게 된다. 흔히 만성 췌장염 환자들에게 췌장암의 발병률이 가장 높아서 췌장염의 치료와 예방이야말로 췌장암을 막는 최선의 방비라고 할 수 있다. 췌장염은 췌장에 생긴 염증인데, 췌장의 정상 세포들이 상처 난 조직과 칼슘 축적물로 대치되게 된다. 종종 가벼운 당뇨병을 동반하기도 한다. 일반적으로 췌장염은 쓸개나 담관에 생기는 질병으로서 음주로 인하여 발병되는 경우가 많이 있다. 이 외에도 내장을 수술하는 과정이나 검진하는 과정에서 입을 수 있는 상처, 전기 충격, 의약품의 잘못된 복용 등을 통해서 췌장에 염증이 발병될 수도 있는데, 특히 다음과 같은 의약품들은 췌장염의 원인이 될 수 있다: *스테로이드, 에스트로젠 입으로 먹는 피임약,* Thiazides, Azathioprine, L-asperaginase, Furosemide, Ethacrynic acid, Phenformin, Chlorothiazide, Sulfonamides, 등등.

간염이나 유행성 이하선염과 같은 전염성 질병에 의해서 생길 수도 있다. 이러한 것들 외에도 많은 요소가 있기 때문에, 췌장염을 일으키는 모든 인자를 모른다고 말하는 것이 좀 더 정확한 표현이라고 할 수 있겠다. 최근에는 신경성 식욕 불량과 췌장염 사이에도 어떤 관계가 있을 수 있다는 연구 발표가 있었다. 췌장염의 증세로는 복부의 윗부분에 약하거나 심한 통증을 느낀다. 통증이 등이나 하복부로 퍼져서 일정하게 유지되는 경우도 있다. 메스껍거나 토할 수 있으며, 복부가 민감한 느낌이 들게 된다. 통증의 완화를 위해서, 다리를 가슴으로 끌어당긴 다음에, 옆으로 누우면 도움을 얻을 수 있다. 음식을 먹거나 술을 마시거나 토할 경우에는 통증이 심해지며, 미열을 동반할 수 있다.

천연 치료법

1. 모든 종류의 술을 금지하라. 모든 종류의 술은 췌장에 해롭다.

2. 췌장의 부담을 덜어주기 위해서, 환자는 증세가 가라앉을 때까지 물만 마시면서 금식해야 한다. 이것은 매우 중요한데, 왜냐하면 음식물이 위장에 들어가면 췌장이 자극을 받거나 소화 효소를 만들어 내기 위해서 무리하게 일을 해야 하기 때문이다.

3. 설탕의 섭취를 삼가야 한다. 정제된 탄수화물이 많이 함유된 식생활을 함으로써 트라이글리세리드의 수치가 높아질 경우, 췌장염이 발병될 수 있다.

4. 췌장의 회복을 위해서는 칼로리와 지방의 양을 최저로 낮춘 식사를 해야만 한다. 때때로 혈중 지방치가 높을 경우에 췌장염이 생길 수 있기 때문이다. 만성적인 췌장염일 경우, 췌장에서 분비되는 리파아제가 결핍되어서, 지방의 흡수율이 심하게 저하되기 때문에, 반드시 저지방식을 해야만 한다.

5. 수분의 섭취량을 잘 조절하는 것이 필수적이다. 많은 양의 수분이 복부 내에서 흡수되어 사라지는데, 수분이 몸 밖으로 즉시 배출되지 않기 때문에 복부에서 사라지는 물의 양을 정확하게 알 수 없다.

6. 과식을 삼가라. 과식은 췌장을 자극할 뿐만 아니라, 과로하게 한다.

7. 의약품을 복용하는 것은 별 효과가 없을 뿐만 아니라, 오히려 종종 상태를 악화시킨다.

8. 카페인, 지방 그리고 술은 위산이 분비되도록 자극하기 때문에 반드시 삼가야 한다.

9️⃣ 만성이 되어서 시간이 지남에 따라서, 환자는 심한 통증, 메스꺼움, 구토와 같은 증세들을 경감시키기 위해서 진통제를 습관적으로 먹게 되는 경우가 있는데, 이럴 때 상태는 더욱 악화할 수 있다. 췌장의 절제수술을 고려하고 있던 심각한 환자가 있었는데, 천연 치료로 회복된 경우가 있다. 뜨거운 물로 복부를 자주 찜질해 주었으며, 숯가루를 복용하면서 동시에 숯가루 폴티스를 만들어서 찜질해 주었고, 입으로 들어가는 수분의 양을 조심스럽게 조절하면서 천연식이 요법을 시행한 결과, 괄목할 만한 차도를 보였다.

🔟 도움을 줄 수 있는 약초들: 에키네시아, 골든씰, 민들레 뿌리. 골든씰은 임산부에게는 사용하지 않아야 하며, 장기간의 복용은 피하는 것이 좋다.

췌장을 회복시키는 식이 요법

① 흰 설탕, 흑설탕, 가공하지 않은 설탕, 과당, 벌꿀, 당밀, 잼, 젤리, 젤로 등을 비롯한 모든 종류의 당분을 피하라.

② 파이, 과자, 케익, 당분이 들어간 후식을 섭취하지 말 것.

③ 치즈, 우유 그리고 우유가 함유된 유제품을 섭취하지 않는 것이 좋다. 우유에는 저혈당증을 일으킬 수 있는 로이신이 함유되어 있다.

④ 흰 빵, 크래커, 흰 마카로니, 백미, 스파게티를 비롯한 정제된 곡물(표면이 도정된 곡물로 만든 식품을 삼가고, 현미나 통밀과 같은 정제되지 않은 곡물을 섭취할 것.)

⑤ 건포도, 대추, 무화과 등과 같은 매우 단 과일과 같이 농축된 음식은 적어도 1년 동안 삼가는 것이 좋다. 1년 후, 실험적으로 소량을 섭취하면서 증세의 재발 여부를 확인해 가면서 사용하는 것이 좋다. 바나나, 수박, 망고, 고구마도 모두 이러한 부류에 속하므로 조심스럽게 사용돼야 한다. 어떤 사람들은 포도에 증세를 나타내기도 한다.

⑥ 카페인, 니코틴, 술은 신체의 혈당을 조절하는 일에 해를 주므로 철저하게 금해야 한다. 커피, 차, 콜라, 초콜릿에는 카페인이 함유되어 있으며, 각종 의약품에도 카페인이 함유되어 있다.

⑦ 모든 종류의 소다수(인공 음료수)에는 다량의 설탕이나 감미제가 들어있다. 과일 주스는 농축된 식품이므로 필요한 경우에는 그 양을 소량으로 제한해야 한다. 과일 주스를 마시는 것보다는 신선한 과일을 먹는 것이 훨씬 유익하다. 무슨 종류이든지 농축된 식품은 연약해진 췌장에 부담을 주므로 삼가는 것이 좋다.

⑧ 각종 양념은 신경 계통에 좋지 않은 영향을 미치며, 증세를 악화시킬 수도 있다. 식초와 설탕이 함유된 식품 대신에 레몬 주스나 소금을 사용하는 것이 좋다.

⑨ 과일과 채소는 가능하면 조리를 하지 않은 신선한 상태로 섭취하는 것이 좋다.

⑩ 지방과 칼로리를 최저로 낮추고, 모든 종류의 동물성 지방의 섭취를 금한다.

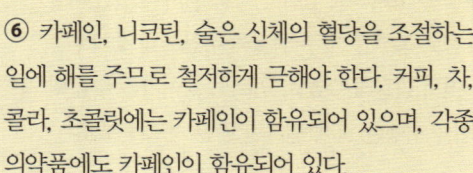

20. 비듬
– 에가타 트레쉬 의사

비듬을 해결해 드립니다!

비듬 치료법

① 샴푸에는 일반적으로 비누 성분이 함유되어 있는데, 이것은 오히려 민감한 피부를 가진 사람에게는 머리에 가려움증을 일으키고, 비듬을 생성시킨다. 일반 샴푸보다는 100% 세제(Detergent)를 사용하는 것이 훨씬 효과적이다. 쉑클리(Shacklee)나 암웨이(Amway)에서 나오는 세제인 Basic H 또는 LOC는 상당한 효과가 있다. 단, 세제를 그대로 사용하지 말고, 1/20(물 한 컵에 세제 한 숟가락 정도)로 희석해서 샴푸 대신에 사용하라. 이러한 방법은 매우 효과적으로 비듬 문제를 해결해 준다. 씰레니움 설파이드가 함유된 샴푸는 머리카락을 손상하며 빠지게 하므로 그러한 종류의 샴푸는 사용하지 않는 것이 좋다.

② Listerine과 같은 구강 청정제(Mouthwash)를 솜에 적셔서 머리 피부와 머리카락에 발라주면 비듬을 억제하는 도움을 얻을 수 있다.

③ 사과 식초는 비듬 치료에 효과적인 것으로 알려졌다. 식초를 따뜻하게 데운 후에, 그것을 머리에 골고루 부은 다음, 수건으로 잘 감싸서 약 1시간 동안 유지한 후에 샴푸로 머리를 감는다. 일주일에 두 번씩 한 달 동안 이 방법을 시도해 보라.

④ 샤워 후에 머리카락을 사과 식초로 골고루 적신 후에 자연 상태에서 잘 말린다. 머리카락이 마른 후에, 손으로 머리 피부에 피마자기름을 세게 문지른다. 단 한 번만의 시도로도 충분한 효과를 얻을 수 있다.

⑤ 알로에 주스나 젤을 샴푸 대신에 사용하는 것도 꽤 효과적이다.

⑥ 비듬이 많은 사람은 설탕과 지방의 섭취량을 낮추어야 한다는 연구 결과가 발표되었다.

21. 편두통

편두통을 어떻게 해결할까? 가장 일반적인 통증이면서, 가장 치료하기 어려운 것이 있다면, 아마도 그것은 두통일 것이다. 두통은 매우 다양한 원인으로부터 발생하는데, 두통 자체는 질병이 아니라 증세이다. 몸의 어떤 부분이 잘못되어 가고 있으므로 잘 보살필 필요가 있다는 신호를 보내는 것이 두통으로 나타나게 된다. 그러므로 두통 자체를 치료하기보다는 두통을 일어나게 만드는 원인을 찾아서 치료해야 한다. 머리가 아플 때, 아스피린을 먹는 것은 두통의 원인이 되는 질병 위에 보자기를 뒤집어씌우는 것이나 마찬가지이다. 왜냐하면 아스피린은 두통을 일으키는 원인을 치료하기보다는 증세만을 잠깐 가리는 것이기 때문이다. 통증을 없앤다고 해서 통증의 원인이 치료되지는 않는다. 대개 두통의 원인으로는 변비, 수면 부족, 음식 알레르기, 스트레스, 수분 부족, 환기 부족, 약품의 부작용, 척추나 두뇌의 손상 등과 같은 것들을 생각할 수 있다. 두통을 일으키는 대부분 원인은 생활 습관을 올바르게 교정함으로써 치료될 수 있다. 일반적으로 두통을 일으키는 6가지 요인을 든다면, 변비와 수분 부족, 음식 알레르기, 저혈당증, 월경 그리고 스트레스(긴장, 우울)이다. 여자들의 경우, 월경, 배란, 폐경과 같이 호르몬이 변화되는 시기에는 편두통이 악화하는 경우가 많이 있다. 입으로 먹는 피임약을 중단할 경우, 편두통이 놀라울 정도로 가라앉는다. 대개 편두통을 가진 부모의 자녀는 편두통을 가지는 것으로 알려졌다. 편두통 환자의 50% 이상이 자신의 부모 중 한쪽 또는 양쪽이 편두통으로 고생했다고 말한다.

천연 치료법

① 편두통 환자의 25% 이상이 특정 음식물에 대한 민감한 알레르기 반응 때문에 두통을 가진다. 편두통과 관련이 있는 음식물에는 초콜릿, 콜라, 옥수수, 돼지고기, 차, 커피, 소고기, 자당, 이스트, 튀김, 치즈, 술, 마늘, 해산물, 완두 그리고 버섯 등이 있다. 환자들은 대개 한 종류 이상의 음식물에 알레르기 반응을 나타낸다. 그러므로 자신에게 편두통을 일으킨다고 생각되는 식품을 5일 동안 식단에서 빼고 식사를 한 다음, 5일 후에 단지 그 빼 버렸던 음식물로만 한 끼의 식사를 해 봄으로써 자신에게 편두통을 일으키는 음식물이 무엇인지를 알아낼 수 있다. 피곤, 염려 그리고 식사를 거르는 경우에도 편두통이 잘 발생한다.

② 아미노산인 티로신의 분해 산물인 티라민은 많은 경우에서 편두통의 원인으로 지목된다. 박테리아에 의해서 분해된 물질에는 다량의 티라민이 함유되어 있다. 치즈는 숙성 기간에 따라서 티라민의 함유량이 다양하며, *아보카도, 레즈베리*(Raspberry), *플럼*(Plums), *오렌지, 바나나* 등에도 소량의 티라민이 들어 있다.

③ 500명의 편두통 환자를 대상으로 조사한 결과, 그중의 18%의 환자들이 기름에 튀긴 음식이 자신에게 편두통을 가져온다는 대답을 하였다. 무 지방 식사나 지방의 섭취량을 최소로 낮춘 식이 요법은 편두통 환자들에게 많은 유익을 가져다준다. 한 번 사용했던 기름을 다시 사용하지 마라.

④ 흡연은 매우 심각한 편두통을 일으킨다. 다른 사람이 피우는 담배 연기를 마셔도 편두통이 일어날 수 있다.

⑤ 초콜릿은 편두통의 원인 중에서 큰 비율을 차지한다. 초콜릿에 다량 함유된 당분은 몸에서 비타민 B를 빼앗아 가는데, 비타민 B의 결핍은 환자로 하여금 편두통으로 고생하게 한다. 초콜릿에 함유된 독성 알칼로이드도 종종 편두통의 원인이 된다.

⑥ 정제된 탄수화물(흰쌀, 흰 밀가루 등)을 삼갈 것.

⑦ 카페인은 편두통의 원인으로 알려졌다. 커피, 차, 콜라와 같이 카페인이 함유된

식품을 피해야 한다. 편두통의 치료에 사용되는 약품 속에도 카페인이 들어 있는 경우가 있다!

⑧ 인공 조미료에 들어 있는 Sodium Nitrite, Sodium Glutamate, Tartrazine, Monosodium Glutamate와 같은 식품 첨가물과 식초는 두통을 일으킬 수 있다.

⑨ 어떤 편두통 환자들은 항생제를 복용할 경우 편두통의 빈도가 높아진다는 보고가 있다. 알레르기 치료를 위한 주사도 편두통을 일으킬 수 있다.

⑩ 소금의 함유량이 많은 식사를 하는 사람은 편두통을 가질 확률이 높다는 연구 보고가 있다. 특히, 위장이 비었을 경우에는, 소금에 절인 한 줌의 견과나 감자 칩도 편두통 환자에게는 두통을 일으키기에 충분하다. 소금을 섭취한 후, 편두통의 증세가 나타나기까지 보통 6~12시간이 걸린다.

⑪ 냄새가 편두통을 일으킬 수 있다. 향수, 엔진의 배기가스(특히, 디젤 엔진), 스모그, 페인트, 페인트 신나, 에어솔, 튀기는 냄새, 꽃, 클로린, 암모니아 등은 편두통의 원인으로 알려졌다. 집안에 있는 먼지나 곰팡이, 꽃가루, 동물의 비듬 등도 편두통의 원인에 포함된다.

⑫ 냉기가 편두통을 일으킬 수 있다.

⑬ 감정적인 스트레스나 분노는 심한 편두통을 일으킬 수 있다.

⑭ 얼음주머니를 머리 위에 얹고 어두운 방에서 휴식을 취하는 것이 도움을 줄 수 있다. 3분 이내에 통증과 멀미가 잠시 악화하지만, 곧 모든 증세가 사라지고 약간의 두통만이 남아 있게 된다.

⑮ 10~20분 동안, 종이봉투 안에 얼굴을 대고서 호흡을 하면, 편두통이 사라질 수 있다.

⑯ 활기 있는 운동을 규칙적으로 하면, 편두통의 빈도가 50% 이하로 감소한다는 실험 결과가 나왔다.

⑰ 뜨거운 물에 두 발을 찜질(Hot Foot Bath)하면 두통이 사라진다. Hot Foot Bath를 하는 법 : 먼저, 편안한 의자, 화상을 입지 않을 정도로 뜨거운 물, 두 발이 완전히 들어갈 수 있는 깊은 대야나 물통, 그리고 수건 2장을 준비할 것. 의자에 앉은 상태에서, 두 발을 뜨거운 물이 담긴 대야에 담근다. 이때 물의 높이가 무릎 가까이 올라오면 더욱 좋다. 찬물 또는 얼음물에 담갔다가 짠 수건을 이마나 목 뒤에 댄다. 약 15분이 지나면, 발 부위의 혈관이 확장됨에 따라, 머리의 충혈된 혈관에 몰려 있던 혈액이 원활하게 순환되기 시작하면서 두통이 말끔하게 사라진다. 이때, 주전자에 끓는 물을 준비해 두었다가 뜨거운 물을 발이 담긴 대야에 부음으로써 물 온도를 뜨겁게 유지해 주는 것이 좋으며, 또한 뜨거운 물을 마시면 좋은 결과를 얻을 수 있다.

⑱ 뜨거운 물과 찬물을 번갈아 가면서 샤워를 함으로써, 편두통을 해결할 수 있다. 이때, 뜨거운 샤워는 피부가 빨갛게 될 때까지 해야 하며, 냉수 샤워는 온몸이 떨릴 때까지 해야 한다.

⑲ 263명의 편두통 환자들을 대상으로 일광욕 실험을 한 결과, 그중 30%에게 편두통이 발생하였다. 햇빛이 화창한 날에 30분 또는 1시간 동안 일광욕을 할 경우, 편두통이 일어날 수 있다. 편두통 환자들은 햇빛이 강한 낮에는 그늘에서 쉬는 것이 바람직하다.

⑳ 규칙적인 생활을 유지하라. 밤늦게 자는 것, 잠을 더 잔다거나 덜 자는 것, 식사를 거르는 일과 같이 불규칙한 생활은 편두통의 원인이 된다.

㉑ 관장은 초기 단계의 편두통을 멈추게 할 수 있다.

㉒ 머리를 붕대나 밴드로 단단히 감아 주면, 확장된 혈관을 압박함으로써, 초기 단계의 편두통을 해결할 수 있다.

㉓ 고동치는 듯한 두통은 때때로 목의 동맥에 압박을 가함으로써, 제거할 수 있다. 목의 양쪽에 맥박이 뛰는 위치를 손가락으로 몇 초 동안 가볍게 누른다.

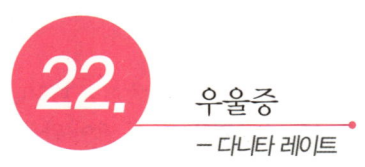

22. 우울증
– 다니타 레이트

우울증은 정신 건강에 매우 치명적인 문제를 일으킨다. 이것은 계층이나 문화적인 영역이나 나이를 초월하여 누구에게나 생길 수 있는 질병이다. 심지어는 가장 활달하고 밝은 분위기를 가지고 있어야 할 청소년층에서도 만성적인 우울증이 빠른 속도로 증가하고 있다. 우울증은 마음이 계속 침울함과 슬픈 상태에 빠져 있는 상태를 말하는 데, 그것이 미치는 영향은 정신뿐만 아니라 신체에도 미친다. 만성적인 우울증에 빠지면, 저항력이 떨어지게 되며, 당뇨병, 비만과 같은 합병증으로 고통당하게 된다. 우울증으로 고생하고 있는 사람들은 평범한 감기와 독감에 쉽게 걸리며, 병이나 사고로 인한 부상으로부터 회복되는 데에도 더 많은 시간이 걸린다. 대부분 사람들은 자신들의 생애 가운데 단기간의 우울증에 걸렸던 경험이 적어도 한 번 이상씩은 있다. 배우자의 죽음, 이혼 또는 가정이나 직장에서 받게 되는 지속적인 스트레스는 장기간의 우울증을 일으킬 수 있는 잠재적인 요소들이다. 우울증을 일으키는 요소들은 다양하지만, 많은 경우에서 우리 자신이 정신적으로 선택한 결과 때문에 발병되는 경우가 많다. 어떤 사람들은 선천적으로 다른 사람들보다 더 우울증으로 인하여 고생하는 경향이 있다. 예를 들어, 나의 남편은 좀처럼 의기소침해지지 않는데, 그가 의기소침해질 경우에는 길어야 하루밖에 되지 않는 단기간 내에 문제가 해결된다. 그의 성격은 매우 낙천적이다. 그와 반면에 나의 성격은 내성적이고 회의적이다. 나는 과거 여러 해 동안 염려와 낙담과 투쟁하였는데, 그러한 생활은 나로 하여금 하나님을 전적으로 신뢰하지 못하게 만들었다. 그러나 지난 몇 년 동안 하나님께서는 나를 점차 당신을 깊이 신뢰하는 관계 속으로 인도해 주셨다. 그러한 과정을 통하여, 그분께서는 어떻게 하면 부정적인 감정들을 극복할 수 있는지를 내게 보여 주셨다. 나는 내가 경험한 이 성공적인 비결들을 독자들과 나누기를 원한다.

첫 번째, 사물을 보는 그대의 시각이 긍정적으로 변화되어야 한다. 미얀마에서 있었던 일을 통하여 이 문제를 생각해 보자. 온 종일 세찬 비가 내린 어느 저녁이었다. 어떤 두 사람이 밤하늘에 떠 있는 무지개를 바라보고 서 있었다. 미얀마의 원주민인 정부 관리는 그 희귀한 현상을 보면서 두려워 떨고 있었다. 그는 "내가 보기에는 이것이 하나의 나쁜 징조인 것 같습니다. 나는 결코 무지개가 밤에 뜨는 것을 본 적이 없습니다." 라고 말했다. 그러나 그리스도인 선교사는, "제가 보기에, 이것은 매우 좋은 징조입니다. 이것은 저에게 하나님의 약속을 상기시켜 줍니다. 나는 홍수와 폭풍우 그리고 미신과 두려움에도 불구하고 언젠가는 우리의 성경 학교를 세우는 일이 잘 이루어질 것을 확신합니다." 이 두 사람의 대화에서, 우리는 두 가지의 대조적인 시각을 볼 수 있다. 하나는 긍정적인 시각이고, 다른 하나는 부정적인 시각이다. 우리는 믿음으로 긍정적인 생각들을 선택하는 것이 필요하다. 우리의 정신 속에서 떠오르는 모든 감정과 욕구는 이성과 양심이 지배하고 있어야 한다. 만일 우리가 어떤 부정적인 생각에 잠겨 있다면, 즉시로 하나님께 도움을 구하는 기도를 함으로써, 생각을 긍정적인 방향으로 바꾸어야 한다. 성경은 우리의 생각이 지배되어야 할 분명한 지침을 제시하고 있다. "주 안에서 항상 기뻐하라 내가 다시 말하노니 기뻐하라 아무것도 염려하지 말고 오직 기도와 감사함으로 하나님께 아뢰라 그리하면 모든 지각에 뛰어난 하나님의 평강이 그리스도 예수 안에서 너희 마음과 생각을 지키시리라 종말로 형제들아 무엇에든지 경결하며 무엇에든지 칭찬할 만하며 무슨 덕이 있든지 무슨 기림이 있든지 이것들을 생각하라"(빌 4:4,6-8). 어떤 일이 우리에게 닥치든지 간에, 우리는 하나님께서 주관하시는 최선의 계획하에 있다는 사실을 기억함으로써, 그분을 더욱더 깊이 신뢰하고 기뻐해야 한다. 어떤 어려운 일에 관하여 걱정하는 대신에, 우리는 그리스도께서 주시는 평안 가운데 쉬어야 하며, 진실하고 고상하며 정결하고 사랑스러우며 덕이 있고 칭찬할 만한 것들을 생각해야 한다. 진정한 마음의 평화는 오직 하나님께서만 주실 수 있다는 사실을 잊지 마라. 혹시 자신의 마음속에 어떤 죄가 있는가를 명상하면서, 우울증의 내적 원인을 찾은 다음, 그리스도 안에서 그것을 해결하라.

두 번째, 다른 사람들을 도우라. 우울증을 극복하기 위한 두 번째 해결책은, 계속해서 바쁘게 다른 사람들을 돕는 것이다. 사람들에게 관심을 가지고 그들을 돕고 용기를 주기 위해 무엇을 할 수 있는지를 생각하라. 하나님을 경외하고 긍정적인 사고를 하는 사람들과 친교를 도모하라. 단순히 봉사를 받는 사람으로서가 아니라 봉사를 하는 사람으로서 교회에 참석하라. 만일 그대의 생각이 자기희생적인 봉사와 친교로 가득 차 있다면 우울증으로 고심하는 기간은 줄어들 것이다. 선행은 그것을 베푸는 사람과 도움을 받은 사람 양쪽 모두에게 축복과 유익이 된다. 자신 앞에 주어진 작은 의무를 잘 수행하고, 자신의 적은 노력과 희생을 통하여, 다른 사람들을 행복하게 해 주었을 때, 정신과 마음은 풍요로운 만족감으로 인하여 자유롭고 행복해지며, 그렇게 변화된 마음에서 퍼져 나오는 고상한 감화력은 주변 사람들에게 놀라운 생명력을 나누어 주게 된다. 근처에 있는 양로원을 방문해 보면, 자신이 처한 상황에 대해서 얼마나 감사하는 마음을 가져야 할지를 깨닫게 될 것이다.

세 번째, 매일 규칙적으로 운동하라. 우울증을 극복하기 위한 또 다른 해결책은 매일 운동을 하는 것이다. 운동을 많이 하되, 지칠 정도로 해야 할 필요는 없다. 운동을 통하여 심장 박동수와 호흡률이 높아져야 하지만, 운동하면서 이야기할 수 있을 정도로 해야 한다. 자신이 여유 있게 할 수 있고 즐길 수 있는 유형의 운동을 선택하라. 걷는 운동 또는 정원이나 채소밭을 가꾸는 것은 매우 좋은 운동이 된다. 가능하면 옥외에서 운동하는 것이 좋다. 적어도 매일 30분씩 운동하라. 운동은 특정한 호르몬을 증가시켜 주기 때문에, 우울증을 해소하는 데 도움을 준다. 운동할 때에 분비되는 호르몬은 사람에게 행복감을 느끼게 하는 오른쪽 뇌에 영향을 미친다. 또한 운동은 혈액 순환을 증가시키고, 뇌에 공급되는 산소의 양을 증가시킨다. 규칙적으로 매일 운동을 하면, 산소를 활용하는 뇌의 역량이 점차 증가한다. 날마다 하는 규칙적인 운동은 근육 세포로 하여금 힘을 소모하도록 만드는데, 이것은 미토콘드리아(Mitochondria)라고 불리는 힘의 공급처를 증가하게 한다. 미토콘드리아는 산소를 소모하여 힘을 만들어 낸다. 산소를 많이 소모하면 할수록 인체는 더 많은 힘과 더 건강한 정신을 소유할 수 있게 된다. 규칙적인 운동은 점차 신체의 힘과 에너지를 증가시켜 준다.

네 번째, 자극제를 피하라. 우울증을 극복하기 위한 네 번째 비결은 각종 자극제를 피하는 것이다. 커피, 콜라를 포함하여 모든 종류의 카페인을 피하라. 카페인은 처음에는 인체를 흥분시키지만, 그것이 주는 최고의 흥분이 지나가면, 신체가 인위적으로 혹사당하였기 때문에 정상보다 낮은 슬럼프에 빠지는 반응을 나타내게 되는데, 이것이 우울증의 원인이 될 수 있다. 담배에 함유된 니코틴 역시 카페인과 같은 영향을 몸에 미친다.

다섯 번째, 창조주와 가까이 교제하는 관계를 유지하라. 죄책감, 걱정, 의심, 이러한 모든 것은 우리의 마음을 쇠약하게 만든다. 하나님은 참된 평화와 행복과 생명의 근원이시다. 그러므로 우리가 그분의 사랑 안에 거하면, 우리는 성경이 말하는 "*모든 지각에 뛰어난 하나님의 평강*"을 갖게 된다. 그렇다면 왜 하나님께 영광을 돌리고 그분을 따른다고 공언하는 그리스도인들이 우울증과 절망으로 갈등하고 있는가? 왜냐하면, 교회에 다니는 그리스도인들 가운데 많은 사람이 진정으로 하나님께 모든 걱정과 염려를 맡기는 법을 배우지 못하였기 때문이다. 성경은, 죄가 우리를 하나님께로부터 분리하고 있다고 말씀하고 있다. 우리가 우리의 마음과 행동으로 하나님의 뜻 안에 거하지 않을 때, 우리는 무엇인가 잘못되어 가고 있는 것들을 빨리 바로잡아야겠다는 느낌이 들게 된다. 이럴 때 만일 우리가 하나님의 영께서 주시는 암시들을 듣지 않은 채 우리 자신의 생각과 행동을 고집한다면, 그 결과, 죄책감과 걱정과 염려가 우리의 마음을 채우게 되며, 평화와 기쁨과 행복은 사라지게 된다. 하나님과 우리 사이에 아무것도 거리끼는 것이 없을 때에만, 우리는 하나님이 나를 인정하신다는 확신과 평화 속에서 살 수 있다. 그리스도인만이 가질 수 있는 창조주 하나님을 신뢰하는 신앙이야말로 우울증을 해결할 수 있는 가장 강력한 도구이다.

여섯 번째.
우울증에 도움을 줄 수 있는 천연 치료법

1 세이지(Sage), 캣닢, 알파파 차를 아침과 저녁으로 마시면 도움을 얻을 수 있다.

2 정해진 시간에 식사하고, 간식하지 않는 식생활을 해야 한다. 모든 생활이 정해진 시간에 이루어져야 한다. 일찍 잠자리에 들되 9시간 이상 수면을 취하지 말 것.

3 일광욕은 우울증 치료에 많은 유익을 준다. 밤에만 분비되는 멜라토닌이 과다하게 분비될 경우, 우울증이 유발될 수 있다. 햇빛은 멜라토닌의 분비를 억제해 준다.

4 음식물로 인한 알레르기 때문에 우울증에 빠지는 환자들이 뜻밖에 많이 있다 (알레르기성 식품: 우유, 콜라, 초콜릿, 커피, 차, 코코아, 설탕, 소시지, 캔디, 통조림, 계란 등등). 정제된 식품(흰쌀, 흰 밀가루, 흰 설탕)을 식단에서 제거할 경우, 유익한 도움을 받을 수 있다.

5 우울증을 일으키는 부작용을 가지고 있는 의약품이 약 300종류를 넘는다. 약품을 정기적으로 장기간 복용할 경우, 우울증에 빠질 확률이 매우 높다.

6 저혈당은 우울증을 초래할 수 있는데, 이러면 규칙적인 운동과 하루에 2식을 채식으로 함으로써, 큰 효과를 볼 수 있다.

7 체중을 짧은 기간 내에 지나치게 심하게 조절하는 사람들의 경우, 우울증으로 고통당할 수 있다.

8 설탕의 섭취량을 최소한으로 제한할 것. 비타민 B는 정신 건강을 유지하는 데 있어서 필수적인데, 설탕의 대사 작용 동안에 비타민 B가 소모되어 버린다.

23. 어린이 활동 과다증

활동 과다 증세(Hyperactivity, 기능 항진)는 오늘날 많은 아이가 유년기에 겪게 되는 문제이며, 어린 자녀들을 가진 부모들에게 가장 큰 어려움을 주는 요인이 되고 있다. 활동 과다증의 아이들은 몸부림치고, 안절부절못하며, 항상 자리에 가만히 앉아 있지 못하고, 걷는 대신에 뛰며, 계속해서 이곳저곳을 돌아다닌다. 활동 과다증을 가진 아이들은 쉬지 않고 계속해서 말하는 경향이 있다. 그들은 정신을 집중할 수 있는 시간이 매우 짧으며, 생각하기 전에 행동하고, 충동적이며 쉽게 산만해지고, 쉽게 잊어버린다. 그들은 종종 일련의 여러 가지 지시들을 잘 이행하지 못하며, 쉽게 낙담한다. 그들은 자주 우울하며, 짜증을 잘 부리고, 쉽게 화를 내며, 정신을 집중하는 데 어려움을 겪는다.

어떤 종류의 활동 과다증은 감정의 문제와 지적 수준에서 비롯되며, 또 다른 활동 과다증은 부적당하고 일관성이 없으며 비효과적인 가정교육에 그 원인이 있다. 대개 활동 과다증의 자녀를 가진 부모들은 가정에서 자녀들에게 끌려 다니는데, 왜냐하면 부모들이 아이들과의 마찰을 피하려고 아이들의 요구 사항들을 모두 들어주기 때문이다. 소리를 지르는 부모로부터 교육을 받아 온 아이들은 얼마 안 가서 부모의 말을 듣지 않는 경향을 나타내게 되고, 결국에는 부모들이 그들의 행동을 제지할 수 없는 지경까지 이르게 된다. 그러므로 부모들이 자녀들을 올바로 교육하려면, 자녀들에게 대하는 행동과 말이 친절하고 부드럽게 되어야 한다. 응석을 받으며 버릇없이 자란 아이들은 부모의 권위를 누르고, 가정에서 제멋대로 하는 아이로 성장한다. 이런 아이들이 학교에 들어가면, 학교에서도 자기 멋대로 하기 위해서 활동 과다증을 나타내게 된다. 부모들이 자신의 아이들에게 사랑과 공의가 잘 조화된 교육을 하는 것은 매우 중요하다. 발육의 저하나 부진의 현상은 활동 과다증의 하나로 간주하는데, 이러한 아이들은 정신의 통제 능력이 몸의 운동 근육만큼 빨리 성장하지 못하였기 때문에, 자신의 행동을 자제하지 못하게 된다. 그러나 청소년기에 이르면, 정신력이 근육의 발육과 조화를 이루게 됨으로써, 집중력과 주의력이 향상하게 된다.

활동 과다증을 가진 아이들에게서 종종 학습 능력의 결함이 발견된다. 이런 종류의 아이들은 자전거를 고치고 복잡한 기계를 조립할 수 있을지 모르나, 책을 읽는 것을 배울 수 없다. 많은 교육자는 이러한 문제를 가지고 있는 아이들을 여덟 살 또는 열 살이 될 때까지 학교에 보내지 않음으로써, 자기 자신을 제대로 자제할 수 있는 조절 기능이 발전될 때까지 기다릴 것을 추천하고 있다. 일반적으로 남자아이들이 여자아이들보다 학습능력의 결함으로 인하여 어려움을 겪는데, 그 이유는 청소년기가 될 때까지 남자아이들의 발육이 여자아이들보다 부진하기 때문이다. 텔레비전과 경쟁심을 유발하는 오락들과 기타 여러 가지로 인해 받는 과도한 자극들도 활동 과다 증세로 발전시킬 수 있다. 정신과 의사들은, 텔레비전의 폭력 장면과 연속적으로 바뀌는 화면은 감수성이 예민한 아이들에게 많은 자극을 준다고 한다. 매우 자주 바뀌는 텔레비전의 영상 화면은 아이들이 짧은 시간밖에 집중하지 못하도록 길들인다. 신경 조직이 혹사당한 아이들은 종종 생각 없이 성급하게 행동하게 된다.

부모의 지도로 아이들을 운동시키는 프로그램은 활동 과다 증세를 가진 아이들을 침착하게 하는 데 효과적이다. 채소를 경작하고 정원을 가꾸는 일과 같은 활동을 부모들과 함께하는 것은 활동 과다 증세를 가진 아이들에게 큰 유익을 줄 것이다. 활동 과다증의 아이들은 갓난아기 때부터 쉽게 식별할 수 있다. 그들은 잠을 자고 젖을 먹는데 어려움을 겪으며(잦은 복통), 그리고 종종 침대에서 기어 나온다. 이러한 아기들이 기어가기 시작하면, 부모들은 물건들을 치우느라고 계속해서 분주하게 집안을 다녀야 한다. 또한, 밤에 자지 않는다. 그들은 약물 복용 시 그들이 기대했던 것과는 반대되는 반응들을 보인다. 예를 들면, 다른 아이들을 차분하게 만드는 약물이 이런 아이들에게는 밤새도록 잠을 이루지 못하게 한다. 그들이 성장해 감에 따라서, 이러한 문제들이 눈에 두드러지게 나타나기 시작한다. 그들은 한 아이와는 잘 놀 수 있지만, 함께 노는 아이가 여러 명일 경우에는 종종 말다툼하게 된다. 일반적으로 이 아이들은 함께 노는 친구들을 자기 멋대로 조종하려고 한다. 바로 이러한 이유로 활동 과다증의 아이들(특별히 남자아이들)은 학교에 가는 나이를 늦추고, 8살~10살이 될 때까지 가정에서 교육하는 것이 바람직하다. 활동 과다증이 있으며, 자제하지 못하는 아이들을 바로잡기 위한 노력이 어린 시절에 이루어져야 한다. 왜냐하면 이러한 아이 중에 많은 비율의 아이들이 성장하여 청소년이 되면, 심각한 문제들(마약, 낙제, 우울증, 각종 범죄)을 일으킨다는 사실이 입증되었다. 의심할 여지 없이, 활동 과다증세의 가장 큰 원인은 아이들이 어떤 종류의 음식물을 섭취하며, 어떤 영양분을 공급받는가에 많은 관계가 있다.

가정교육을 통한 치료법

① 아이들은 질서 있고 조용한 환경에서는 활동 과다증을 자극하는 요인들이 있을지라도 잘 적응한다. 환경에 일관성이 많으면 많을수록 아이들의 과도한 행동들은 크게 감소할 것이다.

② 일관성은 활동 과다증의 아이들을 다루는 데 있어서 매우 필요한 요소이다. 자녀를 효과적으로 다루기 위해서, 부모는 한번 말하면 그대로 시행한다는 것을 아이들로 하여금 알게 해야만 한다. "만일 한 번만 더 하면 팔을 부러뜨릴 거야." 라는 식의 협박은 시행될 수 없는 말이기 때문에, 자녀들은 그들의 부모들이 말한 대로 시행하지 않을 것을 알게 되며, 결국 이러면 아이들은 부모가 하는 다른 말에도 불순종하게 된다. 과격한 언어는 아이들로 하여금 불순종하도록 만드는데, 왜냐하면 부모들의 과격한 말이 그대로 시행하지 않을 것을 알기 때문이다. 자녀에게 옳고 합당한 지시나 교훈을 주었을 경우, 일관성 있게 그것을 밀고 나가야 한다. 만일 엄마가 아이에게 목욕하고 자라고 하였을 경우, 아이가 타당한 이유 없이 거절하면 어떻게 해야 하는가? 만일 엄마가 아이에게 목욕하지 않고 자도록 허용한다면, 아이는 언제든지 자신이 고집을 부리면 부모의 생각을 바꿀 수 있다고 믿게 될 것이다.

③ 자녀에게 무엇을 지시했을 경우에는, 그 일의 수행 여부를 확인해야 하는 데, 그 이유는 대개 아이들은 쉽게 산만해지며, 자신이 무엇을 해야 하는가를 잊어버리기

때문이다. 이런 아이들은 자신들이 배운 것과 이행하여야 할 것들을 기억하도록 가르쳐야 한다.

④ 부모들은 아이들 앞에서 잘 연합된 모습을 보여 주어야 한다. 부모는 가정 안에 확고한 규칙과 원칙들을 세워 놓아야 한다. 부모 중 한쪽 편이 다른 한편을 존중하지 않을 경우, 그것은 자녀들의 활동 과다증을 증폭시키는 결과를 초래하게 될 것이다. 그뿐만 아니라, 아이들은 자신이 원하는 것을 얻기 위하여 부모들을 서로 대립하도록 유도할 수도 있다. 이혼한 가정의 자녀들이 이혼하지 않은 가정의 자녀들보다 활동 과다증과 같은 문제들이 더 많다.

⑤ 활동 과다증을 가진 아이들에게 있어서 규칙적인 생활은 매우 중요하다. 잠자리에서 일어나는 시간과 식사 시간, 그리고 잠자는 시간이 1년 365일 일정하게 정해져 있어야 한다. 정해진 시간에 잠을 자는 아이들은 불규칙한 시간에 잠자는 아이들보다 어른들의 말에 잘 따른다. 잘 짜진 생활 계획은 일관성 있고, 안정된 생활 분위기를 조성한다.

⑥ 아이들을 위해서 규칙을 세울 경우, 부모는 아이들에게 규칙을 어겼을 경우에 어떤 징계가 가해질 것인가를 말해 주어야 한다. 아이들은 자신이 규칙을 범하였을 경우, 어떠한 처벌을 받게 될 것인지를 알아야 한다.

⑦ 어떤 아이들은 관심을 끌기 위해서 고의적으로 잘못된 행동을 하는 데, 왜냐하면 아이들이 잘못을 저지를 때에, 부모가 자신들에게 주의를 기울인다고 생각하기 때문이다. 이러면 사소한 잘못에는 관심을 기울이지 말고, 잘하였을 경우에 아이를 격려하고 주의를 기울임으로써, 아이들을 효과적으로 지도할 수 있다. 물론, 다른 사람들을 방해하거나 다치게 하고, 다른 사람들의 물건들을 훼손하는 행동에 무관심한 태도를 보여서는 안 되지만, 신경질을 부리는 것과 입을 삐쭉거리는 것 그리고 우는 소리로 말하는 것과 같은 사소한 행동들에는 무관심한 태도를 보이는 것이 좋다. 아이들은 부모가 자신의 행동에 무관심한 태도를 보이면, 더욱더 과격한 행동을 하게 되는데, 그러한 행동들은 아무리 길어도 5일 이상 계속되지 않을 것이다. 아이들의 좋은 행동을 인정해 주는 것은 아이들이 계속해서 좋은 행동을 하도록 격려하는 것이

된다. 만일 아이들이 자기 방을 청소하고, 불평 없이 심부름하는 것과 같은 착한 일들을 했을 때에 칭찬해 주어야 한다.

음식 조절을 통한 치료법

페인골드 박사의 식이 요법은 많은 경우에 활동 과다증을 가진 아이들에게 많은 도움을 주었는데, 그가 권장하는 식이 요법은 살리실산을 함유한 모든 음식을 제거하는 것이다. 살리실산을 함유한 식품: 아몬드, 체리, 사과, 오이, 살구, 건포도, 검은 딸기(Black Berries), 구스베리, 보이젠베리(Boysenberries), 포도, 넥타린, 오렌지, 복숭아, 플럼, 자두(Prunes), 레즈베리(Raspberries), 딸기, 토마토, 또한 BHT를 함유한 식품, 그리고 인공 색소와 조미료를 함유한 음식들은 먹이지 말아야 한다. 4~6주 동안의 식이 요법 후에 아이에게서 좋은 결과를 얻으면, 위에 언급한 음식들을 시험적으로 한 번에 한 가지씩 다시 먹이기 시작한다. 만일 위에 언급한 식품 한 가지를 3~4주 동안 시험적으로 먹었음에도 불구하고, 활동 과다증이 감소하지 않으면, 다른 음식 한 가지를 추가해서 그 음식에 어떤 반응을 나타내는가를 살펴본다. 이런 방법으로 위에 언급한 식품들을 모두 시험해 보는 것이 좋다. 이러한 식이 요법이 매우 엄격하게 지켜지지 않을 경우, 바람직한 결과를 얻을 수 없다.

페인골드 박사는 온 가족이 아이와 함께 식이 요법을 하도록 제안하고 있다. 이렇게 하면 아이가 식이 요법을 따르는 데 심리적으로 많은 도움을 줄 수 있다. 이 방면의 전문가들은, 대부분 경우에서 음식 알레르기가 활동 과다증의 원인이라고 말한다. 특히 설탕과 우유가 가장 큰 요인으로 지적되고 있는데, 계란, 옥수수, 밀, 감귤류, 소고기, 돼지고기 역시 알레르기성 식품이다. 커피, 차, 콜라, 그리고 초콜릿과 같이 위를 자극하고 신경을 흥분시키는 음식들 역시 활동 과다증 아이들의 식사에서 제거되어야 한다. 또한, 식초가 함유된 식품들, 치즈, 신 김치, 간장, 된장을 포함한 모든 발효 식품들과 베이킹 소다와 베이킹파우더가 첨가된 식품들, 그리고 대부분의 매운 음식이나 자극성의 음식 역시 신경을 흥분시키고 위를 자극하는 음식에 포함된다. 당분과 정제된

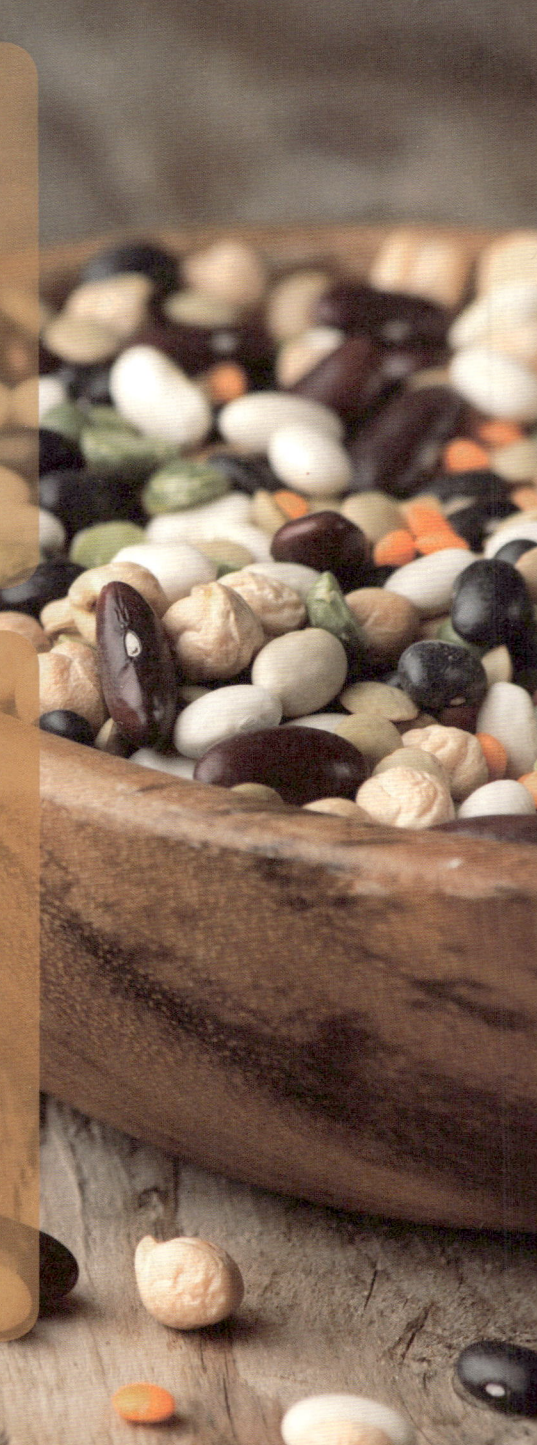

탄수화물의 섭취를 엄격하게 금지해야 하는데, 이러한 음식물들 대신에 콩, 현미, 그리고 신선한 야채와 과일과 같이 자연 그대로의 음식을 섭취해야 한다. 이러한 음식들은 신경을 안정시키는 비타민 B와 미네랄을 풍부하게 공급하지만, 가공된 식품들은 몸이 필요로 하는 영양소가 결핍되어 있을 뿐만 아니라, 소화에 걸리는 시간도 길다. 자연 그대로의 음식으로 식생활을 개선하기 위해서는, 부엌에서 절대적인 개혁이 일어나야 하며, 건강 음식을 요리하는 법을 배워야 한다.

약물 사용의 부작용

흔히, 활동 과다증의 치료를 위한 약물이 식욕의 저하, 근육의 경직, 몸의 흔들림과 경진, 현기증, 변비, 불면증, 두통과 복통을 일으키며, 신경이 안정되지 않은 상태가 증가하여 손톱을 물어뜯는 것과 같은 행동들을 초래하게 한다. 어떤 아이들은 알레르기 증세를 일으키기도 한다. 이러한 약물들은 성장을 억제한다는 연구자료도 있다. 약물의 사용은 아이들로 하여금 자신의 행동에 대한 책임감을 말살시키며, 아이들이 자신의 의지력을 사용하여 행동을 고치려고 하는 대신에 약을 의지하도록 만든다.

24. 비만 1부

– 머조리 발드윈 의사

비만은 오늘날 많은 현대인에게 있어서 큰 문제가 되고 있다. 비만증이란 정상 몸무게에서 20% 이상이 초과한 상태를 말한다. 심장혈관 질환을 가진 환자 중 1/5, 인슐린을 의지하지 않는 당뇨병 환자 중의 1/2, 쓸개 질환을 가진 환자 중의 1/3이 비만증으로부터 그 질병이 시작되었다는 통계가 나와 있다. 그뿐만 아니라, 비만증이 있는 암 환자의 사망률은 그렇지 않은 암 환자보다 2~3배가량 더 높다. 비만이 우리에게 가져다주는 문제는 겉모습이 날씬하지 않다는 것보다는, 생명에 더 큰 영향을 준다는 것이다. 혹시, 몸무게를 줄이는 데 문제가 있는가? 아니면 지난 몇 해 동안에 계속해서 몸무게가 늘어나고 있는가? 혹시 자녀 중에 체중을 줄이지 못해 고심하는 아이들이 있는가? 이러한 문제를 가지고 있다고 해도 결코 절망할 필요 없다. 극단적으로 보기 드문 생리학적인 문제나 호르몬의 분비에 문제가 있는 경우를 제외하고는, 거의 체중 초과 문제는 해결할 수 있는 문제이기 때문이다.

무엇이 비만의 원인인가? 물론, 우리가 필요로 하는 양 이상으로 칼로리를 섭취하면 몸무게가 증가한다. 그러나 이것이 다는 아니다. 유전자, 호르몬, 영양분의 공급 상태, 운동, 스트레스, 그리고 신체의 전반적인 건강 상태 역시 우리가 섭취한 칼로리를 태워 버리는데 영향을 주기 때문에, 이러한 인자들의 조화를 통하여 몸무게가 유지되는 것이다. 이러한 요소 중 어떤 것들은 우리가 조절할 수 없는 것이며, 어떤 것들은 우리의 자제와 노력으로 조절할 수 있는 것들이다. 예를 들어서 어떤 사람들은 다른 사람들보다 더 쉽게 체중이 증가하는 경향을 보이고 태어나는 사람들이 있다. 그들은 낮은 신진대사 비율을 갖고 있기 때문인데, 낮은 신진대사 비율을 가지고 있다는 의미는, 신체의 기능을 유지하기 위해서 사용되는 칼로리의 소모량이 다른 사람보다 적다는 의미이다. 그렇다면, 이러한 사람들은 평생 풍풍하게 살도록 운명 지어졌다는 말인가? 그렇지 않다. 우리의 몸무게를 조절하는 데 있어서, 영향을 줄 수 있는 요소들이 많이 있는데 우리는 특별히 영양과 운동에 초점을 맞추려고 한다. 이러한 요소들이 적절하게 잘 지켜진다면, 자신이 가지고 있는 유전적인 문제에도 불구하고 체중을 조절할 수 있다. 계속해서 자신의 입맛을 자제하고, 게으른 몸을 일으켜서 운동하는 습관을 계속 유지해야 한다는 조건에서 가능한 이야기이다. 이러한 요소들을 계속해서 조절한다는 뜻은 단순히 새로운 생활 방식을 자신의 습관으로 받아들인다는 것을 의미한다.

오늘날, 몸무게를 줄일 수 있다고 광고하는 여러 가지 상품들이 소개되고 있지만, 영양과 운동과 생활방식을 바꾸지 않은 상태에서 이루어지는 살 빼는 방법은 결코 안전하거나 바람직한 방법이 아니다. 얼마나, 그리고 어떻게 만일 예금한 금액이 찾은 금액보다 많으면 잔액이 남게 되지만, 찾은 금액이 예금한 금액보다 많으면 수표가 부도가 나는 것과 같은 문제가 생기게 된다. 그러므로 우리는 우리가 먹는 음식의 양을 조절해야 한다. 음식을 먹으면, 위에 있는 **감각 수용 기관**(Sensory Receptor)이라는 신경은, 우리가 얼마나 많은 양의 음식을 먹었는지를 뇌에 전달해 줌으로써, 포만감을 느끼게 한다. 우리가 만일 결단력을 가지고 우리 식욕을 자제한다면, 음식의 섭취량을 조절하는 것은 그다지 어려운 일이 아니다. 우리의 뇌가 "약간 부족하다."고 느낄 때, 숟가락을 놓고 식탁에서 일어나는 것이 가장 이상적인 식사법이다. 그러나 음식의 섭취량을 조절하는 것이 체중을 줄일 수 있는 유일한 길은 아니다. "얼마나 많이 먹어야 하는가?"하는 문제만큼 중요한 것이 있는데, 그것은 "어떠한 것을 먹어야 하는가?"이다.

어떤 종류의 지방을 먹어야 하는가?

체중을 조절하려고 하는 사람들이 가장 먼저 신경을 써야 할 영양분은 지방이지만, 체중을 줄이기 위한 목적만을 위하여 무지방식(Oil Free Diet)을 하는 것은 바람직하지 않다. 지방은 체중을 증가시킬 수 있는 요소이지만, 지방을 소화하는 데 걸리는 시간이 길어서 오랜 시간 동안 공복감을 느끼지 않게 해 주는 이점이 있다. 그렇다면, 어떤 종류의 지방을 섭취해야 하는가? 지방이 많이 함유된 동물성 식품에는 섬유질이 없고, 많은 양의 포화 지방이 함유되어 있기 때문에, 건강에 해로울 뿐만 아니라, 비만의 주요 원인으로 지적할 수 있다. 그렇다면, 인체가 필요로 하는 지방을 어떻게 공급할 수 있는가? 가장 이상적인 지방은 견과류, 씨앗류, 올리브와 아보카도와 같은 천연 식품에 함유되어 있다. 식물성 지방이 동물성 지방보다 좋다고는 하지만, 섭취하는 전체 음식 중에서 10% 이상을 차지하지 않아야 한다. 올리브 기름과 같은 식물성 기름이라고 할지라도 가능하면 적은 양을 사용하여 요리하는 것이 바람직하다.

어떤 식품을 먹어야 하는가?

체중을 조절하고자 하는 많은 사람이 채식을 하지만, 올바른 채식에 대한 이해가 부족하여서 좋은 결과를 거두지 못하는 경우가 종종 있다. 흰쌀, 흰 빵, 흰 국수, 시중에서 파는 대부분 시리얼(Cereals)과 크래커, 쿠키류 그리고 흰 밀가루로 만들어진 식품들은 칼로리만 많고, 영양소가 부족하므로 체중을 증가시키는 중요한 원인이 된다. 이러한 음식들은 과식을 조장하는 데, 거기에는 다음과 같은 두 가지 이유가 있다. 첫째는 입맛을 자극하는 여러 가지 감미제가 들어있기 때문에, 우리가 깨닫지 못하는 사이에 과식하게 되며, 둘째는 우리의 위장으로 하여금 포만감을 느끼게 해주는 섬유질이 절대적으로 부족하기 때문이다. 이러한 음식들을 과식할 경우, 우리의 몸은 불필요하게 많이 섭취한 칼로리를 지방으로 바꿔서 체내에 저장한다. 또한, 이러한 음식은 영양분이 부족하므로 우리의 몸은 인체의 기능 유지에 필요한 영양분을 채우기 위하여 식욕을 증가시키게 된다. 다시 말하자면, 영양가가 부족한 음식은 우리가 식욕을 조절하는 것을 더 어렵게 만든다. 그러므로 적당한 체중을 유지하기 위해서는, 영양분을 골고루 섭취하는 것이 중요하다. 그렇다면, 어떤 종류의 식품을 섭취해야 하는가? 정제하지 않은 곡식과 그것을 원료로 해서 만든 식품을 섭취해야 한다. 예를 들면, 흰 밀가루 대신에 통밀을 섭취하고, 흰쌀 대신에 현미 쌀을 섭취해야 한다. 이러한 곡식들은 표면이 깎인 정제된 곡식들보다 더 많은 섬유질과 풍부한 영양소들을 함유하고 있기 때문에, 적은 양으로 신체의 욕구를 충족시켜 줄 수 있다.

경계해야 할 당분의 섭취량

　설탕은 체중을 증가시키는 중요한 원인이다. 대부분 사람들이 당분과 비만과의 관계를 제대로 이해하지 못하고 있다. 왜냐하면 비만증을 해결하려는 대부분 사람들이 지방의 함유량에만 관심을 두기 때문이다. 그러나 신체가 필요로 하는 양보다 많은 양의 당을 섭취할 경우, 당은 체내에서 지방으로 전환되어 저장됨으로써, 체중이 증가하게 된다. 동물 실험 결과, 당분을 섭취한 동물들은 전분을 섭취한 동물들보다 포도당이 지방으로 전환되는 과정이 두 배나 빠르다는 사실이 밝혀졌다. 그러므로 사탕수수, 설탕, 꿀, 시럽과 같이 당분을 많이 함유한 식품의 섭취량을 제한하는 것이 바람직하다. 아이스크림, 쿠키, 케익, 파이와 같은 후식 대신에 과일을 먹는 것이 바람직하다. 과일에 있는 당분은 다른 후식에 함유된 설탕보다 천천히 흡수된다. 과일 중에 감귤류, 사과, 배, 살구, 복숭아, 그리고 딸기류의 과실들은 바나나와 망고보다 적은 양의 당분을 함유하고 있다. 상업용 식품 속에는 설탕이 여러 가지 다른 이름으로 표현되기 때문에 주의해야 한다. "오스(Ose)"라는 글자로 끝나는 글루코스(Glucose: 포도당), 수크로스(Sucrose: 자당), 덱스트로스 Dextrose: 우선당), 프럭토스(Fructose: 과당)와 같은 이름의 성분은 당분과 같은 역할을 하므로 조심해야 한다. 토마토케첩에는 후식으로 먹는 다른 음식들보다 더 많은 양의 설탕을 함유하고 있다. 소다수와 과일 주스에도 많은 양의 설탕이 첨가되어 있으므로 조심해야 한다.

운동

　운동은 체중을 줄이는 데 있어서, 매우 효과적인 방법의 하나이다. 코넬 대학의 연구원들은, 식사 후에 운동하면 과도하게 섭취된 칼로리가 보다 빨리 소모되는 유익을 얻을 수 있다고 발표했다. 식사 후 2시간 이내에, 20분 동안 활기차게 걷는 운동을 하는 것은 칼로리를 보다 빨리 소모하기 위한 매우 좋은 방법이다. 운동이 식욕을 증진하는 것은 사실이지만, 적당한 운동은 사람들의 불필요하게 과식하려는 식욕을 감소시키는 것으로 알려졌다. 앉아서 일하는 사람들이 활동적인 생활을 사는 사람들보다 음식을 더 많이 먹고, 체중도 더 높다는 통계가 나와 있다. 살기 위해 먹지 않고, 먹기 위해 사는 사람들에게는 비만뿐만 아니라, 여러 가지 질병들이 찾아오게 된다. 의지력을 활용하여, 올바른 음식을 적당량 섭취하고, 꾸준한 운동을 통하여 체중을 줄일 뿐만 아니라, 식욕을 정상으로 유지하게 하는 것은 매우 중요하다.

체중을 조절하기 위한 식사 방법

1 아침에 충분한 양의 식사를 하고, 적당한 양의 음식을 점심에 하며, 저녁 식사는 매우 가볍게 한다. 만일 아침과 점심에 충분한 양으로 채식을 올바로 했다면, 저녁 식사를 하지 않아도 아무런 문제가 없다. 활동량이 많은 시간에 많은 양의 음식을 섭취하고, 잠자리에 드는 시간인 저녁에는 식사량을 최소로 줄임으로써, 내장에 음식물이 정체되지 않도록 하는 것은 매우 중요한 건강 원칙이다.

2 간식은 절대로 하지 말 것. 만일 배가 고프다고 느껴지면 많은 물을 마시라.

3 식사할 때, 음식을 꼭꼭 씹어서 천천히 먹어야 한다. 일반적으로 음식을 천천히 먹으면, 적은 양의 음식으로도 만복감을 느끼게 된다.

4 식사할 동안에 대화를 즐기면서 느긋하게 식사를 한다.
이것 역시 음식을 천천히 먹도록 도와줄 것이다.

5 꼭 먹어야 할 양을 식기에 담아서 식사한 다음에, 추가로 더 먹지 않는다.

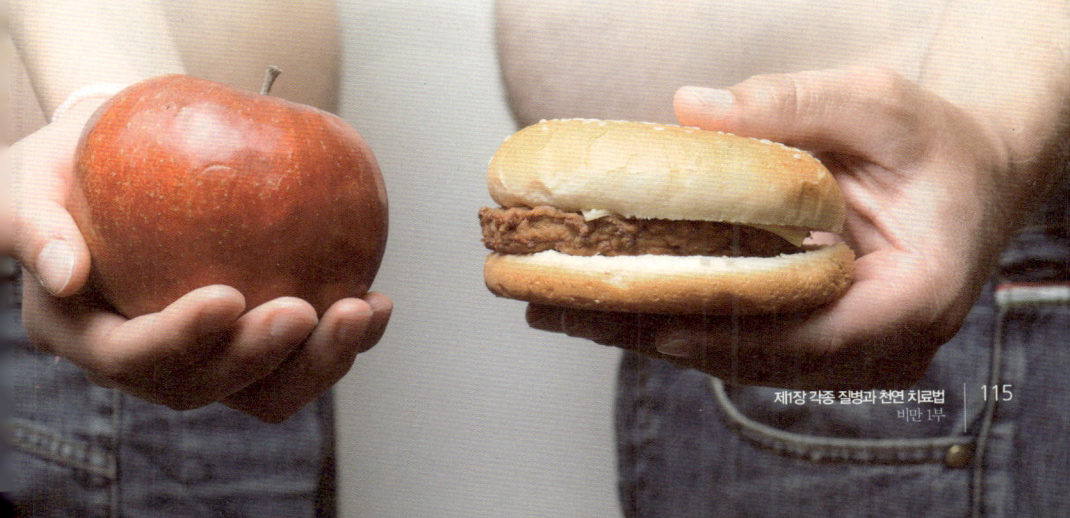

"**식욕을 정복한 사람에게는 정복하지 못할 것이 없다.**"는 격언이 있다. 먹는 것은 가장 큰 유혹 거리 중의 하나이다. 단순히 우리의 식욕을 만족하기 위해서 식사를 하지 말고, 우리의 양심 속에서 올바른 길이라고 생각되는 방법으로 식사해야 한다. 체중을 조절하기 위해서는 우리의 생활 방식을 조절해야 하는 데, 이 일에는 결정적인 노력과 결심이 요구된다. 아무리 우리가 올바른 식사법에 대한 지식을 가지고 있다고 할지라도, 상황마다 옳고 그른 것을 선택해야 한다. 한 조각의 초코파이에 대한 유혹을 물리치고, 본성적인 게으름을 극복해야 하고 옥외에서 운동하며, 불필요하게 텔레비전을 보는 습관을 버리기 위해서 벌이는 자신과의 싸움은 마음속에 매우 치열한 투쟁을 가져 올 것이다. 단호한 결심을 하지 않는 한, 우리의 본성은 옛 습관으로 돌아가고 싶어한다. 체중을 조절하고 싶은가? 먼저, 건강에 관한 올바른 원칙들을 이해한 다음, 그 원칙들을 꾸준하고 지속해서 실천해 보라.

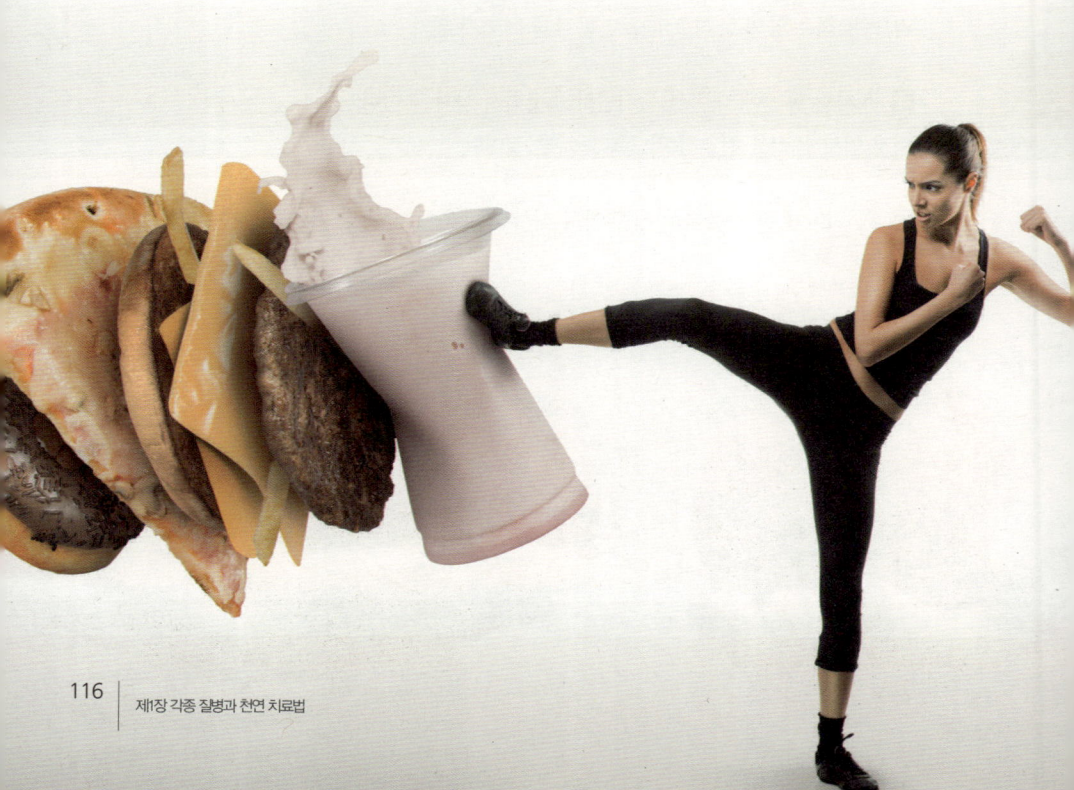

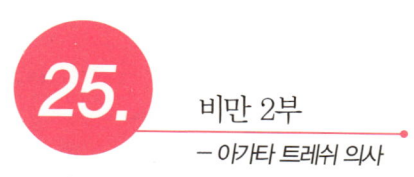

25. 비만 2부
― 아가타 트레쉬 의사

비만의 원인과 해결책

한국이 어려웠던 시절인 1970년대만 해도 청소년의 비만은 매우 드물었다. 비만증의 아이들은 백 명 중의 한 명 정도였다. 그런데 이제는 거의 60%의 청소년들이 비만으로 고생하고 있다. 비만 문제는 단지 보기에 좋지 않다는 것에서 끝나지 않는다. 비만은 몸의 전체 상태가 당뇨병으로 꽤우 가깝게 접근하고 있다는 증거이며 고혈압과 동맥 경화증에 걸릴 확률이 점점 더 높아지고 있다는 사실을 입증한다. 비만과 당뇨병과 고혈압은 서로 긴밀하게 연결되어 있기 때문에 비만을 해결하지 않으면 언젠가는 당뇨병이나 고혈압에 걸릴 수 있다는 사실을 알아야 한다.

비만에 대한 정확한 이해

억지를 부리듯 강제적으로 하는 다이어트 즉, 굶거나 살 빼는 약을 먹거나 한 가지 음식만을 계속해서 먹는 것과 같은 방법은 단지 살을 빼는 것이 아니라 건강을 심각하게 해치는 결과를 초래하게 된다. 다이어트에서 가장 중요한 것은 얼마나 몸무게가 줄어들었는가가 아니라 어느 부분이 어떻게 줄어들었는가 하는 문제이다. 그러므로 무조건 체중이 줄어든 양만을 가지고 말해서는 안 된다. 살이 빠져서 체중이 줄어든 것은 올바른 다이어트가 아니다. 가장 건강한 다이어트 법은 체중은 늘고 몸매는 날씬해지게 만드는 것이다!

비만증이란 뚱뚱해지는 것만을 말하는 것이 아니다. 뚱뚱해지는 것은 비만증의 한 증세에 불과하다. 가장 중요한 것은 영양을 충분하게 공급했는데도 불구하고 왜 체내에서는 그것을 에너지로 만들지 못하고 그대로 남아 있게 되는가이다. 음식물은 2천 칼로리가 나올 만큼 섭취하였는데 실제 에너지는 1천5백 칼로리밖에 나오지 않고 나머지 5백 칼로리는 지방으로 변하여 지방 세포에 축적하게 되면 이것이 비만증이다. 따라서 많이 먹은 것과 비만은 별개의 문제일 수 있다. 많이 먹는다고 해서 비만이 되는 것이 아니라는 사실은 주변에서 얼마든지 찾아볼 수 있다. 마른 사람 중에서 음식을 굉장히 많이 먹는 사람들이 종종 있다. 그러나 그런 사람의 경우에는 지방이 축적되지 않기 때문에 살이 찌지 않는 것이다. 아무리 좋은 건강 음식이라도 그것이 에너지로 변화되지 못하고 체내에서 남아도는 것은 모두 지방으로 변하는 데 그 일을 전담하는 것이 간의 역할이다. 남아도는 영양소가 너무 많으면 그것은 이미 영양소가 아니라 독소이다. 운동이나 다른 활동으로 소모되지 않아서 체내에서 남아돌게 되는 영양소는 인체에 해를 주는 독소로 존재하게 되는데 이때 간은 독소 중에서도 가장 저장하기 쉬운 지방으로 전환한다. 한국사람 중에 지방간이 많은 이유는 운동량이 적지만 한 번 먹을 때에 많이 먹기 때문이다. 과식이 매우 예외적으로 드물게 일어난다면 그다지 큰 문제가 되지 않겠지만, 일주일에 한두 번씩 계속해서 반복된다면 세포들은 여분의 영양소들을 어디에 보관해야 할지를 고민하게 되며 그 스트레스로 인하여 세포들은 활력을 서서히 잃어가게 된다.

지방 세포가 뚱뚱해지면 몸이 뚱뚱해진다

비만의 원인이 되는 지방 세포의 변화에 대하여 살펴보도록 하자. 남아도는 지방은 혈관을 통하여 지방 세포로 들어가게 된다. 여분의 지방이 지방 세포로 몰려들면 지방 세포의 내부가 꽉 차면서 지방 세포 자체가 뚱뚱해지게 되는데 그 결과 사람의 몸도 그만큼 뚱뚱해지게 된다. 이와는 달리 지방 세포의 숫자가 늘어나는 경우도 있는데 이것은 더욱 심각한 결과를 초래한다. 이것은 성인들에게는 좀처럼 일어나지 않는 현상이지만 10대의 청소년들에게는 자주 나타나는 문제이다. 지방 세포의 숫자가 일단 늘어나게 되면 성인이 되어서 더 골치 아픈 악성 비만증을 일으키기 때문이다. 10대 청소년 중 많은 아이의 식습관은 지방 세포의 숫자를 늘어나게 만드는 주요 원인이 되고 있다. 소시지, 햄, 튀김 닭, 인스턴트식품 그리고 각종 보약을 먹는 청소년들의 지방 세포의 숫자는 놀랄 정도로 많이 증가하게 된다. 어린 시절에 비만 문제에 시달리지 않고 성장한 성인들에게 나타나는 중년의 비만은 대부분 간단한 비만증이다. 왜냐하면 지방 세포의 숫자가 늘어났기 때문에 생긴 비만이 아니라 지방 세포 자체가 비대해졌기 때문에 생긴 증세이기 때문이다.

비만을 결정하는 세포의 미토콘드리아

대부분의 식품은 섭취 후에 당분으로 변한다. 무엇을 먹든지 일단은 체내에서 당분으로 전환되는데 이것은 곧바로 몸의 활동을 위한 에너지로 사용된다. 에너지로 사용되지 못한 여분의 당분은 간으로 가서 지방으로 변환된다. 물론, 과다한 양의 지방을 섭취할 경우에는 지방 상태로 지방 세포로 들어간다. 중요한 점은 섭취한 당분이나 지방이 얼마나 빨리 에너지를 만드는 데에 사용되는가이다. 비만증은 운동할 때 세포들이 얼마나 빨리 당분을 사용하여 에너지를 생산해 내는가에 달려 있다. 에너지를 생산하는 곳은 세포 속에 있는 미토콘드리아이다. 여기서 당분을 비롯한 영양소들을 태워서 에너지로 만든다. 운동을 많이 하는 사람의 세포에는 미토콘드리아가 많다. 예를 들어서 마라톤 선수의 경우 일반인보다 거의 5배 정도의 미토콘드리아가 있다. 이 말은 먹는 것마다 에너지가 되어서 방출된다는 뜻이므로 마라톤 선수는 살이 찔 수가 없다. 마라톤 선수는 음식물을 많이 섭취한다고 할지라도 지방으로 체내에 남아 있을 여분이 전혀 없게 된다. 결국 비만증의 근본적인 치료는 미토콘드리아의 숫자와 기능을 정상적으로 회복시키는 데서 출발하여야 한다. 아무리 금식하고 식욕을 떨어뜨리는 주사를 맞는다고 할지라도 미토콘드리아는 회복되지 않기 때문이다.

운동과 세포의 활성화

같은 숫자의 미토콘드리아를 가진 사람일지라도 에너지를 비교적 효과적으로 생산하는 사람이 있고 이와 반대로 매우 비효율적인 사람이 있는데, 미토콘드리아의 숫자가 정상이고 효율적으로 활동하는 경우 제일 먼저 느낄 수 있는 것은 피로감이 매우 낮아진다는 것이다. 피로감이 사라지기 위해서는 무엇보다도 먼저 세포 내에서 변화가 일어나야 한다. 생활방식과 운동, 이것에 의해서 미토콘드리아의 상태가 결정되고 이것은 곧바로 피로감으로 연결된다. 미토콘드리아의 활력이 떨어져 있으면 퇴근하면 곧장 드러누워서 꼼짝도 하지 않게 된다. 만사가 귀찮아지게 되는 것이다. 신선한 음식물 섭취와 적당한 운동은 세포를 활성화하는데 이러한 세포의 활성화는 T림프구에 활력을 주어서 인체의 저항력이 매우 강해지게 된다. 운동이 세포에 미치는 영향은 실로 막대하다. 운동은 에너지를 소모할 뿐 아니라 세포의 건강과 활력에 놀라운 영향력을 행사한다. 운동을 통하여 세포들을 활성화할수록 사람은 건강해지고 젊어진다. 세포가 늙었다는 말은 미토콘드리아가 늙었다는 말과 통한다. 원래에 4개 있던 미토콘드리아가 3개로 줄었으면 그만큼 노화가 진행되었음을 뜻한다. 운동하지 않는 40세 남자의 뼈는 운동하는 70세 남자의 뼈보다 더 노화된다. 또한 운동을 꾸준히 해 온 70세 노인의 근육과 운동을 하지 않는 30대의 근육을 비교하면 근육의 질이 비슷하게 나온다. 운동을 규칙적으로 하는 사람은 나이에 비해서 신체적으로 훨씬 더 젊다. 운동은 노화 현상뿐 아니라 호르몬의 생산, 성장력, 면역성과도 매우 긴밀한 관계를 맺고 있다. 운동을 지나치게 심하게 하는 경우와 전혀 하지 않는 경우, 여성 호르몬이 점차 저하되지만, 규칙적으로 적당하게 운동을 할 경우 호르몬의 균형은 매우 좋은 상태를 유지한다. 특별한 이유 없이 오랜 세월 동안 아이를 갖지 못한 부부가 생명의 원칙에 따라서 규칙적으로 열심히 운동한 결과 자녀를 갖게 된 경우도 있다. 몸의 상태나 호르몬의 균형에 따라서 세포가 얼마나 에너지를 생산해낼 것인가가 결정된다. 비만증은 단순히 몸이 뚱뚱해지는 것이 아니다. 몸속에 여러 가지 문제가 생겼는데 그중 하나가 비만이라는 현상으로 나타나는 것일 뿐이다. 그러므로 비만증을 해결하는 방법으로 단순히 살을 빼려고 하는 것은 무지한 생각일 뿐 아니라 불가능한 방법이다. 몸속에 지방 세포가 쌓이게 된 근본 원인을 제거하는 일 없이 복부 지방 제거 수술을 받는다든지 과도하게 음식의 섭취량만을 줄이는 것은 의미 없는 일이다. 세포가 좋아하는 음식물을 섭취하고 깨끗한 물을 충분하게 마셔 주면서 운동을 규칙적으로 하면 세포의 활동은 살아나게 되고 그 결과로 몸 안에 있는 노폐물과 불필요한 지방 축적물들은 제거되거나 배출되게 된다. 혈색은 좋아지게 되고 몸무게는 자연스럽게 줄어든다.

마음이 즐거워야 살이 빠진다

대부분 비만증은 섭취된 영양분을 효율적으로 처리하지 못하는 병이므로 무엇보다도 먼저 미토콘드리아를 치료하는 데에서부터 시작되어야 한다. 모든 세포는 뇌와 직접 연결되어 있어서 그곳으로부터 명령을 전달받는다. 비만증의 원인 세포인 지방세포 역시 뇌로부터 연락을 받고 그 명령을 그대로 수행한다. 그러므로 체중을 줄이기 위한 모든 시도와 노력이 즐거운 마음과 정신으로 이루어져야만 지방 세포가 뇌의 지시를 받아 제대로 지방을 배출시키게 되는 것이다. 지방 세포의 표면에는 베타 초인종과 알파 초인종이라는 두 개의 초인종이 있다. 특정한 호르몬이 지방 세포의 표면에 접근해 와서 베타 초인종을 누르면 지방 세포는 세포 안에 있는 지방을 내보내서 태우라는 뇌의 명령을 인식하고 그 명령을 수행한다. 세포의 문을 열고 부지런히 지방을 내보내게 된다. 그러나 또 다른 호르몬에 의하여 알파 초인종이 눌러지면 세포 문을 여는 것이 아니라 오히려 문을 굳게 닫아 버린다. 에너지를 생산하는 데 필요한 지방을 내놓지 않는 것이다. 특히 화가 나거나 스트레스를 받을 때에 이러한 현상이 일어난다. 체중을 줄이기 위하여 먹는 것을 참고 사우나에 가서 억지로 살을 빼기 위하여 애쓰는 사람의 경우를 살펴보도록 하자. 운동과 식이 요법 등 온갖 수단을 동원하여 체중 감량을 시도하는 데 몸무게가 잘 줄어들지 않는다면 짜증이 나고 스트레스가 생기고 심한 좌절감에 휩싸이게 된다. 이러한 상황에서는 특수한 호르몬이 분비되는데 이때 지방 세포는 문을 단단히 잠그고 지방을 내놓지 않게 되어 지방을 태워서 없앨 수 없게 된다. 이와 반대로 낮은 산을 기분 좋게 오르거나 기분이 좋은 상태로 운동을 열심히 하면 특정한 호르몬이 찾아와서 베타 초인종을 눌러서 세포 안의 지방을 불러내어 태워 없애게 된다. 이러한 상황 속에서는 체중을 감량하는 모든 노력이나 시도가 좋은 결과를 가져다준다. 인간의 생각과 마음은 각각의 세포들에 매우 긴밀한 영향을 미친다. 다음과 같은 실험도 그 사실을 증명해 준다. A그룹의 쥐들에게는 똑같은 양의 음식물을 매일 규칙적으로 공급하여 주었다. 그리고 일정 시간 후에 체중을 측정하였다. B그룹의 쥐들에게는 똑같은 양의 음식을 먹인 후에 3일을 완전히 금식시켰다. 그러다가 똑같은 양의 음식을 주었고 다시 금식시켰다. 이런 식으로 몇 번을 반복한 다음 몇 개월이 지난 후에 체중을 측정하였다. 금식한 쥐들은 위장이 줄어들었기 때문에 음식을 많이 먹지 못했다. 그런데 놀라운 결과가 나타났다.

굶기를 반복한 쥐들이 정상적으로 음식물을 섭취한 쥐들보다 오히려 더 뚱뚱해진 것이다. 어떻게 이런 일이 생길까? 살을 빼려고 살인적인 다이어트를 했음에도 불구하고 살을 빼지 못하는 이유가 바로 여기 있다. 자주 금식하는 방식의 다이어트를 하면 그러한 다이어트 법에 익숙해진 세포의 미토콘드리아는 영양소가 들어오면 바로 태워서 없애는 대신에 다음번에 올 금식 기간을 위하여 얼마간의 지방을 여분으로 비축하게 된다. 인체 내에서 이러한 상황이 벌어지면 아무리 다이어트를 해도 살은 빠지지 않고 오히려 체중이 증가하는 악순환이 일어나게 된다.

날씬하게 만드는 유전자, 렙틴 생산 유전자

최근에 발표된 연구 결과는 지방 세포 속에 존재하는 여러 유전자 중에 몸을 날씬하게 하는 유전자도 있다는 사실을 밝혀 주었다. 비만증에 걸린 사람들과 날씬한 사람들의 세포를 수없이 관찰한 노력 끝에 발견된 유전자이다. 그 유전자는 렙틴이라는 물질을 생산해 내는데 이 물질이 하는 임무가 바로 지방 세포에 저장된 지방을 에너지로 바꾸기 위하여 혈액으로 내보내어 간세포로 하여금 그것을 이용하여 지방을 에너지로 만들게 유도한다. 우리가 섭취하는 영양 성분들은 그 종류에 따라서 에너지로 쉽게 변하는 정도가 각각 다르다. 예를 들어서 탄수화물이 에너지로 변하기 가장 쉬우며, 두 번째는 단백질이고 세 번째는 지방 순으로 이어진다. 여러 가지 영양성분을 섭취할 경우 먼저 탄수화물이 태워져서 에너지로 변환되고, 탄수화물이 모두 에너지로 변하면 그다음에는 단백질이 에너지로 변하고 그다음은 지방의 순이다. 살을 빼기 위하여 식사를 거르고 굶을 경우 곧바로 지방이 빠져나가는 줄 아는 사람들이 많지만, 그것은 잘못된 생각이다. 굶으면 먼저 근육부터 빠진다. 항상 그런 것은 아니지만, 탄수화물과 단백질 순으로 태워지기 때문이다. 우리 몸에서 뼈를 제외하고 제일 무거운 것은 근육이며 체중 가운데 가장 많은 부분을 차지하는 것 또한 근육이다. 물론 비만 상태의 사람인 경우에는 근육보다 지방의 무게 비율이 높아진다. 근육 1kg과 지방 1kg을 비교하면 근육 쪽의 부피가 훨씬 크다. 그러므로 근육이 조금만 줄어들어도 체중은 현저하게 줄어들게 된다. 금식하면 빠르게 체중이 저하되긴 하지만 그것은 지방이 줄어드는 것이 아니라 근육이 줄어드는 것이라는 사실을 간과해서는 안 된다. 다이어트의 근본 목적은 지방을 빼는 것인데 근육을 빼게 되는 것이다. 비만증의 사람들은 지방의 비율이 근육의 비율보다 높아서 문제인데 금식을 통하여 근육을 빼 버리게 되면 지방과 근육의 비율 차이는 더욱 많이 벌어지게 된다. 렙틴 생산 유전자가 활발해질수록 렙틴이 많이 생산되고 결국에는 비만증으로부터 해방될 수 있다. 그렇다면 어떻게 해야 렙틴 생산 유전자를 활발하게 만들 수 있을까? 건강에 대한 모든 근본적인 답은 오직 하나인데, 그것은 하나님께서 인체에 새겨 놓으신 생명의 원칙을 지키는 것이다. 신선한 야채로 꾸며진 채식을 섭취하고 즐거운 마음으로 운동을 규칙적으로 하는 것이다. 모든 세포가 깊은 잠과 무 활동으로부터 깨어나게 될 것이다. 자연스럽게 건강이 회복되며 비만이 해결되는 길이 보이게 될 것이다.

배만 나오는 비만증이 더 위험하다

비만증이 심해지면 지방 세포 속에 지방이 가득 차서 더 들어갈 자리가 없어지게 되는데 이 상태에 이르면 지방 세포는 문을 꼭 잠가 버린다. 그렇게 되면 지방은 혈액으로 들어가게 된다. 그 결과 혈액 속에 지방 수치가 높아지게 되고 콜레스테롤도 증가하게 되며 산소 공급도 원활하게 이루어지지 않게 된다. 지방이 낀 세포들은 많은 경우에 당뇨병의 원인을 제공한다. 혈액 속에 콜레스테롤 수치가 올라가고 당 수치가 올라가게 되면 당뇨병에 이어서 동맥 경화증까지 유발되게 된다. 비만의 유형은 여러 가지인데 팔다리에는 별로 살이 없는데 배만 나오는 비만형은 매우 위험한 유형이다. 이런 유형의 비만은 남성 호르몬의 분비가 많고 심장 마비나 당뇨병과 같은 합병증을 유발할 가능성이 무척 높기 때문이다.

26. 천식

천식을 해결하는 길

천식은 기침, 호흡 곤란, 숨을 헐떡거림과 같은 증세를 동반한다. 천식에는 두 종류가 있는데, 한 종류는 외인성 천식이고 다른 한 종류는 내인성 천식이다. 내인성 천식은 외인성보다 더 심하며, 파악하기 어려운 알레르기가 그 원인이 된다. 일반적으로, 내인성 천식은 30세 이후에 나타나며, 여러 해 동안 계속되는 경향이 있다. 대개 어렸을 때에 시작되는 외인성 천식은 계절병이며, 알레르기와 뚜렷한 관련을 맺고 있다. 보통 천식 환자 중의 50% 이상은 4~17세 사이에서 천식이라는 병명을 진단받게 되며, 30% 정도는 30세 이후에 자신이 천식 환자라는 사실을 알게 된다. 초기에는 숨을 헐떡거림, 마른기침과 같은 증세로 시작되어서, 호흡 곤란이나 가슴이 답답한 증세로 발전된다. 일반적으로 천식은 잠을 자는 동안이나 밤에 도발되었다가 몇 시간이 지나면 일시적으로 진정된다. 대개 천식은 알레르기와 함께 생기며, 약 20% 정도는 알레르기와 관계없이 발병된다.

급작스런 발병에 대한 치료법

1. 목 뒤에 찬물을 붓는 것은 천식을 제어하는 데 도움이 된다. 환자의 고개를 숙인 상태에서 물주전자로 1갤런의 찬물을 30~90초 동안 목 뒤 24인치(약 60cm) 높이에서 부어 준다. 날마다 2~3번 이러한 치료를 반복한다.

2. 열 치료를 일주일에 4번 이상 한 결과, 환자 중의 50% 이상에게서 좋은 결과를 얻었다. 환자의 체온을 섭씨 40~40.5도로 올린 상태에서 5~7시간 동안 유지한다. 첫 번째 또는 두 번째 치료하는 동안 대부분의 환자는 천식의 증세에서 벗어난다.

3️⃣ 천식 환자들이 복용하는 약 중에는 Sodium Metabisulfite이 함유된 약이 있는데, 이것은 삼가야 한다. 23세의 천식 환자가 있었는데, 그 환자가 6달 동안에 5번 입원하는 과정을 거치는 동안, 그 환자의 담당 의사는 환자가 Metabisulfite 성분에 예민한 반응을 나타낸다는 사실을 발견하였다. 그 후 6개월 동안, 그 환자는 일체의 약을 사용하지 않은 상태에서 천식을 조절할 수 있게 되었다. 가능하면 모든 종류의 약을 삼가라. Corticosteroids도 천식 환자들에게 자주 사용되는데, 이 약품을 장기간 사용할 경우, 감염에 대한 저항력이 저하되며, 혈압이 오르고, 체중이 증가하며, 위궤양, 근육 무력증, 당뇨, 백내장, 체액 정체, 피부 질환, 포타슘의 손실, 정신 질환, 어린아이들의 성장 장애와 같은 부작용이 나타날 수 있다.

4️⃣ 누운 상태에서 두 발을 뜨거운 물에 담그고, 목 뒤와 앞가슴에 뜨거운 찜질을 하면 도움을 얻을 수 있다. 이때에 머리에는 찬물수건을 올려놓아야 한다. 이 치료는 갑작스러운 천식 증세가 가라앉을 때까지 계속되어야 한다. 치료가 끝나면 샤워를 한 후, 땀이 나지 않을 때까지 침대에서 휴식을 취한다.

5️⃣ 급성 발작일 경우, 찬 수증기를 뿜어내는 가습기를 사용해도 좋다. 박하나 유칼립투스 기름을 가습기 내의 물에 떨어뜨려서 사용해도 좋다.

6️⃣ 마늘은 천식 치료에서 가장 오래전부터 사용되어 온 치료제이다. 한 컵의 뜨거운 물에 마늘 한 조각을 넣은 후 블랜더로 간다. 어떤 환자들은 이 마늘 물을 마신 후에 토하는 경우가 있는데, 이것은 기관지에 있는 분비물을 제거하는 데 오히려 도움을 줄 수 있다. 처음 마신 마늘 물을 토하였을 경우, 두 번째 잔을 주어서 마시게 한다.

7️⃣ 뜨거운 물에 뮬레인(Mullein) 또는 개박하(Catnip)를 넣어서 차를 만든 다음에 매시간 마시는 것이 좋다.

8️⃣ 천식 치료의 어떤 전문가들은 에어솔 분무기와 같은 치료 방법을 이제는 사용하지 않는다. 점점 더 치료 효과가 줄어들기 때문에 점점 더 많은 약품을 사용해야 하며, 심장 박동을 불규칙하게 만드는 치명적인 부작용을 가져올 수도 있다.

9️⃣ 때에 따라서 섭씨 34.4~36도의 물을 채운 욕조에 들어가서 2시간 이상 앉아 있는 것도 도움을 줄 수 있다.

🔟 물이 담긴 병에 빨대를 넣고서 힘 있게 불면, 기도를 확장해서 갑작스러운 천식 증세를 완화할 수 있다.

지속적으로 해야 할 치료법

천식 환자들은 규칙적으로 짧은 시간 동안 운동을 하는 것이 바람직하다. 1~2분간의 간단한 운동도 조여진 폐를 열어줄 수 있다는 보고서가 미국 알레르기 협회로부터 발표되었다. 야외 수영(섭씨 29~35°의 따뜻한 물)은 천식 환자를 위해서 적격이다. 에모리대학의 Arend Bouhuys 박사는 천식 환자들에게 입으로 부는 악기를 연습하라는 처방을 내림으로써, 환자들의 폐활량을 향상시켰다. 휴식 중인 사람은 폐활량의 10%만을 사용하게 되며, 힘든 일을 하면 폐활량을 50%까지 증진할 수 있다. 노래를 부르거나 목관 악기를 연주할 경우에는 폐를 최대로 사용할 수 있다.

① 호흡 운동을 매일 해야 한다. 아래에 서술하는 운동을 5~6회씩 하루에 2번 반복한다. 특히, 천식이 갑작스럽게 오려고 할 경우 이러한 운동을 해라.

Ⓐ 앞가슴 팽창 운동: 선 자세에서 손을 어깨 위에 올린 다음, 숨쉬기 운동을 한다. 숨을 들이마실 때에는 팔꿈치와 어깨를 완전히 뒤로 젖혀서 많은 양의 산소를 들이마시고, 숨을 내쉴 때에는 팔꿈치와 어깨를 완전히 앞 방향으로 움직여서 폐에 있던 공기를 완전히 빼내어야 한다.

Ⓑ 측면 갈비뼈 팽창 운동: 선 자세에서 한쪽 팔을 옆에 자연스럽게 붙이고, 다른 팔은 머리 위를 감싼다. 옆구리를 옆 방향으로 굽힘과 함께 옆에 붙인 팔을 아래 방향으로 다리 측면을 따라서 미끌어 내려뜨리면서 숨을 내쉬고, 옆구리를 다시 원래의 똑바로 선 위치로 펴면서 숨을 들이쉰다. 팔을 바꾸어 반대 방향으로 반복하여 호흡 운동을 한다.

Ⓒ 똑바로 선 상태에서 양쪽 어깨와 두 팔을 뒤로 제친 상태에서 호흡하면 좋은 호흡법을 개발할 수 있다.

Ⓓ 갈비뼈를 위아래로 움직이는 호흡을 하기 위해서는 무릎을 꿇고 호흡하는 것이 가장 좋다. 무릎 꿇은 상태에서 양손을 위 방향으로 최대로 쭉 뻗으면서 숨을 들이켜고, 양손을 내리면서 숨을 내쉰다.

Ⓔ 배를 바닥에 깔고 엎드린 자세에서, 숨을 들이켜면서 머리와 어깨를 쳐들고, 내쉬면서 제자리로 엎드린다.

Ⓕ 바로 누운 자세에서 팔을 머리 위에 놓는다. 숨을 들이켜면서 두 다리를 들어 올리고, 내쉬면서 다리를 천천히 내려놓는다. 이 운동은 복근의 조절 능력을 향상한다.

Ⓖ 두 다리를 굽힌 누운 자세에서, 숨을 들이키면서 엉덩이를 들어 올리고, 내쉬면서 엉덩이를 내려놓는다.

Ⓗ 팔을 옆에 붙이고 누운 자세에서 두 발을 약간 벌린다. 숨을 들이쉼과 함께 손을 들어서 머리 위로 깍지를 낀다. 숨을 내쉬면서 상체를 일으켜 굽혀서 머리와 발이 닿게 한다. 다시 숨을 들이쉬면서 바닥에 눕고, 숨을 내쉬면서 몸에 힘을 쭉 뺀다.

Ⓘ 발작적인 천식이 시작되는 징조가 보일 경우, 의자에 10분 동안 똑바로 앉아 있는다. 코로 숨을 들이켜고, 숨을 내쉴 때에는 오므린 입을 통해서 내쉰다. 입술을 오므리면 기관지를 확장해 주는 유익을 얻을 수 있다.

Ⓙ 일부러 가래를 뱉어내어서 폐에 쌓인 가래를 잘 청소해 낸다. 머리와 가슴을 침대 끝에 걸치는 모양으로 배를 깔고 엎드린다. 2~3분 동안 가벼운 기침을 하면서 가래를 뱉어낸다. 천식이 발작할 동안에는 어떤 사람들은 이러한 자세를 견디지 못할 수 있는데, 그런 사람들은 아랫배 밑에 2~3개의 베개를 넣고 얼굴을 옆으로 돌린 상태로 엎드려 있을 수 있다.

Ⓚ 무릎을 굽힌 자세에서 침대에 반듯이 눕는다. 숨을 내쉬면서 오른쪽 무릎을 천

천히 가슴까지 들어 올리면서 배 근육에 힘을 주는 운동을 반복한다. 오른쪽 발을 제자리에 놓으면서 숨을 들이쉬는데, 이때 배 근육을 이완시킨다. 반대편 다리를 이용해서 이런 운동을 반복한다.

② 화학 합성 섬유를 피해야 한다. 화학 합성물에는 정전기가 발생하기 때문에 먼지가 쉽게 잘 쌓인다.

③ 시리얼, 우유, 계란, 초콜릿, 생선 및 알레르기성 식품을 제외한 식단으로 50명의 어린아이와 45명의 성인을 대상으로 실험한 결과, 백신, 항원, ACTH, 또는 콜리스테로이드와 같은 약품을 사용하지 않고서도 천식을 해결할 수 있었다. 음식물은 매우 엄격하게 제한되어야 한다.

④ 첨가제, 노란 핵 식용 색소, 아스피린, 이산화황, 나트륨 벤조에이트를 피해야 한다. 이러한 것들은 민감한 사람들에게 천식을 일으키는 것으로 알려졌다. 과일 주스, 술, 식초, 말린 야채, 가공된 치즈, 시럽 등에 들어 있는 Sodium Metabisulfite가 함유한 음식물은 어떤 사람들에게 있어서는 천식의 원인이 된다.

⑤ 공기의 오염도가 낮은 시골에서 사는 것이 바람직하다. 오염된 공기 중에 있는 이산화황은 심지어 정상인의 호흡기에까지 문제를 일으킨다. 통계에 의하면, 하루 중 공기의 오염도가 가장 높은 시간에 천식 증세가 빈번한 것으로 나타났다.

⑥ 코로 호흡하는 습관을 지녀야 한다. 천식 환자 중 90% 이상이 입으로 호흡하는 습관을 지닌 것으로 집계되었다. 입으로 호흡할 경우, 호흡기 계통에 천식을 일으키기 쉬운 환경이 조성되기 쉽다.

⑦ 위장이 충분한 휴식을 취할 수 있어야 한다. 간식이나 불필요한 식사를 하지 않을 경우, 입은 계속해서 닫힌 상태를 유지할 수 있으며, 폐에 존재하는 감염물이나 분비물이 제거되기 쉽다.

⑧ "수면 호흡법"을 이용해서 헐떡거리는(씩씩거림) 증세를 중단시킬 수 있다. 수면 호흡

은 평상시보다 느리고 깊게 호흡하는 것으로서, 숨을 최대로 들이킨 상태와 최대로 내뱉은 상태에서 각각 3초 동안 멈추는 호흡이다. 환자들은 반드시 이 호흡법을 배워야 한다.

⑨ 카모밀 약초 차는 항 알레르기성 작용을 한다. 아침저녁으로 한 컵씩 마시면 좋다.

⑩ 멜론류나 바나나를 피하라. 많은 천식 환자들이 이런 과일들에 대하여 민감한 반응을 나타낸다. 이런 과일에 민감한 사람은 쑥갓류(Ragweed)에도 민감한 반응을 나타낸다.

⑪ 가능하면 옥외에서 잠자는 것이 좋다. 옥외에서 자는 것은 문이나 창문을 열어 놓고 자는 것보다 더 좋다.

⑫ 항히스타민제는 천식의 치료에 근본적 해결책이 아니므로 사용해서는 안 된다. 왜냐하면 히스타민은 알레르기 반응의 주요 원인이 아니기 때문이다.

⑬ 죽거나 썩은 바퀴벌레는 약 40%의 환자들에게 있어서 천식을 일으키는 집 먼지로 지목받고 있다.

⑭ 향수와 여러 가지 종류의 화학 물질(휘발유, 페인트 등)에서 나는 강한 냄새, 향기가 강한 꽃, 연기 등을 피하라.

⑮ 한기, 찬 공기, 갑작스러운 기압의 변화는 천식을 일으킬 수 있다. 옷을 따뜻하게 입고, 특히 손발을 따뜻하게 유지해야 한다.

⑯ 체내의 수분을 충분하게 유지하기 위해서, 그리고 분비물의 농도를 약화하기 위해서 충분한 물을 마셔야 한다. 뜨거운 마늘 차는 도움을 준다.

⑰ 다른 감염원이나 군중들이 모인 장소를 피하라.

⑱ 많은 천식 환자들이 동물의 비듬에 민감한 반응을 나타낸다. 애완동물을 가정에서 기르지 말아야 한다.

⑲ 집안에서 기르는 식물에는 곰팡이가 있기 쉬우므로 제거되어야 한다. 욕실에 생길 수 있는 곰팡이도 주의해야 한다. 곰팡이가 생기기 쉬운 곳은 매우 세심하게 청결을 유지해야 한다.

⑳ 많은 천식 환자가 견과류, 게와 조개류, 토마토, 딸기, 옥내의 먼지, 깃털, 그리고 소파나 가구 내부에 넣은 재료에 대하여 알레르기성 반응을 나타낸다. 백신, 페니실린, 아스피린, 마취약과 같은 약들은 갑작스러운 천식의 원인이 될 수 있다. 나무, 풀, 잡초의 꽃가루는 천식에 매우 유해하다.

㉑ 어떤 사람은 씹는 껌의 원료인 치클에 알레르기 반응을 나타낸다.

㉒ 담배를 피우지 말고, 담배 피우는 사람 주변에 가지 말 것. 임신부의 흡연은 신생아의 천식 발달에 영향을 미친다. 천식을 하는 어린아이 중 34%는 부모의 흡연에 기인한다는 보고서가 나왔다.

㉓ 유아들은 모유로 키워야 한다. 알레르기성 체질을 가진 어머니에게서 태어난 아이에게 우유를 먹이면, 비슷한 환경에서 태어난 아이에게 모유를 먹이는 것보다 천식의 발병률이 더 높다. 고양이 비듬과 계란은 모유나 우유를 먹은 아이들에게 있어서 공통적인 알레르기원이다. 오래전부터 우유는 갑작스러운 천식의 원인으로 의심받아 오고 있다. 모유를 통하여 알레르기원이 아기에게 전달될 수 있기 때문에 산모는 우유와 계란을 삼가야 한다.

㉔ 지방을 제거한 식이 요법으로 천식을 성공적으로 치료한 사례들이 의학지에 발표되었다.

㉕ 집안에 있는 먼지를 제거해야 한다. 표면에 무늬가 있는 가구가 무늬가 없는 가구보다 먼지가 잘 쌓인다. 천이나 섬유로 만든 가구를 사용하는 대신에 플라스틱이나 고무로 만든 가구를 사용하는 것이 좋다. 개방된 상태의 책꽂이나 책에는 먼지가 쌓인다. 모든 옷은 옷장 안에 보관하고 방에 걸어두지 말 것. 옷장의 문은 항상 닫아 두어야 한다. 먼지가 잘 쌓이는 모직으로 된 옷은 가방 안에 보관하는 것이 좋다. 좀약, 살충제, 콜타르 종이,

장뇌(Camphor) 등을 피하라. 마룻바닥은 카펫이나 융단으로 하는 대신에 리노륨이나 목재로 하는 것이 좋다. 장난감도 나무, 플라스틱, 금속류로 제한하는 것이 좋다. 방에는 화장품, 활석, 향수, 꽃 등을 놓지 않는 것이 좋다. 벽에는 페인트를 칠하거나 물로 닦을 수 있는 수용성 벽지를 사용해야 한다. 장식용 그림과 같이 먼지가 쌓일 수 있는 것들을 제거한다. 세탁할 수 있는 면이나 합성 섬유로 만든 커튼을 사용해야 한다. 커튼용으로 베니스풍 블라인드를 사용하지 말 것. 세탁할 수 있는 면이나 유리섬유로 만든 커튼이 사용될 수 있지만, 드라이퍼리는 안 된다. 에어컨은 도움이 되지만, 선풍기는 오히려 먼지를 일으키기 때문에 사용하지 말아야 한다. 테크론과 같은 합성 섬유가 베개로 사용돼야 한다. 깃털이나 기포형 고무(스펀지)는 피하는 것이 좋다. 먼지가 날리지 않는 면이나 합성 섬유가 이불로 사용돼야 한다. 베개, 침대 매트리스, 침대 상자 스프링은 먼지와 같은 알레르기원들이 새어 나오지 않도록 잘 싸여 있어야 한다. 지퍼가 달린 플라스틱(비닐) 덮개는 먼지의 누설을 막기 위한 밀폐용으로 적당하지 않다. 방은 하루에 두 번 젖은 수건으로 청소해야 한다. 마룻바닥에 곰팡이가 생기는 것을 방지하기 위해서, 살균 청소제를 사용해서 마루를 닦을 수 있다. 따뜻한 공기를 내뿜는 난방 장치는 집안에 먼지와 곰팡이가 날아다니도록 촉진할 수 있기 때문에, 공기 여과 장치를 설치하는 것이 좋다.

㉖ 항상 복부로 호흡하는 것이 좋다. 어깨를 들먹이면서 숨을 쉬는 대신에 잠자는 아기처럼 배로 호흡하는 것이 횡격막을 크게 움직이게 해주어서 폐의 활성화에 도움을 준다. 자세를 올바르게 가져야만 복부로 호흡할 수 있다.

㉗ 지중해 지방의 약초인 Anise 차는 갑작스러운 기관지염성 천식 발작에 특별히 효과적이다.

㉘ Hay Fever, 천식, 또는 호흡기 감염을 가진 사람은 헤어스프레이를 피해야 한다. 밀워키 위스콘신 의과 대학의 도날드 슐레터 박사는 헤어스프레이에 있는 향료가 알레르기 반응을 일으킬 수 있다고 지적했다. 꼭 헤어스프레이를 사용해야 할 경우에는 넓은 장소에 나가서 뿌리되 뿌리는 동안에 호흡을 멈추어야 하며, 뿌린 후에는 즉시로 그 장소를 떠나야 한다고 덧붙였다.

27. 월경 불순
― 아가타 트레쉬 의사

월경 불순으로 고생하시나요?

심한 월경 불순으로 인하여 일생을 고통 중에 보내는 여인들의 숫자가 대폭 증가하고 있다. 각종 인스턴트 음식의 증가와 복잡한 현대 생활이 가져다주는 스트레스는 증가하는 월경 불순과 매우 긴밀한 관계를 맺고 있다는 것이 정설로 받아들여지고 있다. 월경 불순은 여성 생리 시 고통을 수반하는 것으로서, 하복부에 심한 경련과 통증을 느끼게 된다. 피로, 오한, 두통, 설사, 구역질, 구토 등이 일어나기도 한다. 전체 여성의 50% 정도가 이 문제 때문에 고통당하고 있는데, 그 결과 연간 1억4천만 시간을 일하지 못하고 보내게 된다. 월경 불순에는 일차적 월경 불순과 이차적 월경 불순 두 가지 형태가 있다. 일차적 월경 불순의 근본적인 이유는 알려지지 않고 있는데, 이 경우에는 초경이 있은 지 몇 해가 지나서 일어난다. 고통은 혈액 분비 한두 시간 전에 시작되어 몇 시간 동안 혹은 1, 2일 계속되기도 한다. 첫날이 가장 심하며 시간이 지나갈수록 점점 약해진다. 고통이 가장 심할 때는 분비량이 가장 적고 고통이 적어짐에 따라서 점점 늘어난다. 일차적 월경 불순을 악화시키는 요인으로는, 운동 부족, 자세 불량, 위생 상태 불량, 예민한 성격 등이며, 체질에 따라 다르긴 하지만 빈혈, 변비, 발을 차게 하는 것 등도 원인으로 지적되고 있다. 이차적 월경 불순은 생리일 2, 3일 전에 시작되는데 복부에 통증이 있으며, 심한 경우 등과 다리까지 확대된다. 통증이 심하지는 않으나 계속되는 것이 특징이다. 증세는 생리 기간 중 계속 나타나며 어떤 때는 생리가 끝난 후에도 한동안 계속될 때도 있다. 이차적 생리 불순은 자궁 내막의 문제, 자궁의 위치 이상, 자궁의 염증 종양 그리고 골반 이상과 같은 문제들과 관련이 있다. 이차적 월경 불순의 경우 이러한 요인들을 제거해 주면 치료되므로, 일차적 월경 불순 때에만 한해서 다루기로 하겠다.

1차적 월경 불순의 천연 치료법

① 뜨거운 패드와 물을 담은 병을 복부에 대고 있으면 고통이 경감된다. 한두 시간 이런 조치를 하면 환자는 정상 활동을 취할 수 있다.

② 자주 개나리, 나무딸기 잎, 카모마일 등을 뜨거운 차로 만들어 마시면 도움이 된다.

③ 규칙적인 운동은 고통을 경감시켜 준다. 월경 불순 환자들을 대상으로 조사한 결과, 그들 중 30% 정도가 운동을 규칙적으로 하지 않는 것으로 나타났다. 규칙적으로 운동하되, 허리를 굽히는 운동은 무리하지 않는 것으로 선택해서 해야 한다.

④ 어떤 경우에는 자세 불량이 원인이 되기도 한다.

⑤ 변비가 생기지 않도록 주의하라.

⑥ 생리 기간 전에 과로하면 증세가 악화한다. 일어나고 활동하고 잠자리에 드는 시간을 규칙적으로 지켜야 한다.

⑦ 골반에 과도한 응혈이 있으면 생리 불순이 생긴다. 생리 불순에 대하여 연구한 어떤 의학자는 횡격막(복식) 호흡을 하는 여성들은 생리 시 고통을 느끼지 않는다고 발표하였다. 꼭 끼는 옷을 입으면 얕은 호흡을 하게 되고 이것은 흉식 호흡을 유도하는 데, 그 결과 이것은 복부 근육과 횡격막의 운동을 감소시키므로 골반에 과도한 응혈이 생기게 한다. 그 보고서에서는 다음과 같은 운동을 제시하고 있다. 옷을 벗고, 평평한 바닥에 눕는다. 무릎을 굽히고 팔을 옆으로 두는데, 이때 한 손은 배 위에 올려놓아서 복근이 이완될 때에 복근의 운동량을 측정한다. 배 위에 올려놓은 손이 가장 높이 올라갈 수 있도록 숨을 들이마신 다음, 손이 얼마나 낮게 내려갈 수 있는지를 보기 위하여 숨을 내쉰다. 이러한 호흡을 아침과 밤에 환기가 잘 되는 방에서 10분 동안 실시해야 하며, 호흡할 때에는 부드럽게 들이마시고 내쉬어야 한다. 처음에는 약간 어지러움을 느낄 수 있지만, 반복하여 이 운동을 함으로써 좋은 결과를 가져올 수 있다.

⑧ 생리가 시작되는 날에 깨끗한 욕조에서 뜨거운 물로 목욕하면 자궁에 응혈된 혈액을 밖으로 내보낼 수 있다.

⑨ 꼭 조이는 옷을 입지 말아야 하며, 몸뿐만 아니라 손발도 따뜻하게 보호함으로써, 혈액이 원활하게 순환하도록 도와주어야 한다.

⑩ 허리뼈의 1인치(2.54cm) 오른쪽을 4분간 마사지해 주면 좋은 결과를 얻을 수 있다.

⑪ 섭씨 40.5~46°의 좌욕과 함께 섭씨 43~47°의 뜨거운 물에 두 발을 담그는 발 찜질을 3~10분 동안 하면 도움을 얻을 수 있다. 어떤 사람들은 섭씨 13~24°의 찬물에 2~10분 동안 냉 좌욕을 하면서 마찰을 함으로써 유익을 얻기도 한다.

⑫ 항상 올바른 자세를 가져야 한다. L.J. Golub 박사는 몸을 뒤틀고 굽히는 운동을 통하여 치료에 성공한 사례를 발표하였다. 환자는 양발을 평평하게 하고 발 사이를 15인치(38.1cm)가량 벌린 상태로 선다. 양팔은 어깨높이로 양옆으로 곧게 뻗는다. 몸을 왼쪽으로 틀면서 굽혀서 오른손이 왼쪽 발에 닿도록 한다. 다시 선 자세로 돌아와 반대 방향으로 운동을 한다. 첫 주에는 이 운동을 1일 4회 반복하며, 매주 하루에 2회씩 운동량을 늘려서 하루에 10회씩 반복할 때까지 늘려나간다. 이러한 운동을 3~4개월 동안 계속하면 좋은 효과를 얻을 수 있다. 단, 생리 기간에 이러한 운동을 하면, 고통이 오히려 심화하므로 삼가야 한다.

⑬ 월경 불순에 대하여 전문가들은 월경 불순과 알레르기의 관계에 주목하고 있다. 12명의 환자에게 알레르기성 식품을 근절시킨 결과 그중 8명의 월경이 부드럽게 순화되었으며, 나머지 4명도 증세가 완화되었다. 다음과 같은 알레르기성 식품을 근절시켜 봄으로써, 자신의 생리 불순이 알레르기성 식품과 관련 있는지를 알아보는 것이 필요하다. 알레르기성 식품군: 우유, 초콜릿, 카페인, 커피, 차, 코코아, 탄산음료수, 콘 시럽, 껌, 사탕, 각종 육류, 깡통 통조림, 아이스크림, 젤리, 잼, 맥주, 위스키, 계란, 콩, 콜리플라워, 양배추 등등

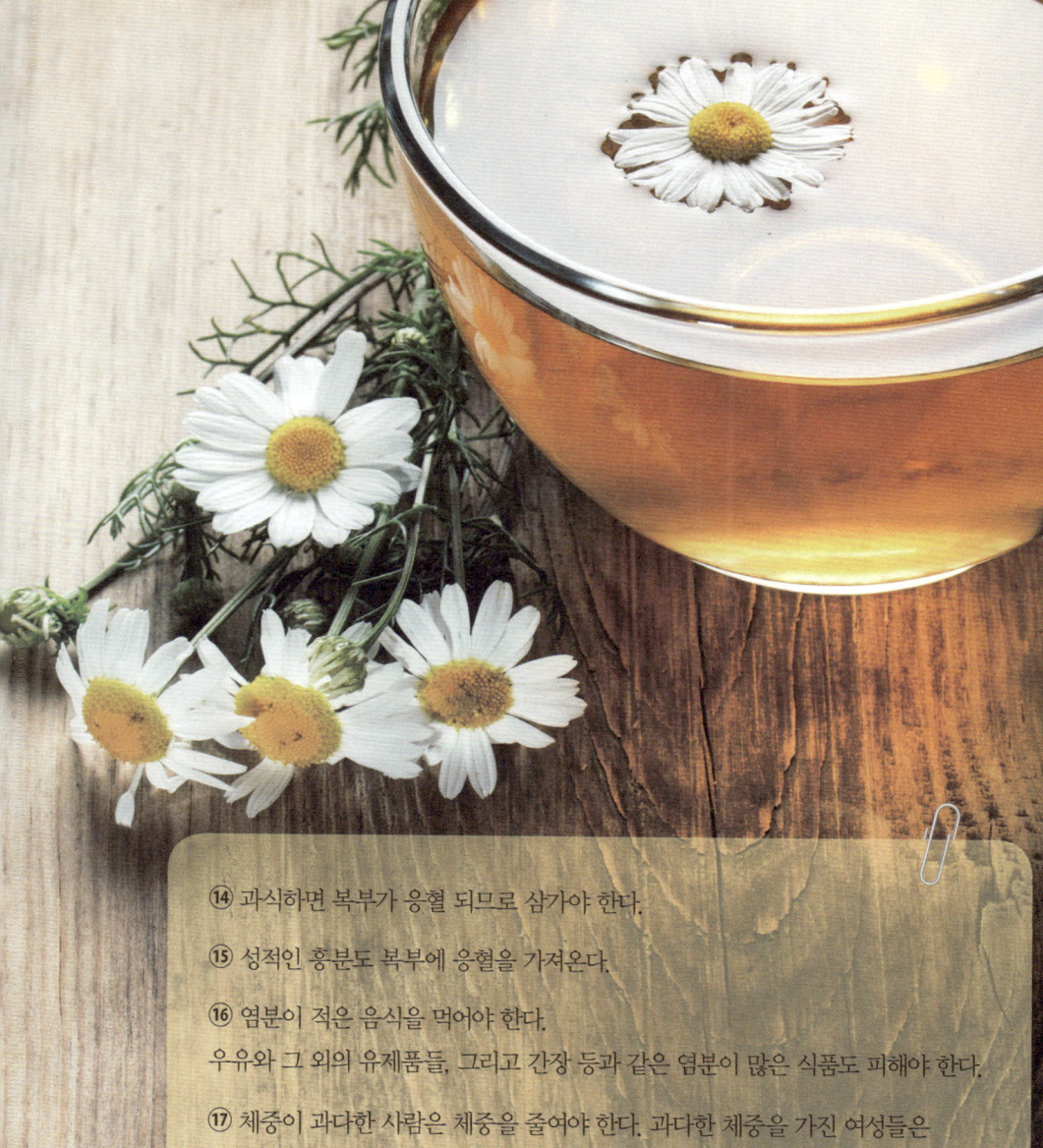

⑭ 과식하면 복부가 응혈 되므로 삼가야 한다.

⑮ 성적인 흥분도 복부에 응혈을 가져온다.

⑯ 염분이 적은 음식을 먹어야 한다.
우유와 그 외의 유제품들, 그리고 간장 등과 같은 염분이 많은 식품도 피해야 한다.

⑰ 체중이 과다한 사람은 체중을 줄여야 한다. 과다한 체중을 가진 여성들은 정상 체중을 가진 여성들보다 생리 불순이 될 비율이 높다.

⑱ 금연하라. 흡연량이 많을수록 생리 불순의 빈도가 높아진다.

⑲ 생리 기간에 아침과 저녁으로 개박하(Catnip) 차를 끓여서 마시면 도움이 된다. 카모마일은 생리통을 완화하는 효험이 있다.

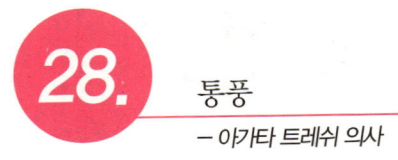

28. 통풍
― 아가타 트레쉬 의사

통풍은 비정상적인 푸린(Purine)의 대사 작용으로 생기는 관절염의 일종이다. 푸린 화합물의 최종 산물은 요산이므로, 통풍의 치료는 푸린(요산)을 정상적으로 배출시킴으로써 관절의 염증을 가라앉히는 것에 초점을 맞추는 것이 좋다. 통풍은 대개 엄지발가락에 오지만, 발목, 무릎, 팔꿈치, 손이나 손목에 생기는 경우도 있다. 첫 번째 통증은 한밤중에 갑자기 엄습하는 것이 일반적이다. 증세로는 염증이 생긴 관절에 심하면서도 계속 통증이 있다. 관절이 부어오르고 민감해지며, 관절 부위가 빨갛거나 보라색으로 변한다. 관절을 움직이거나 누르면 굉장한 통증이 유발되며, 가장 아픈 고비가 지나서 통증이 가라앉으면 피부가 가렵고 벗어지는 경향이 있다. 통증이 엄습할 때는 일반적으로 고열, 식욕을 잃어버림, 위와 장에 문제가 생김, 소변량의 감소와 같은 증세를 동반한다. 통풍의 발생 빈도는 증가 추세에 있는데, 일반적으로 여성보다는 남성에게 많다. 대부분 남성은 35세 이후에 발병되며, 여자는 폐경기 이후에 발병된다. 또한 통풍은 가족들 간에 유전적으로 이어지는 경향이 있다. 유전적으로 요산을 효율적으로 배출하지 못하는 사람이 푸린(요산)이 많이 함유된 식품을 과다하게 섭취할 경우, 통풍이 나타날 수 있는 확률은 높아진다. 요산의 양이 증가하면, 관절 주위의 근섬유, 피부, 콩팥 섬유질에 요산이 고체 상태로 침전되어 쌓이는데, 이 고체 덩어리들을 통풍 결절이라고 부르며, 이것이 모든 문제를 일으키는 원인이다.

천연 치료법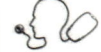

1. 통풍 치료에는 체중 조절이 매우 중요하다. 중년 나이의 통풍 환자 중 다수가 체중 초과이다. 체중이 늘어감에 따라서 혈중 요산량도 많아지기 때문이다. 그러므로 통풍 환자들은 체중을 정상보다 10~15% 이하로 낮추어야 한다. 체중 감량은 서서히 이루어져야만 한다. 왜냐하면 체중을 갑자기 줄일 경우, 오히려 통증이 심해지기 때문이다.

2. 비록 단기간이라고 할지라도, 통풍 환자는 금식하면 안 된다. 금식은 혈중 요산염의 양을 현저하게 증가시키는 문제를 가져온다.

3. 수분을 많이 섭취하는 것이 좋다. 수분을 많이 섭취하면, 요산의 배출이 원활해지며 신장에 주는 부담도 줄어든다. 통증이 심할 때는 하루에 2L의 수분을 섭취하는 것이 좋다. 매일 생기는 요산의 2/3는 신장을 통해 배출되고, 나머지 1/3은 분해된다. 통풍 환자의 20%는 신장 결석을 가지고 있는데, 결석의 발생 빈도는 요산의 양에 따라서 증가한다.

4. 정제되지 않은 탄수화물을 많이 섭취하고, 저단백질과 저지방 음식을 섭취해야 한다. 탄수화물이 많이 함유된 음식은 요산이 몸 밖으로 배출되는 양을 증가시키며, 이와 반대로 고지방 음식물은 요산의 배출량을 낮출 뿐 아니라, 통증을 유발한다. 일본에서는 단백질의 섭취량이 많아짐에 따라 통풍의 발생 빈도도 높아진다는 통계 결과가 발표되었다. 특히, 동물성 단백질은 통풍 환자에게 매우 해롭다. 유명한 넬슨 제독이 채식요법으로 통풍을 고친 이야기는 유명하다.

5. 요산은 푸린계 염류의 최종 산물이다. 그러므로 푸린이 적은 음식물로 구성된 식이 요법으로 통풍을 치료하는 방법이 오래전부터 널리 알려져 왔다.

푸린 함량이 많은 음식물:
동물의 간, 신장, 뇌, 심장, 조개, 멸치, 정어리, 그레이비, 물고기알, 청어

푸린 함량이 보통인 음식물:
위에 언급한 생선을 제외한 나머지 모든 생선류, 해산물, 육류, 조류, 이스트, 렌틸콩, 통밀로 만든 시리얼, 콩, 완두콩, 아스파라거스, 콜리플라워, 버섯, 시금치, 오트밀.

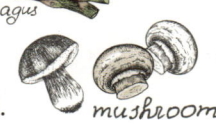

푸린 함량이 적은 음식물:
채소, 과일, 우유, 치즈, 계란

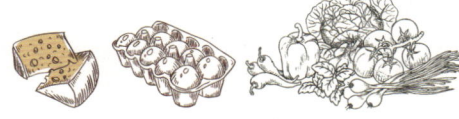

6 통풍 치료에는 숯가루가 효과적이다. 환부에 숯가루 찜질을 하면 효과적인 도움을 얻을 수 있다. 또한 숯가루를 복용해도 인체 내의 요산의 양을 줄일 수 있다. 하루에 12~16알을 먹는 것이 바람직하다.

7 3시간마다 15분 동안 뜨거운 물로 찜질하면 통증을 가라앉힐 수 있다. 어떤 환자들의 경우에는 냉찜질로 효과를 보기도 하므로, 환자에게 맞는 방법을 찾아야 한다.

8 통증이 심할 때에는 환부를 가능한 오랫동안 들어 올려 보는 것이 좋다. 대부분의 환자는 환부 위에 침대 시트의 무게도 올려놓지 못할 정도로 통증이 심하다.

9 어떤 종류의 알코올 음료도 삼가야 한다. 알코올은 체내 요산의 양을 증가시킨다. 어떤 그룹의 환자들에게 푸린이 많이 함유된 음식을 섭취시켰더니, 요산의 양이 1.3~3.3mg/dl로 증가하였는데, 같은 음식물과 함께 술을 섭취시켰더니 요산의 양이 2~6.1 mg/dl로 배가 되었다.

10 흔히 Colchicine이 통풍의 치료제로 사용되는데, 이 약은 구역질, 구토, 설사, 탈모증, 경련, 빈혈, 백혈구 감소, 간 질환과 같은 부작용을 가지고 있다. 가능하면 어떤 약도 사용하지 않는 것이 좋다. 화학 약품을 사용할 경우, 문제의 범위는 더욱 확대된다.

11 과도한 이스트의 사용을 삼가라. 빵에 사용되거나 조미료로 사용되는 이스트는 혈중 요산의 양을 증가시킨다.

12 피부에 진흙을 바르는 요법을 써서 많은 양의 요산을 제거할 수 있다. 때때로 땀에 포함된 요산의 양은 혈액 내의 요산의 양과 비슷하거나 더 높은 수준으로 올라가기도 하는데, 이것은 피부를 통하여 요산이 배출된다는 사실을 보여준다.

13 날마다 파라핀(양초)으로 목욕을 하는 것은 좋은 효과를 가져다준다. 환부의 관절을 완전히 가릴 정도 크기의 냄비에 파라핀을 녹인 다음에 그곳에 환부를 담그는 요법이다. 먼저 냄비에 파라핀을 2/3 정도 채우는데, 이때 파라핀 5파운드(2.3kg)당 1파운드(453g) 정도의 광물성 기름을 섞는다. 파라핀을 섭씨 51.6~57.2° 가열하여 녹인 다음, 환부인 관절을 파라핀에 담갔다가 재빨리 빼낸다. 매번 담글 때마다 파라핀을 식혀서 굳게 함으로써, 환부에 두꺼운 파라핀 층을 형성시킨 후에, 파라핀 냄비에 환부를 담그고 30분 동안 찜질한다. 환부에 있던 파라핀 층이 녹아서 다시 냄비로 돌아가면, 동일한 방법으로 파라핀 찜질을 되풀이할 수 있다.

14 버찌(Cherry)를 사용해서 통풍을 치료한 연구 사례가 있다. 12명의 통풍 환자들에게 1/2파운드의 버찌를 매일 섭취시켰더니, 혈액 내의 요산량이 감소하였고 통증도 재발하지 않았다. 버찌 즙을 사용해도 좋다.

15 어떤 특정 식품에 대한 알레르기 반응이 통풍과 유사한 증세를 나타낼 수도 있다. 우유를 많이 마심으로써 통풍성 알레르기 반응을 나타내는 사람은 우유를 제거함으로써 모든 증세를 제거할 수 있다. 토마토와 오이를 많이 먹은 어떤 여성도 통풍의 증세를 나타내었다.

16 과식도 통풍을 유발할 수 있다. 전쟁 중과 같이 식량이 부족한 때에는 항상 통풍의 발병률이 매우 많이 저하된다.

17 관절에 직접적인 상처가 생길 경우, 심한 통풍이 생길 우려가 있다. 관절 부위에 깊은 외상이 생기지 않도록 주의하라.

18 캄프리 뿌리나 잎을 갈아서 환부에 찜질하면 통증을 덜 수 있다. 면으로 된 천 위에 갈은 캄프리를 펴서 환부에 붙인 다음, 밤새 또는 2시간 이상 있으면 된다.

** 캄프리(Comfrey)

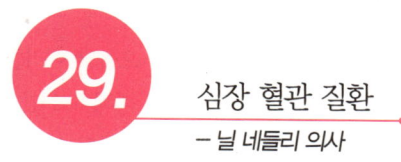

29. 심장 혈관 질환
― 닐 네들리 의사

막힌 혈관을 뚫는 방법

심장 전문의가 어두운 얼굴을 하고 검사실에서 나와서 다음과 같이 말했다. "선생님의 앤지오그램을 검토해 본 결과, 아무래도 Bypass 수술을 해야 할 것 같습니다." 환자는 두려운 얼굴로 "의사 선생님, 그게 정말입니까? 지난번의 수술도 너무나 고통스러웠는데, 또 한 번 받아야만 합니까? 다른 방법은 없을까요?" 의사는 동정적인 어조로 그러나 분명하게 자신의 의견을 말했다. "선생님이 수술을 두려워하는 것은 알지만, 다른 방법은 없을 것 같습니다."

심장 수술의 문제점

근래에 들어서 위와 같은 대화가 점점 더 빈번해지고 있다. 막힌 혈관을 인공 튜브로 대체하거나(Bypass), 혈관을 막고 있는 지방 축적물을 강제로 혈관 벽면으로 밀어 붙여서 납작하게 만들어서 더 많은 혈액이 통과할 수 있도록 하는 것과 같은 수술(Angioplasty)이 미국에서만 매년 거의 백만 건이 이루어지고 있다. 이 외에도 자주 혈관이 막히는 경우에는 Angioplasty가 시술된 위치에 스테인리스 망으로 만들어진

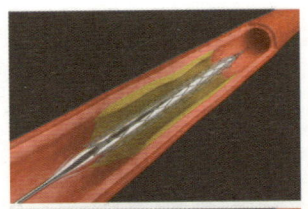
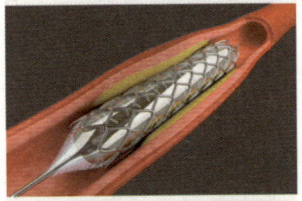
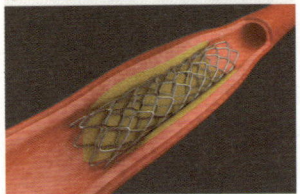

Angioplasty- 혈관형성[확장]술

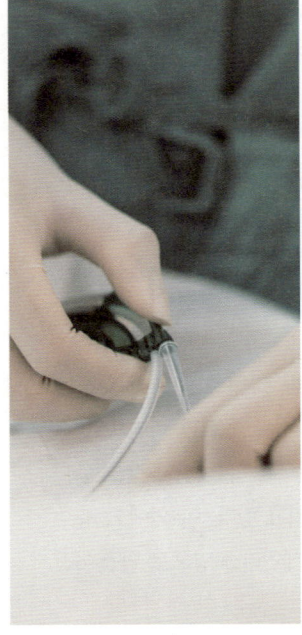

튜브인 Stent가 혈관 내에 삽입된다. 오늘날 이러한 종류의 심장혈관 수술이 너무나 빈번하게 행해지고 있기 때문에, 사람들은 지방의 축적물로 인하여 막혀 있는 혈관을 뚫거나 인공 튜브로 대체하는 수술을 매우 안전하고 효과적인 것으로 받아들이고 있다. 그러나 심장 전문의들은 이러한 수술이 임시적이며, 이러한 문제를 일으키는 근본 원인에 대한 치료가 아니라는 사실을 알고 있다. 근본 원인에 대한 치료 없이 막혀 있는 혈관을 수술로 뚫어서 환자가 안심하고 있는 사이에, 병의 원인은 깊어지고 온몸으로 퍼져 나가 결국에는 동맥 경화(Atherosclerosis)가 발병하게 되어서, 주요 혈관들이 서서히 막히게 되는 문제까지 도달하게 된다. Bypass나 Angioplasty와 같은 수술이 첨단기술이긴 하지만, 병의 원인을 치료하는 것이 아니라, 막혀 있는 곳을 임시변통으로 뚫어 줌으로써 시간을 연장하는 것에 불과하다는 사실을 환자는 인지해야 한다. 수술이 아무리 성공적으로 되었다고 할지라도, 혈관이 서서히 막혀 가는 문제가 해결된 것은 아니다. 수술로 뚫어 놓은 혈관은 시간이 흐름에 따라 다시 막히게 될 것이다. 대부분의 환자는 이러한 수술에 심각한 부작용이 따를 수 있다는 사실을 모른다. 미국에서는 Bypass 수술을 받은 환자 중 2%가 뇌졸중을 일으켰으며, 57%는 신경 계통의 복합적인 합병증으로 고통당하고 있다. 어떤 경우에는 그 부작용이 매우 미묘해서 "아버지가 이제는 늙으셨구나."라는 말을 듣게 되는 정도로 나타나기도 있다. Angioplasty 수술의 경우, 미국의 경우를 예로 볼 때, 하나의 혈관에 시술했을 경우에는 수술 후 6개월 안에 문제가 발생하는 확률이 35~45%이며, 둘 이상의 혈관에 시술했을 경우에는 같은 기간의 문제 발생률이 50~60%이다. 문제가 발생하였을 경우에는 다시 수술해야만 한다.

혈관이 막혀 있을 때
수술 이외에는 다른 방법이 없을까?

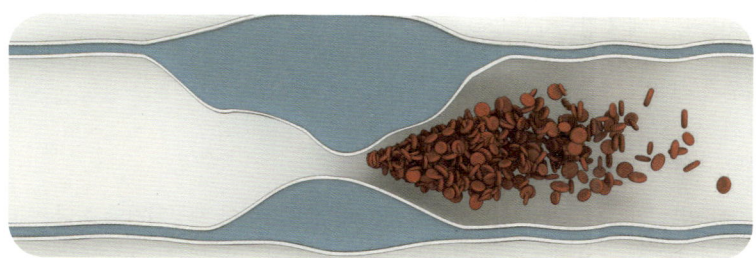

심장혈관 수술의 3가지 문제점

① 수술은 임시방편에 불과하므로 잠재된 원인은 해결되지 않는다.
② 심각한 부작용이 생길 수 있다.
③ 비용이 매우 많이 든다.

원인을 치료해 주는 예방 의학

　다행스럽게도 각종 수술이나 약을 대체할 수 있는 대체 의술이 있다. 그러나 대부분의 환자와, 심지어는 의사들까지도 혈관의 문제를 근본적으로 해결할 방법이 있다는 사실을 모르고 있는 경우가 많이 있다. 예방 의학 전문가들은 환자의 생활 방식을 바꾸어 줌으로써 혈관의 건강을 회복할 수 있다는 사실을 입증하였다. 또 하나의 중요한 사실은 예방 의학적 방법 즉, 스트레스 조절과 금연, 그리고 식이 요법과 운동으로 병을 치료할 경우에는 전혀 부작용이 없다는 사실이다. 한 가지 문제가 있다면, 그것은 환자가 자신의 욕구를 절제해야만 한다는 것이다. 그러나 자신의 식욕과 욕구를 자제하지 못하는 환자들은 언젠가는 Bypass나 Angioplasty와 같은 수술을 해야만 한다는 사실을 인식해야 한다.

병원에서의 식이 요법, NCEP

어떤 병원에서는 심장 및 혈관성 질환을 가진 환자들에게 영양에 대한 교육을 해준다. 이들 병원에서 강조하고 있는 두 가지 점은 다음과 같다.

1 불포화 지방의 섭취량을 낮춘다.
2 콜레스테롤이 적게 포함된 음식을 섭취한다.

비만증이 있는 환자들에게는 좀 더 복잡한 식의 프로그램이 제공되기도 한다. 이러한 식이 요법이 어느 정도로 효과를 봐오는 것은 사실이지만, 원하는 만큼의 확실한 결과를 가져다주지는 못하고 있는 것이 현실이다. 대부분 병원에서 사용하고 있는 식이 요법은 NCEP(미 국립 콜레스테롤 교육 프로그램)나 이와 유사한 식이 요법인데, 이 요법은 1단계에서 콜레스테롤 섭취량을 300mg으로 제한하고, 2단계에서는 200mg으로 제한하며, 지방의 섭취량은 두 단계에서 모두 전체 칼로리의 30% 이하로 규제하는 데, 이때 불포화 지방의 섭취량은 1단계에서는 8~9%, 2단계에서는 7% 이하이다. 이것을 보통 식사와 비교하면 어떤 차이가 있을까? 콜레스테롤에 대한 교육이 잘 이루어진 덕분에 미국 남자의 경우 하루에 평균 270~400mg의 콜레스테롤을 섭취하며, 여자의 경우에는 200~260mg을 섭취한다. 그러므로 대부분의 미국인은 NCEP에서 제한하고 있는 200~300mg 이하의 식사를 섭취하고 있다고 볼 수 있다. 그럼에도 불구하고 매해 수많은 사람이 심장 질환으로 수술대 위에 오르고 있지 않은가! 그러므로 우리는 현재 시행되고 있는 식이 요법보다 우수한 방법이 도입되어야만 한다는 결론을 내릴 수 있다. 콜레스테롤뿐만 아니라 지방의 섭취량도 적게 조절되어야만 한다.

실패로 끝나고 있는 NCEP 식이 요법의 결과

NCEP 식이 요법보다 엄격한 식이 요법 즉, 콜레스테롤을 250mg 이하로, 그리고 전체 칼로리에 대비한 지방의 양을 26%로 규제하는 식이 요법과 약물치료로 4년 동안 치료받은 다음, 환자들의 혈관을 앤지오그램(혈관의 막힘을 측정하는 특별한 엑스레이)으로 재확인한 결과, 매우 실망스러운 검사치를 얻었다. 대부분의 경우에 4년 전보다 혈관이 더 막혀 있는 검사 결과가 나왔다. 단지, 혈중 콜레스테롤이 6% 감소하였지만, 이것은 전혀 만족할 만한 결과라고 볼 수 없다. 이외에도 조금씩 다른 방법으로 여러 가지 실험이 이루어졌지만, 결과는 대동소이했다. 상상해보라. 만일 그대가 심장 질환을 앓고 있는데, 의사가 지시한 대로 수년 동안 식사를 했음에도 불구하고, 오히려 혈관이 더 많이 막히고 콜레스테롤 수치가 내려가지 않는다면, 그대의 낙담과 실망이 얼마나 크겠는가? 더구나 Bypass 수술을 한다고 할지라도, 수년 뒤에는 다시 막혀서 재수술해야 된다고 생각해 보라. 우리는 지금보다 좀 더 우수한 방법을 찾아내야만 한다.

채식 요법의 효과에 대한 입증

딘 오니쉬 박사와 그의 동료들은 "*생활방식과 심장 질환*"이라는 제목으로 실험하였다. 그들은 앞에서 언급했던 것과는 매우 다른 식이 요법을 환자들에게 제시했다. 1일 콜레스테롤 섭취량은 200mg에서 5mg으로, 지방의 양은 25%에서 10%로 매우 엄격하게 제한하면서도, 전체 칼로리의 양은 같은 식단을 마련하였다. 이러한 식생활은 채식으로 이루어진 식생활을 의미한다. 환자들이 먹던 심장 질환의 약을 끊은 상태에서 동물성 식품을 완전히 근절시키고, 과일, 채소, 곡류, 그리고 적은 양의 견과와 씨앗류로만 이루어진 식사를 환자들에게 제공한 결과. 믿기 어려운 결과가 나왔다. 1년 후에 전체 콜레스테롤이 24% 감소하였으며, LDL 콜레스테롤은 37% 감소하였다. 동맥 경화증이 있는 환자 중 82%에게 상당한 회복이 이루어졌으며, 14%의 사람들에게는 아무런 변화가 없었다. 이것은 짧은 기간에 이룩한 가장 놀라운 결과이다. 불과 12달 사이에 50% 이상 막혀 있던 혈관 내부가 5.3% 더 넓어졌는데, 이것은 혈액의 흐름이 23% 향상되었음을 의미한다. 이러한 실험 결과가 나오기 전까지, 대부분의 의사는 짧은 기간 동안 생활방식을 바꿈으로써 괄목할 만한 치료가 이루어질 수 있다는 사실을 믿지 않았다.

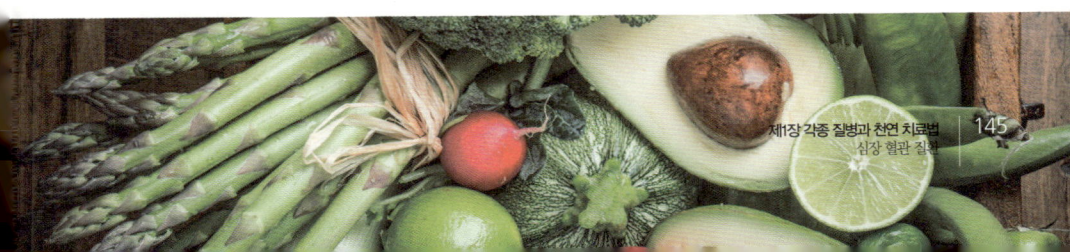

성공적인 채식 요법

① 모든 종류의 동물성 식품을 중단
② 75%의 복합 탄수화물
③ 15% 이하의 단백질
④ 5mg 이하의 콜레스테롤
⑤ 카페인을 섭취하지 않음
⑥ 전체 섭취 칼로리의 양은 제한하지 않음

한 가지 특이한 사항은, 환자들에게 약을 먹으면서 같은 식단을 제공했을 경우에는, 혈관의 병세가 회복되는 기간이 더 많이 지연된다는 점이다. 딘 오니쉬 박사가 실험한 방법을 통해서, 채식으로 짧은 기간에 혈관의 건강이 회복될 수 있다는 사실이 증명되었을 뿐만 아니라, 약을 사용하지 않고도 더 좋은 결과를 얻을 수 있다는 사실이 입증되었다. 완전 채식 요법을 이용한 치료 방법에 대해서 좀 더 자세히 살펴보도록 하자.

식이 요법 이외의 치료 방법

식이 요법을 포함하여 꼭 이루어져야 할 생활방식의 변화는 다음과 같다.

① 저지방, 채식 식사
② 스트레스 해소
③ 술, 담배, 카페인을 금할 것
④ 적당한 운동
⑤ 건전하고 보람 있는 사회 활동(교제)

이러한 방법으로 5년 이상 생활 양식을 바꾼 사람들의 혈액의 흐름을 검사하였더니, 일반 병원에서 시행되고 있는 NCEP 식이 요법으로 5년 이상 동안 환자들보다 훨씬 양호한 결과가 나왔다. 혈관성 심장 질환은 가장 흔한 질병 가운데 하나임에도 불구하고, 대부분의 환자와 의사들이 겉으로 드러나는 병의 증세를 해결하는 데에만 초점을 맞추고 있다. 그러나 먹는 것을 포함한 생활양식 전체를 바꾸는 천연 치료 방법은 병의 뿌리를 치료해 준다.

30. 신장 결석
― 아가타 트레쉬 의사

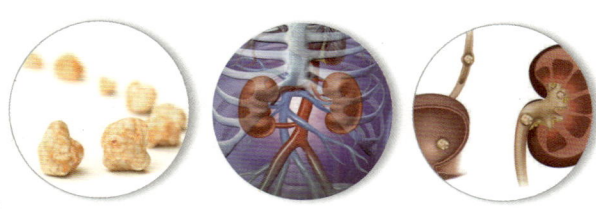

신장 결석, 꼭 수술해야 합니까?

신장 결석증은 콩팥 결석이나 요석증으로도 불린다. 조그만 돌이 소변을 배설하는 통로에 생기기도 하지만(요석), 일반적으로 신장(콩팥)에 생기는 경우(신장 결석증)가 가장 많다. 돌의 크기는 모래알만 한 크기로부터 시작해서 오렌지만 한 크기까지 매우 다양하다. 신장 결석증은 30대에서 50대 사이에 발생하는데, 여자보다는 남자에게 더 많이 생긴다. 미국에서만 매해 약 20만 명의 사람들이 병원에 돌 문제 때문에 입원하고 있다. 가장 일반적인 증세로는 갑자기 날카롭고 견디기 힘든 통증이 일어나는데, 멀미, 구토, 혈뇨 그리고 얼굴이 창백해지면서 온몸이 땀으로 젖는 현상이 동반되기도 한다. 콩팥이나 비뇨기에 생기는 돌은 Calcium Oxalate(칼슘 옥살레이트), Uric Acid(요산), Struvite(스투루바이트)나 Cystine(시스틴 (함황(含黃) 아미노산의 일종)) 등과 같은 성분으로 구성되어 있다. 신장 결석증으로 고생하는 미국인 환자들의 경우에는 Calcium Oxalate 성분으로 된 돌이 가장 많다. Calcium Oxalate 돌은 Calcium Phosphate(인산염화 칼슘) 성분을 포함하고 있다. 돌의 성분을 알면, 주의해야 할 식품의 종류를 파악할 수 있다. 우유나 비타민 D를 과잉 섭취할 경우에 Calcium Oxalate 결정들이 생기는 것으로 알려졌다. 알칼리 성분을 과다하게 섭취하는 경우에는 인산 염화칼슘의 결정이 형성될 수 있다. 푸린계 성분이 많이 함유된 식품을 섭취하는 사람들에게는 요산으로 인하여 돌이 생길 수 있다.

식이 요법 안내

1 저단백식의 식단은 요석증 환자들에게 매우 유효한 도움을 준다.

2 우유는 콩팥에 돌을 형성시킬 수 있다. 시카고 대학의 연구팀은 유당(Lactose)과 칼슘이 둘 다 돌을 형성시킨다는 사실을 발견하였다.

3 절대 금주해야 한다. 알코올의 섭취는 돌이 생길 수 있는 환경을 조장한다.

4 정제된 탄수화물의 섭취, 즉 흰 설탕, 흰 밀가루, 흰쌀과 같은 식품은 칼슘 결정 형성의 위험을 증가시킬 수 있다. 설탕, 꿀, 시럽, 몰라시쓰 등과 같은 모든 종류의 농축된 감미료의 사용을 완전히 금하거나 극소량으로 제한해야 하며, 흰 밀가루와 흰쌀의 섭취도 주의해야 한다.

5 동물의 고기는 비뇨기계에 돌의 결정을 증가시키므로 피해야 한다. 채식으로 꾸며진 식단은 질병의 치료에 매우 효과적이다. 현대인들에게 있어서, 신장 결석증이 증가한 이유는 고기의 소모량 증가와 관련 있다.

6 저지방식을 해야만 한다. 1981년 "Ritish Journal of Urology"(비뇨기학회의 리티쉬 학회지)에 발표된 연구에 의하면, 지방에 의하여 공급되는 칼로리의 정도에 따라서 돌이 형성되는 확률도 증가한다.

7 수산염석을 가지고 있는 사람들은 차, 초콜릿, 코코아, 커피, 콜라, 드링크제, 맥주, 감귤류, 사과, 포도, 크랜베리, 콩, 대황, 담배, 챠드, 상추, 시금치, 아몬드, 캐슈너트, 고구마, 토마토, 오쿠라, 무화과, 구즈베리, 플럼, 래즈베리(산딸기) 등과 같이 수산염이 많이 함유된 있는 식품을 피해야 한다.

8 Worcestershire (우스터소스)는 신장에 유독한 다량의 성분을 가지고 있기 때문에 신장 결석증의 요인으로 분류된다. 각종 조미료를 삼가야 한다.

9 30명의 신장 결석증 환자 그룹에게 밀기울(Wheat Bran)을 주었더니, 그들 중 22명의 환자에서 소변의 칼슘 배설량이 20~25% 감소하였다. 이러한 칼슘의 배설량

증가는 돌 형성의 위험률을 반 이하로 감소시키기에 충분하다. 환자들은 하루에 총 24g의 정제되지 않은 밀기울을 끼니마다 나누어서 섭취하였다.

🔟 메밀 요법: 정제되지 않은 메밀가루를 멀겋게 끓여서 매 시간 마시면 매우 좋은 효과를 볼 수 있다.

삼가야 할 비타민류들

⓫ 비타민 C의 영양제를 삼가야 한다. 이것은 돌의 형성을 촉진할 수 있다.

⓬ 비타민 D와 비타민 D를 첨가한 식품을 피해야 한다. 이것은 상피소체 호르몬 생성을 자극하기 때문에 삼가야 한다.

수 치료

⓭ 가장 안전하고 중요한 요법은 물을 많이 마시는 것이다. 환자들은 매시간 한 컵의 물을 마셔야 하며, 잠자리에 들기 전에는 두 컵의 물을 마셔야 한다. 만약 밤중에 깰 경우에는 한 컵의 물을 마셔야 한다. 증가한 소변의 양은 소변의 농축 현상을 막아 주며, 소변에 혈액이 섞여 나오는 현상을 막아 준다. 땀이 많이 나는 사람의 경우에는 물을 더 많이 마셔야 한다.

⓮ 부쿠(Buchu) 차를 마시면, 이뇨 효과에도 좋을 뿐 아니라, 수분도 섭취할 수 있는 이중의 유익을 얻을 수 있다.

일반적인 내용

⓯ 누워 있으면 콩팥의 배설 작용과 칼슘의 대사 작용이 늦어지므로, 매일 옥외 운동을 함으로써, 신체 기관이 활발하게 움직이도록 해야 한다. 누워 있는 환자들에게는 돌이 더 잘 형성된다.

⓰ 아스피린과 같은 진통제는 돌의 형성을 증가시킨다. 콩팥에 유해할 수 있는 모든 종류의 화학 의약품들을 피하는 것이 좋다.

31. 치매 – 1부

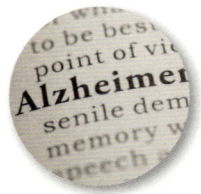 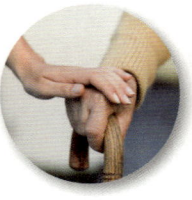 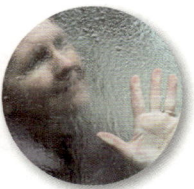

치매를 염려하시나요?

근래에 마이클 제이 폭스(Michael J. Fox)가 치매에 걸려서 유명 잡지와 신문에 크게 보도되었다. 그는 40세도 미처 되지 않은 젊은이였다. 노년에만 생긴다는 노년성 치매. 근래에 나타난 사례들을 보면 노년에만 생기는 것이 아니다. 그럼 치매는 무엇 때문에 생기는 것인가? 이제는 젊은이들도 자신은 노년성 치매에 걸리지 않을 것이라고 단언할 수 없게 되었다. 노년성 치매에 걸린 경우 기억하고 있던 단어들을 떠올리는데 어려움을 겪는다. 치매에 걸린 환자는 대화를 1분 정도 하면 3~6초 정도는 중단한다. 이것이 바로 노년성 치매의 초기 증상이다. 치매는 주로 노인들에게 생기는 병이지만 30~40대의 젊은 사람들에게도 종종 나타나는 병이 되었다.

치매의 증세들

① 일의 기능에 영향을 주는 기억력 손실
가끔 프로젝트, 직장 동료의 이름 그리고 동료의 전화번호를 잊어버릴 수는 있다.
그러나 치매에 걸린 사람은 이러한 것들을 더 자주 잊어버리고 다시는 기억하지 못한다.

② 항상 해 오던 일이 하기가 어려워짐
바쁜 사람들은 가끔 음식을 난로에 올려놓고 나중에 기억해서 식사가 거의 끝날 때쯤 식탁 위에 올려놓는 경우도 있다. 치매에 걸린 사람은 식사를 준비해서 차리는 것을 잊어버리거나 식사를 준비했다는 것조차 잊어버린다.

③ 언어에 문제가 생긴다

모든 사람은 적당한 단어를 찾는 데 가끔 문제가 있다. 그러나 치매에 걸린 사람은 아주 쉬운 단어도 잊어버리고 잊어버린 단어를 맞지 않는 단어로 바꿔서 사용하거나 문장을 맞지 않게 만들어서 사용한다.

④ 시간과 장소에 관한 개념을 잃어버림

잠시 오늘의 날짜나, 어느 요일인지 그리고 장소를 잊어버리는 일은 자연스러운 일이다. 그러나 치매에 걸린 사람들은 사는 길의 이름이 무엇인지, 지금 어디에 와 있는지 그리고 어떻게 왔고 어떻게 돌아가야 하는지 알지 못한다.

⑤ 분별력이 감소하거나 약함

치매에 걸린 사람들은 아이를 돌보고 있는 동안 아이를 돌보고 있다는 것 자체를 잊어버리고 엉뚱한 일을 한다. 예를 들면 옷을 이상하게 입거나 셔츠나 블라우스를 몇 개씩 입는다.

⑥ 논리적으로 생각하는 데 문제가 있음

은행에 있는 돈을 매달 계산하고 지출과 수입을 계산하는 것은 다른 일보다 조금은 복잡한 것일 수도 있다. 치매를 경험하는 이들은 숫자를 완전히 잊어버리고 그것들로 무엇을 해야 하는지조차 잊어버린다.

⑦ 물건을 잃어버림

누구라도 지갑이나 열쇠를 잃어버릴 수 있다. 치매에 걸린 사람은 물건들을 적당하지 않은 곳에 놓는다. 다리미를 냉동실에 넣거나 시계를 설탕 그릇에 넣거나 한다.

⑧ 감정이나 행동의 변화

모든 사람에게 감정의 변화가 생긴다. 치매 환자는 이유 없이 화를 내거나 평안했다가 갑자기 우는 등 극적인 감정의 변화를 보인다.

⑨ 성격의 변화

사람의 성격은 나이가 들면서 변화한다. 그러나 치매 환자의 성격은 갑자기 변하고 혼돈하며, 의심하고, 무서움을 느끼기도 한다.

⑩ 흥미를 잃어버림

집안일이나 사업 그리고 사교적인 일에 싫증을 느끼는 것은 자연스러운 일이지만 보통 사람들은 그러한 일들에 흥미를 금방 되찾는다. 그러나 치매에 걸린 사람은 심각하게 수동적이며 활동에 참여하게 하려면 옆에서 자극하는 것이 필요하다. 85세 이상 되는 노인 중 5~10% 정도가 노년성 치매에 걸려 있다. 이보다 적은 숫자의 65세 이하의 노인들도 영향을 받고 있다. 노년성 치매의 가장 유력한 원인으로 의심받고 있는 것 중의 하나는 알루미늄이다. 알루미늄은 광물질 중에서 가장 흔한 요소 중의 하나이다. 알루미늄은 보크사이트 광석(Bauxite Ore)으로부터 생산된다. 약 50년 전부터 이 금속이 널리 퍼지기 시작했다. 그 후로부터 수년 동안 알루미늄 소금이 야채를 절이는 데 사용됐다. 지금은 수돗물, 산 중화제(Antacid), 항 발한제(Antiperspirant), 그리고 다른 많은 제품에서도 알루미늄을 찾아볼 수가 있다. 혈액을 거르는 투석(Dialysis patients) 환자에게 종종 치매 현상이 나타나는데, 그 이유는 치료 과정에서 알루미늄 성분이 함유된 약품을 사용하기 때문으로 판단된다. 또한, 도시에서 알루미늄을 사용해서 침전물을 제거한 물을 마시는 사람 중에도 치매 상태에 빠지는 경우가 있다. 혈액 투석 환자들은 혈액 속에 인(Phosphorus)의 양을 감소시키기 위해 알루미늄이 든 산 중화제를 먹는다. 알루미늄은 혈액의 단백질에 붙어서 아주 쉽게 뇌로 침입한다. 그리하여 치매는 투석 환자에게는 흔히 발생하는 합병증이다. 태평양에 위치한 괌도의 지질과 지하수에는 칼슘과 마그네슘의 양이 낮고 알루미늄의 양이 높다. 이러한 이유로 괌도에는 루게릭병 환자와 파킨슨병 환자가 아주 많다.

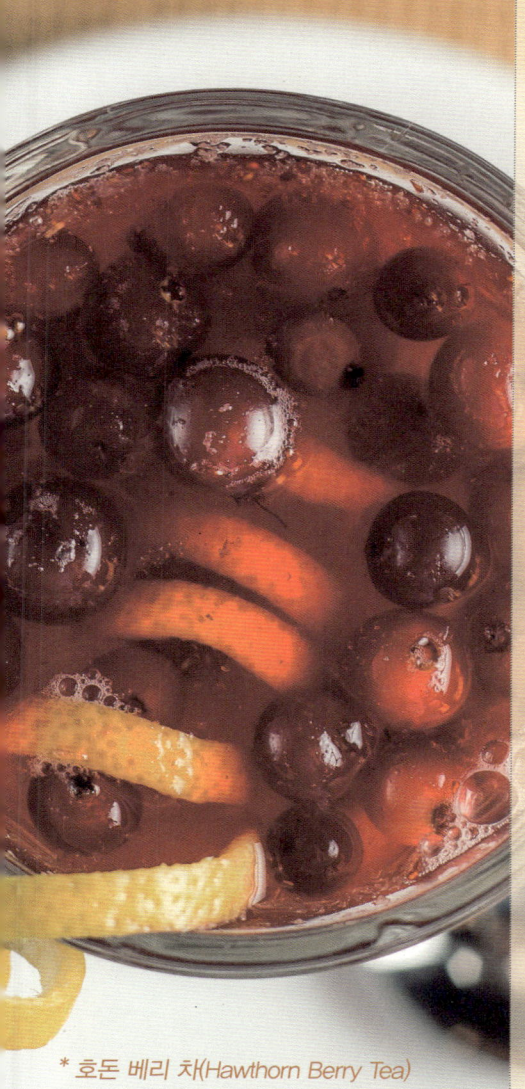

* 호돈 베리 차(Hawthorn Berry Tea)

치료 방법

1 가장 중요한 것은 하루에 수 시간씩 환자를 자연으로 데리고 나가는 것이다. 밖에서 운동이나 일을 할 수 있으면 더욱 좋다.

2 운동은 치매 환자에게 가장 효과적인 치료이다. 운동하면 치매의 악화 속도를 지연시키고 치료를 향상한다. 밖에서 매일 운동을 해라. 밖에서 할 수 없으면 안에서라도 운동하라.

3 은행, 호돈 베리 차(Hawthorn Berry Tea), 인삼 그리고 겨우살이(Mistletoe)와 같은 약초를 사용하라.

4 음식

Ⓐ 정제된 흰 설탕이나 자극성이 있는 양념, 식초 그리고 커피 등을 사용하지 않은 완전한 채식을 해라.

Ⓑ 비타민 B-3, 비타민 E, 또는 달맞이꽃 기름(Evening Primrose Oil) 등이 도움될 수 있다. 비타민 B 복합제(Folic Acid)는 치매 환자를 편안하게 해 준다. 비타민 B 복합제를 함유한 것들은 시금치, 브로콜리(Broccoli), 감자, 콩, 아스파라거스(Asparagus), 통밀빵, 강낭콩 그리고 라이마 콩(Lima Bean) 등이 있다. 특히 비타민 B 복합제(Folic Acid)는 IQ를 높이고 반사 작용을 향상한다.

노인성 치매의 방지와 치료!

① 음식, 화학 물질, 그리고 독소에 알레르기가 있으면 무력하여 정신이 맑게 깨어 있지 못하게 된다.

② 치아의 은 충전물은 수은을 포함하고 있다.

③ 눈 밑의 까맣고 늘어진 부분 그리고 흰 안색은 화학 물질에 예민한 것을 알려준다.

④ 니켈(Nickel) 또한 관절염, 루프스(Lupus), 파킨슨, 그리고 암을 발생시킨다.

⑤ 피해야 할 것들: 수돗물, 환경 오염물, 스프레이, 공해, 그리고 탄화수소(Hydrocarbons) 의약품들도 문제가 될 수 있다.

⑥ 치매와 관계된 병들: 정신 분열증(Schizophrenia), 실리액병(Celiac Disease= 소장에서 발생하는 유전성 알레르기 질환), 우울증, 혈당과 관계된 질병, 그리고 노이로제(Neurosis)

⑦ 치매 환자는 담배를 피워서는 안 되며 술이나 마약을 사용해서도 안 된다. 모든 음식물에 관계된 알레르기를 치료하고 치아의 충전물(Filling)을 금속이 아닌 것으로 바꿔야 한다. 만성병들도 치료해야 한다.

⑧ 위의 열거된 치매의 치료 방법은 관절염, 치질, 고혈압, 그리고 귀에서 소리 나는 것도 치료한다.

신앙적인 치료 방법

① 하나님께서 그동안 베푸신 은혜들을 하나하나 생각하여 감사하고, 주위 사람들에게 나눈다.

② 성경 말씀을 암기한다.

③ 매일 성경을 읽고 깊이 명상한다.

④ 기도 생활을 멈추지 않는다.

⑤ 찬송을 암기하여 부른다.

⑥ 하나님의 은혜 안에서 매 순간 기쁘게 생활한다.

32. 치매– 2부

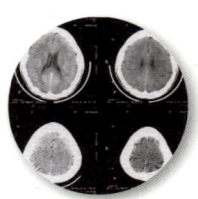 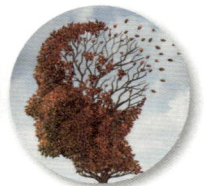 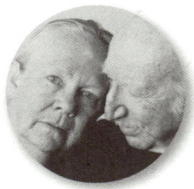

기억과 추억을 지우는 치매

현대 의학이 발달함에 따라서 인간의 평균 수명은 눈에 띄게 늘어나고 있다. 노인으로 접어드는 대부분의 장년은 80세 이상의 장수를 기대하고 살아가고 있다. 평균 수명이 연장됨에 따라서 한 가지 뚜렷하게 증가하는 추세의 질병이 있는데 그것은 치매이다. "*치매*"라고 불리는 치명적인 질병에 대한 염려와 관심이 크게 증대되고 있다. 어떤 사람들은 망각은 신이 인간에게 준 가장 큰 선물이라고 말하기도 한다. 그러나 한 인간이 가지고 있는 모든 추억과 기억이 망각 속에 감금당하고 결국에는 자기 자신의 존재조차 잃어버린 채 인생을 하직하게 하는 질병이 있다면 그것이야말로 노인들에게 있어서 가장 두려운 질병이 될 것이다. 전 세계적으로 65세 이상 노인들의 약 10%가 치매에 시달리고 있으며 80세 이상의 노인 5명 중에서 1명은 치매로 고통당하고 있다. 우리의 뇌가 정상적으로 기능을 발휘하기 위해서는 신경 세포가 정상적으로 활동해야 하는데 어떤 원인에 의하여 신경 세포가 죽고 뇌 조직이 점점 줄어들게 될 경우, 치매나 혼돈 상태에 들어가게 된다. 치매에는 알츠하이머가 40%를 차지할 정도로 가장 많고 혈관성 치매가 35% 정도인데 이것은 동맥 경화로 인하여 뇌혈관이 막히거나 터져서 뇌 조직의 기능을 상실하기 때문에 유발되는 치매이며, 그밖에 원인으로 인한 치매가 25%를 차지한다.

노인성 치매, 알츠하이머

알츠하이머는 미국의 전 대통령인 로널드 레이건으로 인하여 일반 대중에게 널리 알려지게 된 치매인데, 뇌세포가 자연적으로 파괴되면서 발병된다. 이런 경우에는 치매가 왔다고 할지라도 평균 8~10년은 생존하게 된다. 알츠하이머병은 독일인 의사인 알로이스 알츠하이머 박사의 이름을 따서 붙인 병명이다. 그는 기억을 잃는 병을 앓다가 사망한 여인의 뇌 조직에서 특징적인 병리 소견을 발견하였다. 알츠하이머는 뇌 속에 두 가지 종류의 독성 단백질이 과다하게 축적됨으로써 신경 세포들이 죽어가게 되는 질병이다. 알츠하이머의 첫 번째 증상은 가벼운 건망증이다. 병이 진행됨에 따라서 언어 구사력, 이해력, 읽고 쓰는 능력 등의 장애가 발생한다. 이런 장애는 결국 정신적인 문제로 발전되기도 하여 환자들은 불안해하기도 하고 매우 공격적이 될 수도 있으며 집을 나와서 길을 잃어버리고 거리를 방황할 수도 있다. 치매 환자는 기억력이 떨어지기 때문에 자신에게 이미 치매 증상이 시작되었다는 사실을 인식하지 못하는 경우가 많아서 가족들의 세심한 관찰이 반드시 필요하다.

혈관성 치매

혈관성 치매는 뇌혈관이 막히거나 좁아진 것이 원인이 되어 나타나며 반복되는 뇌졸증에 의해서도 유발된다. 혈관성 치매는 인지 능력 등 정신 능력이 조금 나빠졌다가 회복되고 또 갑자기 악화하는 식의 단계적인 악화 양상을 보이곤 한다. 또한 팔다리 등에 마비가 오거나 언어 장애, 구동 장애 또는 시각 장애 등도 흔히 나타난다. 치매는 반드시 나이 많은 노인에게만 찾아오는 병이 아니다. 병원을 찾는 치매 환자의 비율을 보면 50대 9%, 60대 30%, 70대 44%, 80대 15%이며, 65세가 넘으면 10명 중 한 명이 치매에 걸린다고 볼 수 있다. 혈관성 치매의 경우, 채식으로 이루어진 건강한 식생활과 운동을 통하여 그 증상이 회복될 수 있으며 예방할 수 있다.

치매와 술과 담배

술과 담배가 치매에 직접적인 원인이 된다고 단정하기는 어렵지만, 간접적인 영향을 주는 것은 확실하다. 특히 술은 뇌세포를 파괴하기 때문에 부정적인 영향을 준다. 오랫동안 과음하는 사람들은 알코올성 치매에 걸리기 쉽다.

치매와 건망증

건망증 환자는 자신이 어떤 기억을 잃었다는 사실을 잘 인식한다. 그러나 치매 환자는 자신의 기억력이 상실되었다는 사실을 모른다. 치매와 건망증을 초기에 구별하기란 매우 어렵지만, 일반적으로 치매는 과거에 자신이 경험했거나 일어났던 일에 대한 기억을 전반적으로 광범위하게 잊어버리지만, 이에 반해서 건망증은 기억된 것의 일부를 선택적으로 잊어버리는 것으로 구분할 수 있다. 치매는 인식하는 능력과 판단력에 전반적으로 장애를 가져오지만, 건망증은 인식 능력과 판단력이 대부분 온전하게 보존된다. 그러나 심한 건망증 환자들의 경우 뇌 조직에 알츠하이머와 같은 현상이 나타나게 된다. 치매를 예방하기 위해서는 초등학교 수준의 산수 문제를 꾸준히 푸는 두뇌 훈련도 유용한 효과를 나타낸다. 치매에 걸리면 신경 세포 가지가 점점 없어지는데 이럴 때 머리를 쓰면 마치 운동으로 근육이 단련되듯이 신경 세포 가지가 많이 생겨나기 때문에 신경 세포의 사멸로 인한 손실을 줄일 수 있다고 한다.

치매의 예방과 치료

1 건강한 식생활을 통한 예방이 무엇보다도 중요하다. 지금까지의 연구 결과에 의하면 혈관과 혈액을 건강하게 잘 관리할 경우, 노인성 치매의 위험률도 저하된다고 한다. 그러므로 치매의 예방에서 풍부한 과일과 채식으로 이루어진 식생활은 매우 중요한 방법이 된다.

2 규칙적인 운동으로 뇌 기능을 회복할 수 있다. 치매를 예방하는 데 있어서 가장 좋은 운동, 그중에서도 신경정신과 의사들이 가장 권하는 운동은 "걷기"이다. 걸으면 뇌의 집중력이 자극되기 때문에 뇌 조직이 줄어드는 것을 막아 주고 뇌세포의 노화를 방지해 준다. 실제로 치매에 걸린 노인들에게 꾸준한 걷기 운동을 시켰더니 그 증상이 놀라울 정도로 호전된 경우들이 많이 있다. 치매의 예방과 치료에서 운동은 종종 기적을 낳는다. 운동하면 뇌세포가 활성화되고 혈류량도 늘어나게 되며 뇌 안에 신경 세포를 보호하고 기능을 활성화하는 생장 인자가 많이 늘어나는 것을 실험적으로 확인할 수 있다.

3 엽산이 함유된 식품을 많이 섭취해야 한다. 치매의 원인 중 많은 비중을 차지하는 것은 관리하지 않는 고혈압과 비만이다. 치매 판정을 받은 환자들의 혈액 검사를 해보면 혈액 속의 호모시스테인 농도가 높은 것을 확인할 수 있는데, 호모시스테인은 콜레스테롤이나 흡연처럼 혈관을 손상하는 물질이다. 이 물질이 혈액 내에 증가할 경우 치매에 걸릴 확률은 증대된다. 혈관성 치매의 중요한 위험 인자인 호모시스테인을 쉽게 낮출 방법이 있는데, 그것은 비타민 B군인 엽산을 섭취하는 것이다. 엽산의 하루 권장량은 0.2~0.25g인데 많이 먹어도 소변으로 배출되기 때문에 염려하지 않아도 된다. 대부분의 한국 사람들은 엽산의 섭취율이 매우 낮은 식사를 있는 것이 문제이다. 엽산은 아주 짙은 색깔의 시금치, 근대, 아스파라거스, 브로콜리 같은 녹색의 채소에 많이 함유되어 있고, 콩 종류에는 강낭콩과 완두콩에 많으며, 과일 중에는 오렌지나 바나나에 다량 함유되어 있다.

4 활발한 여가 활동, 적극적인 지적 활동, 적절한 체중 관리, 효율적인 당뇨 치료, 금연, 금주는 모두 치매 예방에 매우 절대적인 관계를 하고 있다.

5 너무 늙어서 육체의 힘과 뇌의 기능이 저하되기 전에, 아직 젊고 힘이 있을 때에 하나님을 경외하라는 것이 성경의 가르침이다.

> "너는 청년의 때 곧 곤고한 날이 이르기 전 나는 아무 낙이 없다고 할 해가 가깝기 전에 너의 창조자를 기억하라" (전 12:1)

33. 자가 면역성 질환

자가 면역 결핍증을 극복하는 법
자가 면역성 질병에 대해 아시나요?

1. 자가 면역성 질병이란 무엇인가?

과거에 영화나 소설에는 고치기 힘든 소위 불치의 병이라고 불리는 이상한 질병이 많이 등장하곤 했다. 그러나 이제는 드라마에서뿐 아니라 현시대에 사는 많은 사람에게 이름조차 낯설고 원인을 도무지 알 수 없는 이상한 질병들이 난무하고 있다. 그중 많은 부분을 차지하는 병이 자가 면역성 질병이다. 자가 면역성 질병이란 우리 몸에서 방어 기전을 수행하는 T림프구가 어떤 원인으로 인해 거꾸로 내 몸을 공격하게 되어 생기는 질병이다. 원래 T림프구는 암세포나 에이즈 병균, 간염 바이러스 등 변질한 세포나 외부에서 들어오는 해로운 병균을 죽여 우리 몸을 보호하는 역할을 하는 중요한 면역체계인데, 이 면역 체계가 망가져서 내 T림프구가 스스로 내 몸을 공격해서 이 질병이 생기는 것이고, 이런 계통의 질병을 통틀어 자가 면역성 질병, 또는 자가 면역 병이라고 부른다.

2. 자가 면역성 질병의 종류

인간에게 발생하는 질병 중 상당히 많은 종류가 바로 이 자가 면역성에 의한 것이라고 할 수 있는데, T림프구가 잘못돼 자가 면역성을 띠게 되던 어느 부위든 공격해 각종 질병을 일으킬 수 있음이 과학자들에 의해 속속 밝혀지고 있다. 이 자가 면역성 질병의 종류를 살펴보자.

루프스 (홍반성 낭창):
자가 면역성 혈관염, 빨간 반점(홍반)이 피부와 간, 뇌, 콩팥 등 혈관이 퍼져 있는 모든 부위에 생기면서 염증을 동반하는 병으로서 전신성 홍반성 낭창증(루프스)이라 부른다.

자가 면역성 다발성 신경염:
T림프구가 신경을 공격해 발병한다고 알려진 병.
(드물게는 몸속에 쌓인 독소가 원인이 되거나 당뇨병 합병증이 원인이 될 수도 있다.)

치매증:
치매증도 T림프구가 뇌신경 세포를 공격해서 생긴다는 학설이 있다.

파킨슨씨병:
이 병도 뇌신경 세포 중 특수한 세포가 공격을 받아 발병한다는 사실이 최근의 연구 결과로 밝혀졌다.

원형 탈모증:
이것도 T림프구가 모근 세포를 공격해서 생기는 자가 면역병이다.

그 외 간염이나 소아 당뇨병도 자가 면역성 질병이고, 에이즈도 에이즈 바이러스가 T임파구를 공격해 후천성 면역결핍증을 일으키는 것으로 자가 면역성 질환의 일종이다. 또 T임파구가 갑상선을 공격하면 갑상선염, 콩팥을 공격하면 만성 신부전증, 폐를 공격하면 자가 면역성 폐렴이 발병했다가 폐 경화증으로 진행된다. T임파구가 관절을 공격하면 류머티즘성 관절염이 되기도 한다.

자가 면역성 질병은 왜 생길까?

1. 자가 면역성 질병이 생기는 이유

사실 T임파구가 자가 면역성을 띠고 내 몸을 공격한다는 것은 아주 무서운 일이다. 몸을 지켜줄 막강한 보호 세력이 반란을 일으킨 셈이기 때문이다. 그리고 T임파구의 자가 면역성이 사라지지 않는 한 언제 어느 부위를 공격당해 병에 걸릴지 알 수 없는 채로 불안한 나날을 보내야 한다. 그 인체의 면역 시스템이 혼돈에 빠지게 되면 외부의 적들을 막아야 할 면역체가 인체를 공격하게 된다. 그러면 내 몸을 보호해야 할 T임파구가 왜 나를 공격하게 되었을까? 이상한 것은 자가 면역성 질병은 통계적으로 남성보다는 여성에게 발병률이 높다는 사실이다. 그동안 이 질병은 여성들에게 많이 생긴다는 것이 알려졌기는 하나 그 이유에 대해서는 밝혀진 것이 없다. 지금까지 과학적으로 규명된 원인도 T임파구가 변질하여 문제가 발생한다는 사실 정도에 지나지 않는다. 그러나 자가 면역성 질병을 앓고 있는 환자들을 보면 뚜렷한 공통점을 발견할 수 있는데, 그것은 자신을 용서하지 못하거나 탓하는 사람, 화가 나도 잘 참는 사람, 자기표현을 잘하지 못하는 사람, 피해 의식이 강한 사람들이 이 병에 잘 걸린다는 점이다. 환자 중 남성보다는 여성이 많은 것은 이런 성향이 여성들에게 주로 나타나기 때문이다. 그렇다면 정신적인 갈등이나 스트레스, 고통 등이 T임파구에 어떤 영향을 미친다는 가설이 가능하다. 실제로 그럴까?

2. T임파구와 정신과의 관계

T임파구와 정신 계통과의 관계를 밝히기 위해 미국 뉴욕 주 와처스타 의과 대학의 의사가 했던 실험을 예로 보자. 그는 쥐에게 사이클로스포린(T임파구를 죽이는 약으로 곰팡이에서 추출한 독소)을 주사하면서 주사를 놓을 때마다 설탕물을 먹였다. 쥐는 사이클로스포린이 무엇인지 모르는 채 다만 설탕물을 먹었을 뿐이지만 쥐의 T임파구는 서서히 죽어갔다. 일주일이 지나자 쥐의 T임파구 중 60%가 죽어 버렸고 그대로 두면 쥐는 면역력이 떨어져 사소한 병균에도 생명이 위험해질 수 있는 상태가 된다. 그럼에도 쥐는 아무것도 의식하지 못한다. 모든 실험을 중단한 의사가 이번에는 같은

쥐에게 좋은 먹이를 먹여 가며 사랑으로 보살펴 주었더니 놀랍게도 골수 속에서 새로운 T임파구들이 생산되어 일주일 만에 완전히 재생되었다. 그런데 본격적으로 T임파구와 정신 계통과의 관계를 밝히는 실험은 그때부터 시작되었다. 쥐에게 사이클로스포린은 주사하지 않은 채 설탕물만 먹이기 시작한 것이다. 그런데 더욱 놀랍게도 쥐의 T임파구가 죽어 버리기 시작했다. 이것은 설탕물이 갖는 상징에 T임파구가 반응한 것이다. 쥐는 사이클로스포린이 무엇인지 몰라도 쥐의 뇌는 그 약물의 의미를 알고 있기 때문에 사이클로스포린을 상징하는 설탕물만 먹어도 '아 이것이 내 T임파구들을 죽이는구나.' 하고 느꼈다. 이런 뇌의 생각에 T임파구는 아주 민감하게 반응한다. 이 실험을 통해 우리는 T임파구와 정신 계통이 밀접하게 연관돼 있음을 알 수 있다. 즉 물리 화학적인 조건 없이 심리적 고통만으로도 질병에 걸릴 수 있음이 증명된 것이다.

현대 의학의
자가 면역성 질병 치료

자가 면역성 질병은 이처럼 뇌세포의 생각, 심리적 요인에 영향을 받기 때문에 물리 화학적인 지식으로는 설명할 수 없다. 그래서 의학적으로는 자가 면역성 질병을 제대로 진단할 수 없다. 그러면 현대 의학은 자가 면역성 질병을 어떻게 치료할까? 의미에 반응하는 질병이라는 사실을 전혀 인정하려고 들지 않기 때문에 치료법도 물리 화학적인 처치 수준에 그치는 것이 의학의 수준이다. 의학적으로 자가 면역성 질병을 치료하는 방법은 참으로 단순하다. 이유는 모르지만 어쨌든 T임파구가 몸속의 세포들을 공격하고 있으니 먼저 T임파구를 파괴하는 것이다. 그래서 쥐의 T임파구를 죽였던 것과 같은 물질인 사이클로스포린을 이용해 T임파구를 죽이는 방법이 가장 보편적으로 사용된다. T임파구가 췌장을 공격해 인슐린 생산 세포를 파괴함으로써 인슐린이 분비되지 않아 생기는 소아 당뇨병의 경우를 보자. 소아 당뇨병의 원인은 T임파구가 변질하여 자가 면역성을 띠게 된 것이므로 T임파구를 건강하게 만들어 자가 면역성이 사라지게 하는 것이 진정한 원인 치료이다. 그런데 현대 의학에서는 T임파구를 정상으로 돌리려는 노력은 시도조차 하지 않고 그저 췌장을 공격하는 T임파구를 죽여 혈당 수치를 조절하면서 지속해서 인슐린을 투여하는 것만을 최선의 치료법으로 친다. 자가 면역성 질병에 대처하는 의학의 모든 치료법이 이런 식이다. T임파구를 완전히 죽여 버리면 면역 기능에 문제가 생기므로 T임파구의 공격력을 떨어뜨리는 수준에서 투약을 멈추었다가 다시 T임파구가 살아나면 약으로 죽여 버리는 과정을 반복하는 것이다. 이런 방법으로는 T임파구가 잘못된 원인을 찾아낼 수도, T임파구를 정상으로 되돌릴 수도 없으므로 평생 증세를 관리하며 사는 것으로 만족할 수밖에 없다. 엄밀한 의미에서 자가 면역성 질병은 아니지만 T임파구가 일시적으로 자가 면역성을 띠는 경우가 있다. 바로 장기 이식 수술을 받았을 때다. 간이나 콩팥 등을 이식받으면 T임파구가 새로 들어온 장기를 외부에서 침입한 이물질로 판단해 공격하는 것이다. 그래서 이식 수술 후에는 이식된 장기가 거부 반응 없이 안착할 때까지 보호하기 위해 면역 억제제를 복용하게 돼 있다. 이 약 역시 T임파구를 죽이는 사이클로스포린이다. 그런데 이식 수술을 받은 환자 중 이 약을 먹지 않고도 수술에 성공하는 사람이 있다. 그 이유는 그 사람의 T임파구가 의미에 반응하기 때문이다. 처음에는 이물질로 판단해 외부에서 이식된 장기를 공격하지만 곧 뇌세포의 명령에 따라 공격을 중단하게 되는데, 뇌세포가 이식된 장기를 받아들여야 할 필요가 있다고 판단하면 T임파구도 그에 따르는 것이다. 이처럼 자가 면역성 질병이든, 이식 수술이든 T임파구가 원인이 아닌데도 현대 의학은 여전히 T임파구를 파괴하는 치료법을 고수하고 있다. 그리고는 면역력이 떨어져 다른 질병이 생기면 또 그에 맞춰 새로운 치료법을 적용하는 것이다. T임파구가 의미에 반응한다는 사실만 인정하면 간단하게 고칠 수 있는 질병에 어렵게 맞서고 있는 셈이다.

자가 면역성 질병
정복의 길

1. 면역 체계의 회복

T임파구를 파괴해서 공격력을 떨어뜨리는 의학적 처치로는 자가 면역성 질병을 관리하는 데 그칠 뿐 완치는 불가능하다. 완치 방법은 오직 하나, T임파구의 공격적인 성격을 바꿔 본래의 사명인 면역 체계의 역할에 충실하도록 만드는 것이다. 이것은 T임파구의 성질을 잘 이해해야만 가능한 일이다. 물론 여기에는 면역 체계를 높여주는 음식물의 개혁이 수반되어야 함을 독자들은 이미 알고 있을 것이다.

2. T임파구와 사고방식

사실 원래의 병균이나 변질한 세포를 공격해 죽이게 되어 있는 T임파구가 자가 면역성을 띠는 것은 뇌세포의 생각, 즉 의미에 반응하기 때문이다. 우리는 부정적인 사고방식 속에서 생활할 때가 많다. 그리고 쉽게 부정적인 말을 내뱉을 때가 많다. 쉬운 예로 "속상하다." "죽고 싶다."는 말을 뜻 없이 반복하면 자신의 뇌세포가 그렇게 느끼게 되고, 자신도 모르는 사이 T임파구가 그 말에 반응한다. 그럴 때 T임파구가 몸의 장기 중 가장 약한 부위를 공격해 정말 속이 상하도록 하고 유전자를 죽이는 것이다. 이것은 자해 행위나 다름없다. 따라서 자가 면역성 질병을 예방하거나 치유하려면 자신을 미워하는 마음부터 버려야 한다. *불필요할 정도로 심한 죄책감을 갖거나, 다른 사람을 배려하기 위해 지나치게 자신의 고통을 참거나(기쁘고 우러나오는 감정으로 하면 괜찮지만), 지나치게 걱정을 많이 하여 건강을 상하게 하는 것 등 등은 모두 자신을 미워하는 마음이다.* 내가 나를 사랑하지 않고 미워하면 나대신 내 몸속의 T임파구가 내 몸을 벌을 주는 것이 자가 면역성 질병의 진짜 원인이기 때문이다. 남을 진정으로 사랑하고 용서하려면 나 자신을 진정으로 사랑할 수 있어야 한다. 우리가 누군가를 미워하면 결국 괴로운 것은 누굴까? 오직 나만 괴롭고 속상할 뿐이다. 결국 내 유전자만 상하고 내 T임파구만 죽어간다. 남을 사랑하고 용서하는 것은 바로 나 자신의 정신 건강을 위해, 더 나아가 내 생명을 위해 꼭 필요한 것이다.

3. 놀라운 정복의 길이 여기에 어떤 사람은 이렇게 말할 것이다.

"미워하고 싶지 않지만, 걱정하고 싶지 않지만, 사랑하고 싶지만, 그런데 그것이 어디 마음먹은 대로 돼야 말이죠!" 말하기는 쉬워도 진정한 용서나 사랑을 실천하기란 정말 쉽지 않다. 우리는 이 불가능한 일을 스스로는 할 수 없다. 무의식 속에서는 도저히 안 되는데 의식적으로만 스스로 강요하는 것은 자신을 괴롭히는 일밖에 안 된다. 자신을 있는 그대로 받아들이고 그 사실을 인정한 후에 조금씩 노력해 가면서 의식과 무의식을 일치시키는 것이 진정으로 생명을 위한 길이다. 자가 면역성 질병을 치유하는 방법은 이렇게 스스로 정신 건강을 지킴으로써 뇌세포가 T임파구에 잘못된 명령을 내리지 않도록 하는 것이다. 이것만이 T임파구도 파괴하지 않으면서 T임파구의 자가 면역성도 없앨 수 있는 근본적인 치유법이다. 그런데 우리 그리스도인들에게는 특별히 이런 질병을 정복할 수 있는 아주 놀라운 길이 있다. 그것은 불가능한 것을 가능하게 하시는 하나님을 우리가 믿고 있다는 것이다. 우리는 우리 스스로 아무 것도 할 수는 없지만, 우리의 모든 문제를 숨기지 않고 하나님께 가지고 나갈 수는 있다. 모든 것을 하나님께로 가지고 나아가서 이야기하는 것이다. 어떤 사람을 용서할 수 없으면 용서할 수 없다고, 사랑할 수 없으면 사랑하게 되지 않는다고 인정하며 하나님께 알리라! 있는 그대로를 인정하고 알리며 이야기하라! 미워하는 마음이 있으면 그런 마음이 있다고, 할 수 없으면 할 수 없다는 것까지 이야기하라! 하나님께서는 우리의 모든 것, 생각까지라도 아시며 하나님께 말씀드리기 전에도 우리의 마음을 아신다. 우리가 하나님께 모든 것을 인정하고 숨김없이 말씀드린 그다음에는 그것이 어떻게 되는가? 인정하고 있는 그대로 가지고 나가 하나님께 말씀드리는 그 일은 단순해 보이기는 하지만 놀라운 치료의 효과를 가지고 온다. 어떻게 그렇게 되는가?

첫 번째로, 자신의 문제를 있는 그대로 인정하는 것은 우리 자신을 억누르고 있던 죄책감에서 우리를 해방해 준다. 그리고 무의식중에 자신을 벌하며 자신을 미워함으로 자신의 건강과 생명을 해하고 있던 상태에서 우리를 해방해 준다.

두 번째로, 그 문제를 자신이 혼자 숨기며 가지고 있지 않고 하나님께로 드렸기 때문에 그 문제는 이제는 자신의 것이 아니므로 얻게 되는 안식과 평안이 있다. 그러므로 그 기쁨으로 인해 T임파구가 회복되고 건강이 찾아오게 되는 것이다.

세 번째로, 그 문제를 해결하시는 분은 하나님이시기 때문에, 우리가 모든 것을 숨기지 않고 그대로 인정하고 가지고 나갈 때, 그분의 가장 좋으신 뜻대로 이 문제를 해결해 주신다. 사랑하는 마음이 필요하면 사랑하는 마음을 주시고, 용서하는 마음이 필요하면 용서할 능력도 주신다. 문제는 우리가 하나님께 가지고 나가지 않는 데에 있다.

그런데 결론적으로 알아야 할 것은, 이 일- 하나님께 있는 그대로 가지고 나아가 이야기하는 일-은 한 번으로 끝나는 것이 아니라는 것이다. 부정적인 생각, 어려운 일, 해결할 수 없는 생각, 자책감 등등이 떠오를 때마다 이 일을 계속 해야 한다. 그럴 때, 하나님께서는 우리의 문제를 가지고 가시고, 우리의 몸의 문제를 가지고 가시며, 그 대신 건강과 행복과 평안을 우리에게 주시는 것이다! 매 생활 모든 일에 한 번 이 방법을 실천해 보자. 실천하는 사람에게는 항상 축복이 따르는 것을 우리는 잘 알고 있지 않은가! 이 축복이 모든 독자의 것이 되기를 바란다. ***믿음은 죽음보다 더 강한 정복자이다.*** 만일 절망적인 질병을 가진 환자들이 믿음의 눈으로 강력한 치료자이신 예수님을 바라본다면 그들은 놀라운 치유의 역사를 경험하게 될 것이다. 그것은 육체와 마음에 생명을 가져다줄 것이다.

잘못된 생활 습관의 희생자들이여, 그대들을 둘러싼 절망과 파멸을 바라보는 대신, ***그대들의 눈을 돌려 예수님을 바라보라.*** 예수님의 부드러운 손길과 하늘의 영광을 생각해 보라. 이것은 속절없고 절망적인 것처럼 보이는 그대들에게 희망과 평안을 줄 것이며, 죽음에 대한 두려운 공포를 할 수 있는 것보다 훨씬 더 큰 일을 육신과 영혼의 구원을 위하여 하게 될 것이다.

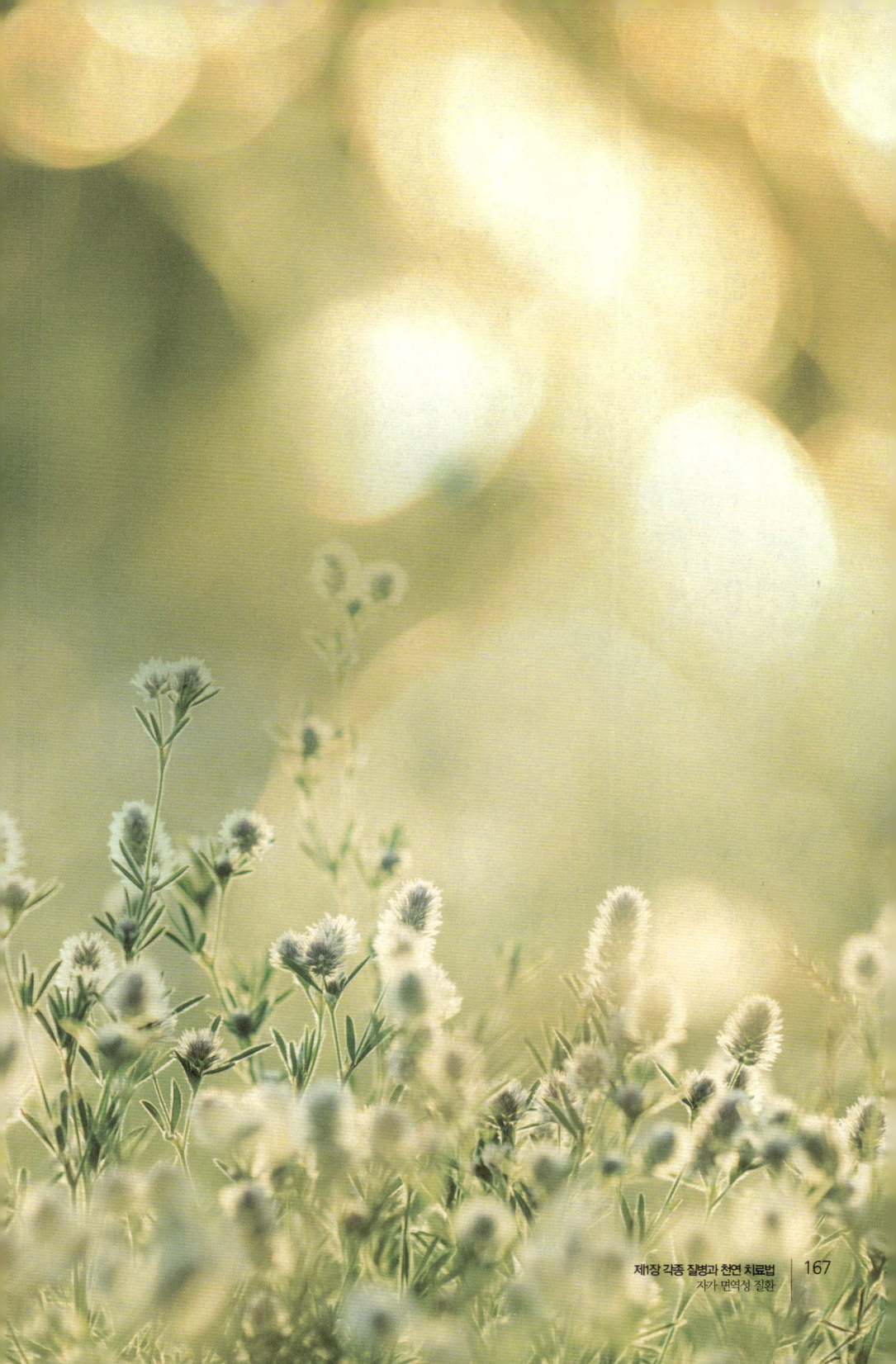

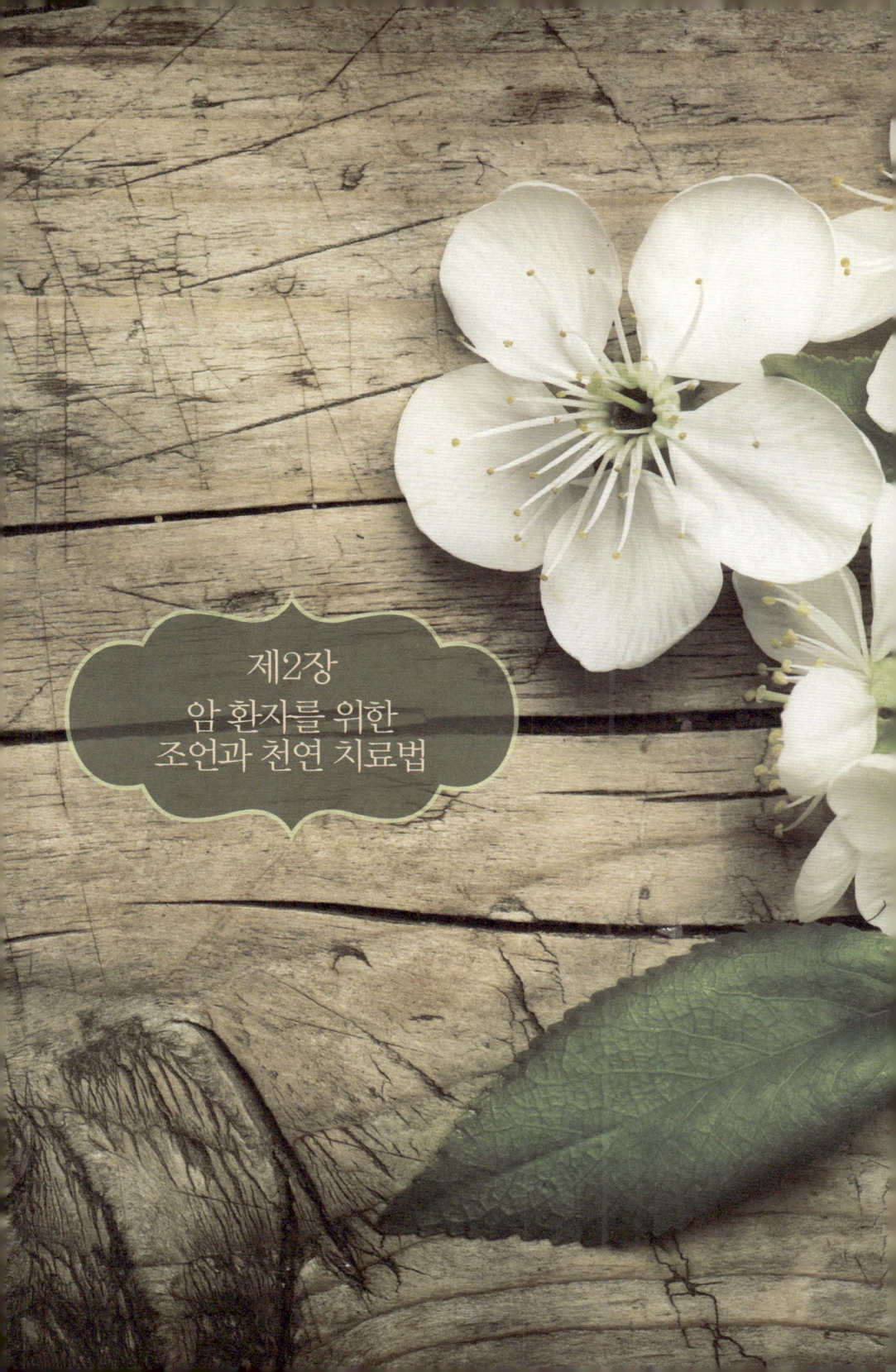

제2장
암 환자를 위한
조언과 천연 치료법

1. 사망 선고를 받은 사람에게...
- 아가타 트레쉬 의사

엄숙한 얼굴을 한 의사가 그대에게 의자에 앉으라는 말을 한다. 지난 며칠 동안, 겪었던 시련과 염려가 그대의 머릿속을 스쳐 지나간다. 그대는 최선의 결과가 나올 것을 희망하지만, 의사의 엄숙한 표정은 그대로 하여금 불길한 예감을 하도록 만든다. 잠시 후, 그대의 귀에 치명적인 병을 선고하는 의사의 목소리가 들려진다. 자, 이제부터 그대는 무엇을 해야 하는가? 그대가 치명적인 병을 가지고 있다는 소식을 어떻게 받아들여야 하는가? 의사의 선고를 어떻게 받아들이는가에 대한 그대의 태도가 앞으로 질병과의 투쟁에서 커다란 차이를 가지고 온다는 사실을 기억하라. 그대는 최악의 상황에 대하여 준비되어 있는가? 그대는 일어날 수 있는 최악의 상태에 대해서 생각해 두어야 한다. 죽음, 사랑하는 사람들과의 이별, 고통, 경제적인 부담 등 최악의 상황이 그대에게 실제로 벌어질 수 있다는 사실을 고려하라. 그러나 내일에 대한 걱정과 염려가 그대를 압도하지 못하도록 해야 한다. 갑자기 나쁜 상황이 벌어진다더라도 놀라거나 낙담되지 않도록, 여러 가지 최악의 상황을 미리 생각해 두어야 한다.

다음으로 그대가 해야 할 일은, 그대가 가지고 있는 병에 대해서 충분한 지식을 소유하는 것이다. 암과 같은 질병이 왜 발병하며, 회복을 위하여 어떠한 것들이 이루어져야 하는가를 알아야 한다. 자신이 가지고 있는 어떠한 생활 습관과 방식을 바꾸는 것이 질병의 치료를 위해서 유익한 것인가를 파악하고, 자신이 가진 질병에 대한 충분한 지식을 소유하도록 하라. 자신과 같은 병을 가지고 있는 사람들의 경험과 현황을 직접 조사해 보아야 한다. 때에 따라서는 도서관에 가서 책에서 지식을 얻을 수도 있다. 또한, 많은 사람이 택하고 있는 정규적인 방법 이외의 다른 길에 대해서도 알아보아야 한다. 오늘날, 현대 의학이 많은 유익을 주고 있지만, 여러 가지 질병의 치료에 매우 놀라운 결과를 가지고 올 방법 즉, 식이 요법, 운동, 단순한 천연 치료, 약초, 물리 치료 등에 대해서는 아직도 현대 의학의 손이 미치지 못하고 있다. 일반적인 의약품들이 여러 가지 질병들을 근본적으로 치료하지 못하는 이유는, 현대 의학이 이러한 것들에 대한 진짜 원인을 올바로 규명하는 일에 실패하고 있기 때문이다.

    병자들에게 있어서, 밤은 악마가 주는 의심과 두려움으로 고통당하기 쉬운 시간이다. 더구나 치명적인 진단을 받은 환자일 경우, 이러한 상태는 더욱 심각한 것이 되기 쉽다. 갈등과 두려움이 잠을 빼앗아 간다. 극도의 염려와 두려움의 시간을 어떻게 보내야 하는가? 그러한 시간을 조용히 자신을 되돌아보는 시간으로 보내면 어떨까? 하늘에 계신 하나님께서는 그대의 지나간 생애를 잘 알고 계신다. 그리고 왜 그대가 그러한 병을 가지게 되었는가를 알고 계신다. 하나님께서는 그대가 무서운 질병에 걸리지 않게 하려고 기회가 있을 때마다 적당한 사람과 적당한 방법을 통하여 그대에게 접근하셨다. 성령의 음성을 그대의 양심과 지성에 호소하심으로써, 그대에게 피할 길을 보여주고자 하셨다. 그대가 올바로 먹고, 올바로 생활하며, 마음의 평화와 기쁨을 가지고 인생을 살 수 있도록 하나님의 지혜와 최선을 다하여 그대의 마음을 두드려 오셨다. 지금 이 시각에도, 하나님께서는 그대를 위한 완전한 계획을 세우고 계신다. 그대의 인생을 완전한 것으로 만들기 위해서, 그대는 하나님의 완전하신 뜻을 발견해야 할 필요가 있다. 눈을 감고서 그대를 향한 하나님의 뜻을 생각해 보아라. 눈을 감고 근육을 느긋하게 이완할 때마다 두뇌에서는 알파 전파를 발생시키는데, 이것은 두려움과 염려를 감소시킨다. 마음의 염려와 감정적인 스트레스는 질병과 싸우는 우리 몸의 저항력을 약화한다. 그대가 신앙을 가진 그리스인이든지 아니든지를 불문하고, 그대를 만드신 창조주께서 그대의 마음과 몸을 회복시키실 수 있다는 사실을 기억하라. 또한 질병과 부닥쳐서 투쟁하고 싸워야 할 의무와 책임이 그대 자신에게 부여되어 있다는 사실을 인식하라. 그대가 받아야 할 치료법을 선택하라. 어떤 치료법을 선택하든지 간에, 치료법에 대하여 가능한 모든 정보와 지식을 얻어야 한다. 치료법에 대한 사전 조사를 통해서, 그대가 확신을 할 수 있는 한 가지 치료법을 선택하는 것이 바람직하다. 병을 치료하는 과정에서 여러 가지 불신과 의심이 들어올 수 있다. 그럴 때마다 치료법을 바꾸고자 하는 유혹을 받게 될 것이다. 이러한 유혹을 받을 때마다 치료법을 수시로 바꾸게 되면, 오히려 더욱 해로운 결과를 초래할 수 있다. 하나님께 마음을 바치고, 그대에게 가장 적당한 치료법을 가르쳐 주실 것을 간구하라. 창조주 하나님을 믿고 의지하라. 그대가 맞고 있는 최악의 상황이 하나님께는 오히려 그대를 위한 최선의 기회가 될 수 있다. 어떤 인간도 그대에게 사망 선고를 내릴 수 없다. 인간의 생명은 오직 하나님의 손안에 달린 것이다. 그대를 위한 하나님의 계획에 대해서 깊이 생각하고, 양심을 통하여 들려오는 하나님의 조용한 음성을 들을 수 있도록 귀를 기울이라. 그대의 영혼을 전적으로 하나님께 맡김으로써, 영혼과 정신의 평화와 자유를 얻어라. 겸손한 마음으로 그대를 위한 하나님의 완전하신 계획을 가르쳐 달라고 기도하라.

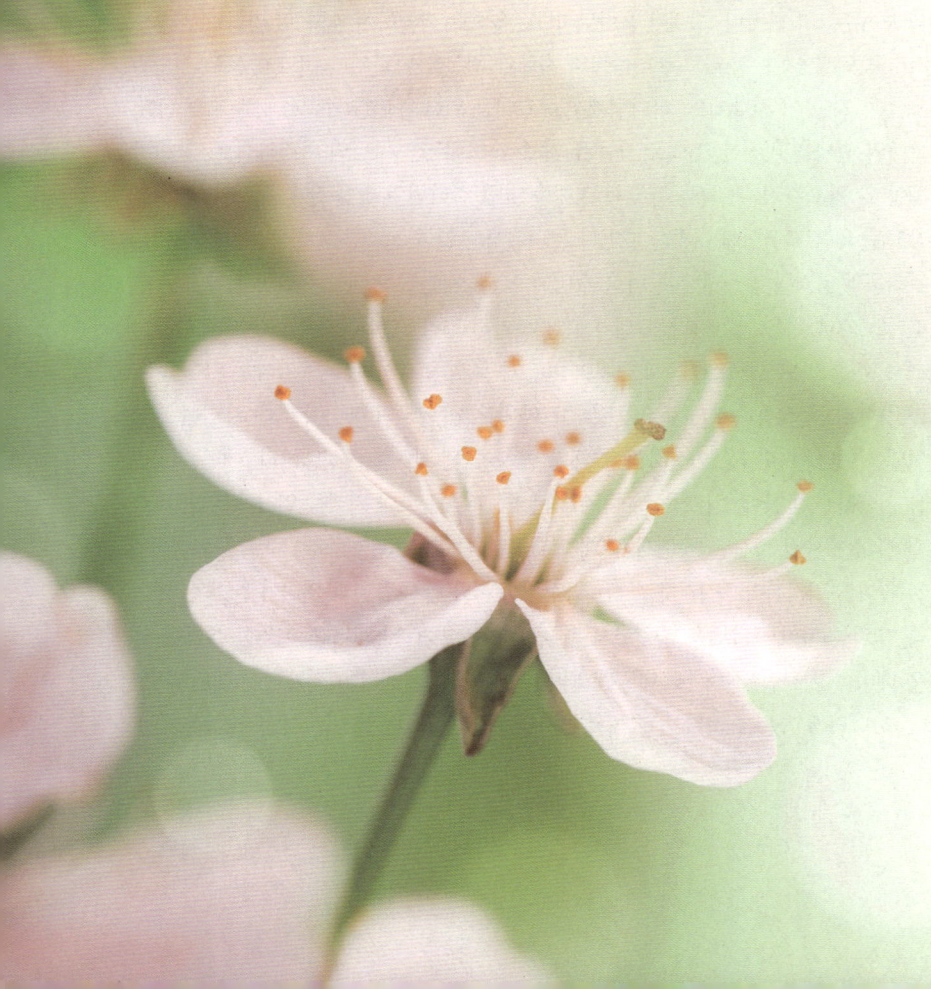

2. 암과 생명의 법칙
– 아가타 트레쉬 의사

암에 걸렸다고 하면 흔히들 희망이 없다고 말한다. 도대체 암이란 어떤 종류의 질병이길래 죽음을 가져오는 불치의 병이라고 말할까? 정말 암에 걸리면 죽을 수밖에 없는가? 암과 생명의 법칙에 대해서 잘 이해하고 나면 그것에 효과적으로 대처할 길이 보인다. 우리 몸속에 있는 정상적인 세포들은 일정한 법칙에 따라 번식해 나가고 있을 뿐 아니라 특정한 목적을 위하여 존재한다. 콩팥 세포는 독소를 걸러내는 일을 하고 간세포나 갑상선 세포도 몸 전체의 건강을 위하여 자신의 소임을 다한다. 그러나 암세포는 이와 다르다. 암세포는 몸 전체를 위하여 일하는 대신에 자신을 위해서 존재하고 일한다. 과학자들은 정상 세포들 사이에서 서로 대화를 한다는 사실을 발견하였다. 그래서 정상 세포를 배양 접시에서 배양시키면 세포가 성장하고 분열하여 접시의 가장자리에 닿으면 성장을 멈춰버린다. 이때 접시의 가장자리에 닿은 세포들만 성장을 멈추는 것이 아니라 배양 접시에 있는 세포 전체의 성장이 멈춘다. 왜 이러한 현상이 일어날까? 왜냐하면, 정상 세포들 사이에는 서로서로 대화가 항상 진행되기 때문에 그렇다. 서로 의식을 가지고 대화를 나누고 있기 때문에 성장 분열을 해도 아무렇게나 하는 것이 아니라 일정한 방향으로 진행되기 때문에 층이 생긴다. 그러나 암세포는 전혀 대화를 나누지 않으며 독불장군처럼 산다. 그래서 성장하고 분열을 해도 가지런한 층을 이루지 못하고 서로 엉키는 덩어리가 된다. 정상 세포는 영양소의 균형이 정확하게 맞아야 살지만, 암세포는 영양소의 균형이 정확하게 맞지 않아도 살 수 있다. 정상 세포를 배양할 때 영양소의 균형을 깨뜨려서 불균형한 상태로 영양을 계속 공급하면 결국에는 정상 세포가 변질 돼서 암세포가 생겨난다. 주변에 발암 물질을 놓아둔 것도 아니고 발암 주사를 주입하지도 않는데 단순히 균형이 맞지 않는 영양소를 공급하면 그 결과로 암세포가 발생한다.

항암 인자와 암

암세포가 증식하여 덩어리를 이루더라도 아직은 양성 종양 상태이다. 그러나 여러 가지 요소에 의하여 사망적 자극을 받아 상태가 계속 악화하면 결국에는 세포가 완전히 미쳐버리고 항암 인자가 없어지게 된다. 과학자들의 연구 결과에 의하면 항암 인자가 살아 있는 동안은 아무리 유전자가 두세 개쯤 변한다 해도 세포는 여전히 양성 종양 상태로 머물러 있다고 한다. 그러나 일단 항암 인자가 없어지고 나면 드디어 악성 종양으로 바뀌고 만다. 항암 인자는 불균형한 영양 섭취나 과식, 스트레스, 호르몬의 과다한 상태에서도 세포들이 일정한 법칙들을 지킬 수 있도록 유지해 주는 역할을 한다. 암이란 결코 운이 나빠서 생기는 것이 아니다. 항암 인자가 두 손 들고 포기할 만큼 세포를 학대하고 힘들게 만드는 환경 속에서 살아왔기 때문에 생겨나는 현상이다. 주위 환경, 음식물, 스트레스 그리고 삶 전체가 항암 인자가 지쳐서 자신의 역할을 포기하고 사라질 정도로 고문을 가해야만 악성 암이 생기게 된다. 항암 인자가 없어지기 전인 양성 종양 상태로는 암세포는 절대로 다른 조직으로 옮겨지지 않는다.

암을 다스리는 방법

처음에는 한 개의 세포가 암으로 변하지만, 나중에는 두 개 세 개로 늘어나면서 자라기 시작한다. 암세포의 성장은 어떻게 생활하는가에 따라서 그 속도가 달라진다. 암세포에 유리한 환경이 되면 급속하게 증가하지만, 자신이 도무지 성장할 수 없는 환경이 되면 한곳에 처박혀 꼼짝도 하지 않음으로써 성장이 중단된다. 처음에 암세포로 변한 세포들은 다른 기관으로 퍼지지 않기 때문에 아무도 암을 진단해 낼 수 없다. 암이 의사에게 진단될 수 있기까지는 참으로 오랜 세월이 걸린다. 유방 속의 세포 한 개가 성장 분열하여 악성 유방암으로 발전한 후 암 전문의에게 진단을 받기까지 8년에서 10년이라는 긴 세월이 흘러가게 된다. 간암의 경우 진단을 받을 만큼 자라려면 10년에서 20년 정도의 시간이 필요하다. 한 번 악성 암으로 변질한 세포는 결코 회복될 수 없는가? 그렇지 않다. 아무리 나쁘게 변한 세포일지라도 좋은 환경이 제공되면 다시 정상 세포로 되돌아간다! 그것이 창조주께서 인체 속에 새겨 놓으신 생명의 법칙이다. 그러나 무조건 그렇게 되는 것은 아니고 유전자가 다시 정상으로 돌아올 수 있는 생명이 있는 환경을 제공해 주어야 한다.

태 쥐에 관한 다음과 같은 시험은 유전자가 가지고 있는 놀라운 회복의 법칙을 잘 나타내 준다.

태 쥐에 대한 실험

태 쥐란 어미 쥐의 자궁 속에 있는 아직 태어나기 전의 쥐를 말한다. 태 쥐를 어미 쥐의 자궁 밖으로 내놓으면 아무리 환경을 잘 조성해 주어도 태 쥐의 세포들은 암세포로 변질한다. 그런데 변질한 이 암세포들을 다시 자궁 속으로 이식하면 암이 없어진다. 참으로 놀라운 일이다. 유전자는 이렇게 자신이 처한 환경에 따라 영향을 받고 또한 적응하기 위하여 변한다. 암으로 변질한 세포도 어머니의 뱃속이라는 생명이 있는 환경 속에서 정상 세포로 되돌아오는 것이 생명의 법칙이다.

암이 커지는 것을 막는 방법

암이라고 할지라도 퍼지지 않는 암일 때는 별로 위험하지 않다. 암을 더 자라지 못하게 한다면 생명을 위협하지 않는다. 그러나 이 단계에서 세포를 계속해서 괴롭힌다면 암은 심각한 상태로 발전되어 퍼지는 종류의 암으로 변한다. 8년 동안 간세포에 암이 자라고 있다고 해 보자. 비록 간에 암이 8년 동안 자라고 있다고 할지라도 아직 의사가 진단할 수 있는 크기는 아니다. 어떤 현대 의학의 설비라고 할지라도 8년 동안 자란 간세포의 변질을 찾아낼 수는 없다. 그러나 환자 본인은 어느 정도 느낌을 받을 수 있다. 마음속에서 "몸이 좀 이상하다. 피곤하다. 힘들다"는 작은 목소리가 들려옴에도 불구하고 생활과 습관을 바꾸지 않으며 마음을 바꾸지 않는다면 암 세포는 사망적 환경 속에서 계속 커지고 변질하여 퍼지는 암으로 그 성질이 바뀌게 된다. 만약 암 환자가 생명의 법칙에 맞게 생활한다면 인체 속에서 어떤 일이 일어날까? 놀라운 일이 생긴다. 지금까지는 암세포를 발견하고도 피곤하고 힘이 없어서 공격하지 못하고 눈치를 보면서 피해 다니던 백혈구와 T 임파구와 엔케이 셀 등 세포들의 활동이 활발해지기 시작한다. 그들은 암세포를 찾아다니면서 그것들을 죽이는 본연의 기능을 회복하게 된다. 다시 말해서 인체의 면역 시스템이 다시 강력한 일을 하기 시작하게 되는데, 이렇게 되면 퍼지는 종류로 변질한 악성 암세포도 안 퍼지는 암세포로 환원될 수 있고 안 퍼지는 암세포는 정상 세포로 돌아갈 수 있게 된다. 바로 이것이 유전자 속에 하나님께서 넣어두신 생명의 법칙이다. 물론 면역 기능이 다시 정상적으로 가동되기 위해서는 천연적인 음식물과 깨끗한 물, 공기 그리고 적당한 운동과 같은 생명이 있는 환경이 제공되어야 한다. 그러나 이런 것들과 함께 꼭 주어져야 할 생명을 가진 환경이 있는데, 그것은 하나님께로부터 오는 생명이 있는 에너지이다. 마음의 화평과 감사와 사랑과 용서의 정신이다. 우리의 몸이 육체적으로 그리고 정신적으로 생명이 있는 환경 속에 놓이게 될 때 세포에는 급속한 치료가 일어나게 된다. 건강한 삶을 살라! 건강한 음식을 섭취하라! 그리고 하나님 안에서 마음의 모든 걱정과 화와 스트레스를 해결하라! 그리하면 하늘이 정하신 치료의 법칙이 그대 속에서 이루어지게 될 것이다!

3. 암이 퍼지는 것을 막는 방법

항암 인자와 암세포

정상적인 세포가 암세포로 변하기까지는 많은 시간이 필요하다. 또한, 그렇게 진행되는 동안 인체는 우리에게 끊임없는 경고를 한다. 그럼에도 불구하고 자신의 고집과 건강에 대한 편견을 꺾지 않은 채 계속해서 세포를 괴롭히는 생활을 살아간다면 그것은 세포에 결정적인 문제를 가져다준다. 이런 상태 속에서 정상 세포는 암세포로 변질하고 한동안 퍼지지 않는 세포로 남아 있다가 나중에는 퍼지는 암세포로 변하게 된다. 퍼지기 전의 간세포의 암은 간을 죽일 수 없다. 암 환자 중의 어떤 사람들은 15년 동안 퍼지지 않는 암 상태를 유지하고 있다. 그런 상황에서 건강에 대한 몇몇 원칙들을 이해하고 그것을 생활에 적용하면 암의 크기가 더 커지지 않고 유지될 수 있다. 이처럼 암이 자라지 않고 그 성장이 중지만 되어도 생명에 대한 위협은 사라진다. 그런데 만일 암 환자가 하나님께서 인체에 새겨 놓으신 생명의 법칙에 일치하게 생활한다면 놀라운 일들이 인체 속에서 일어나게 된다. 암 환자가 생명의 법칙에 따라서 생활하기 시작하면 지금까지는 암세포에 대해서 전혀 힘을 쓰지 못하던 백혈구와 T 임파구 같은 인체의 면역 세포들의 활동이 활발해지면서 드디어는 암세포를 찾아다니면서 죽이기 시작한다. 인체의 면역 체계가 정상적으로 환원되면 퍼지는 암세포도 퍼지지 않는 암세포로 환원될 수 있고 안 퍼지는 암세포는 정상 세포로 돌아갈 수 있게 된다. 인체의 면역 시스템이 정상화되려면 신선하게 마련된 채식과 깨끗한 물과 공기 그리고 운동만 필요한 것이 아니다. 이 과정에서 가장 중요한 것은 외부로부터 생명의 에너지가 들어와서 마음이 변화되어야 한다. 죄와 울분과 원한과 같이 깊고 어두운 사망적 스트레스에 의해서 사로잡혀 있던 환자의 몸과 마음과 영혼이 풀려나서 자유롭게 되어야 한다. 이처럼 온몸과 마음이 생명의 법칙 안에 거하게 될 때 인체는 드디어 참된 쉼을 얻게 되고 면역 체계가 활발해지면서 스스로 암을 치료하게 되는 놀라운 일이 일어나게 된다. 암세포를 안 퍼지는 상태로 유지하거나 안 퍼지는 암세포를 죽일 수 있는 유일한 방법은 몸과 마음이 생명의 법칙 속에 머무는 생활뿐이다.

항암 인자에 대한 이해

항암 인자는 양성 종양에서 악성 종양으로 변하려는 순간에 마지막으로 변하는 인자를 말하는 데 이 항암 인자를 P53이라고 부른다. 이것은 P라는 염색체에 있는 유전자 중에서 53번째에 있는 인자라는 뜻이다. 항암 인자는 정상 세포가 암세포로 변질하지 않도록 유지하기 위하여 최선을 다하다가 사람이 오랜 세월 동안 생명의 법칙을 무시하고 사망적 환경 가운데 살아가게 되면 결국에는 더 견디지 못하고 사라져 버린다. 일단 항암 인자가 없어지고 나면 세포는 완전히 다른 세포로 변질하여 버린다. 예를 들어서 항암 인자가 사라져 버림으로 인하여 인슐린 세포가 변질하면 몸의 균형을 생각하지 않고 아무 때나 마음대로 인슐린을 생산하게 되어 인체의 조화는 깨어지게 된다. 이처럼 항암 인자는 세포가 정상적인 상태를 유지하는 데 있어서 매우 중요한 역할을 한다. 암세포는 건강한 세포로 돌아올 수 있는데, 이것은 사라졌던 항암 인자가 다시 되돌아올 수 있음을 말한다. 없어졌던 항암 인자가 부활하게 되면 암세포는 정상으로 회복되기 시작한다. 이 사실은 실험실에서 분명하게 입증된다. 그러나 한 가지 이상한 사실은 실험실에서는 쉽게 입증되는 이 사실이 인체 내에서는 잘 일어나지 않는다는 사실이다. 왜 그럴까? 실험실에서는 정상 세포가 활동하기에 가장 좋은 환경을 인위적으로 만들어 줌으로써 사라졌던 항암 인자가 다시 돌아오지만, 우리 인체에서는 잘 돌아오지 않는다. 왜냐하면, 우리가 살아가는 환경이 너무나 사망적이기 때문이다. 스트레스나 동물성 지방처럼 들어오지 말아야 할 것들은 몸 안으로 쏟아져 들어오고 즐겁고 깨끗한 생각과 신선한 야채와 과일 같은 것들은 잘 들어오지 않기 때문이다. 정상적인 세포조차도 활동하기 힘든 환경 속에서 어떻게 항암 인자가 다시 부활하여 나타날 것을 기대할 수 있겠는가! 만일 암 환자가 생명이 있는 환경 속에서 건강의 올바른 원칙들을 받아들이는 생활을 살아나 간다면 무엇보다도 먼저 정상 세포들이 활기를 찾게 된다. 그리고 활기를 찾은 정상 세포들은 항암 인자가 생산하는 물질을 암세포에 보내 주게 된다. 이 물질이 암세포로 흘러들어 가게 되면 암세포는 그 영향으로 인하여 그 구조가 변하게 되어 새로운 항암 인자를 탄생시키게 된다. 동물 실험을 통하여 이러한 이론이 입증되고 있다. 그러나 암 환자에게서 이러한 실험 결과들이 잘 나타나지 않는 이유는 암 환자가 사망의 법칙 속에서 사망의 생활을 하는 동안 몸속에서는 사망의 현상들이 세포 속에서 일어날 수밖에 없기 때문이다.

4. 어떤 목사의 병상 체험
- 병상 일기

불치의 병으로 인하여 자리에 누워 있는 내게 세상은 더는 유쾌하고 즐거운 것이 아니었다. 힘겨운 노동을 하는 사람이 어서 빨리 해가 져서 밤이 오기를 기다리듯 나 역시 힘겨운 생활이 끝나고 죽음이 오기를 기다리게 되었다. 꽃을 보아도 즐겁지 않았고 새가 노래하는 소리를 들어도 감흥이 없었다. 목사인 내가 다른 사람들을 구원의 길로 인도할 수 없다면 이제는 가족과 친지들을 괴롭히지 말아야 한다고 생각하였다. 다음과 같은 욥의 절규가 나에게도 있었다.

> "어찌하여 곤고한 자에게 빛을 주셨으며 마음이 번뇌한 자에게 생명을 주셨는고 이러한 자는 죽기를 바라도 오지 아니하니 그것을 구하기를 땅을 파고 숨긴 보배를 찾음보다 더하다가 무덤을 찾아 얻으면 심히 기뻐하고 즐거워하나니 하나님에게 둘러싸여 길이 아득한 사람에게 어찌하여 빛을 주셨는고"(욥 3:20~23).

누워서 천장을 쳐다보면 지난날의 내 생애가 주마등처럼 스쳐 지나간다. 너무나 많은 실패와 잘못된 결정들을 생각할 때마다 숨이 막혀 왔다. 무익하게 낭비한 세월, 생각 없이 지나쳐 버린 기회, 알면서도 고의로 범한 죄들, 무관심하게 지나친 선의 기회들로 인하여 내 고통은 육체에 그치지 않았다. 하나님과 사탄의 영적 전쟁은 아직도 한창인데 나는 쓸모없는 군인으로 방에 홀로 누워서 군마가 동서로 치닫는 소리, 화살이 날아가는 소리, 적군의 북소리를 듣고 있었다. 나는 깊은 절망의 늪에 빠져 있었다. 불치의 병에 걸렸을 때 내게 두 가지 실망이 찾아왔는데, 하나는 나는 결코 다시 회복될 수 없다는 것이고 둘째는 나는 폐인이 되었으므로 하나님과 세상에 아무 쓸모도 없다는 것이었다. 그때 내게 성령께서 찾아오셔서 다음과 같은 생각을 주셨다. "너는 어떻게 네 병이 불치라는 것을 아는가? 의사와 병원이 네게 불치의 선고를 내렸기 때문에 네가 스스로 좌절하고 주저앉아 있는 것`지? 우주를 창조하고 너를 만든 것이 하나님인데 어찌 너는 세상의 과학과 통계와 사망률에 의존하느냐? 의사는 창조주가 아니다. 이 세상의 의사와 병원이 너를 버렸을지라도 의사 중의 의사이신 하나님께 가라. 그분께는 세상이 알지 못하는 치료법과 처방이 있다는 사실을 기억해라. 현대 의학이 발전됨에 따라서 사람들은 의학을 신으로 만들었는데, 너도 의학이 할 수 없는 것은 하나님도 할 수 없다는 생각을 하고 있니" 물론 지붕에서 떨어져서 다리가 부러졌는데 의사에게 가지 않고 기도만 하는 것은 미련한 일이요 하나님을 믿는 바른 신앙이 아니다. 하나님은 열병을 치료하기 위하여 천연계 속에 키니네를 주셨다. 사람이 그것을 알면서도 사용하지 않는 것은 미련한 짓이다. 외과 수술을 받을 때에 사용하는 마취제에 대하여 감사한 마음을 가져야 한다. 그러나 그러한 것들을 허락하신 하나님을 잊어버리고 의사와 약품에만 의존하는 것은 잘못된 신앙이다.

내가 발견한 신앙 치료법

나는 하나님을 믿는 목사로서 내 불치의 병을 위하여 신앙 치료법을 사용하고자 한다. 신앙 치료법이란 기도와 위생과 하나님께서 천연계 속에 넣어두신 단순한 약초들을 사용하는 치료법을 말한다. 어떤 극단적인 그리스도인들이 말하는 것처럼 의사는 마귀의 사자요 약품은 마귀가 준 독극물이라고 믿지는 않지만, 그리스도인의 신앙 치료법은 난치병의 치료에 매우 효과적임을 나는 믿는다. 여기서 말하는 신앙 치료법이란 우상을 섬기는 사람들처럼 부처에게 절을 하거나 신령한 물을 마시는 것과 같은 우매함이 아니다. 신앙 치료법이란 몸을 자연의 창조주와 그 법칙에 맡기고 온 마음과 영혼을 그분께 의지하여 내 몸의 상태를 생명의 법칙 하에 두는 것을 말한다. 이것은 미신이 아니라 과학적 진리이다. 세상 의사들이 말하는 불치의 병에 걸렸을 때, 그리스도인은 이러한 신앙 치료법에 몸과 마음을 맡겨야 한다. 병을 고치기 위하여 신앙을 갖는 것이 아니다. 그러한 신앙 치료법은 무익하다. 깨끗한 공기보다 더 좋은 강장제는 없으며 깨끗한 물보다 더 좋은 해열제는 없다. 특히 평안한 마음과 영혼은 최고의 회복제이다. 그리스도인이 식물과 자연과 신앙에 의지하여 치료에 힘쓸 때 불안과 좌절과 고통은 사라지고 하늘로부터 놀라운 치료의 은혜가 내려온다.

목사로서 아무 것도 하지 못하고 침대에 누워 있을 때 마귀는 내 귀에 다음과 같이 속삭였다. "너는 이제 아무 쓸모도 없는 폐인이 되었다. 이제 포기해라." 그러나 성령께서는 즉시로 내 마음속에 이러한 음성을 주셨다. "어떤 일을 해야만 마음의 평안이 생긴다면 그것은 참된 그리스도인이 아니다. 아무 것도 하지 않고 어떤 공로가 없어도 그리스도인의 마음속에는 평안이 있어야 한다. 네가 목사의 일을 하지 못한다고 해서 실망하고 좌절한다면 너는 아직 그리스도인의 참된 평안과 행복을 알지 못하는 거야. 선교 사업은 단순한 마음으로 하나님께 드리는 감사의 제물이어야 한다. 그 이상의 다른 의미가 있어서는 안 된다. 하나님은 네가 하는 선교 사업보다 상한 마음, 어린아이와 같은 마음, 있는 그대로의 마음을 원하신단다. 네가 만일 네 병마로 인하여 목회 사업을 하나님께 드릴 수 없다면 네 마음을 바쳐라. 어쩌면 하나님께서 너에게 이러한 병마를 허락하신 것도 네 마음을 얻기 위함이 아니겠니? 베다니의 마르다의 심정으로 열심히 동분서주하면서 뛰어다녔지? 이제 하나님께서는 너에게 말씀을 사모하는 마리아의 심령을 주기 위하여 너를 바삐 뛰어다니지 못하게 만드셨단다. 네가 항상 부르던 찬송가 "빈손 들고 십자가를 의지하네."의 진정한 의미를 이제부터 배워보렴." 나는 이제 손발을 놀릴 수도 없다. 강단에 서서 설교도 할 수 없고 바다 건너 복음을 전하기 위하여 배를 탈 수도 없다. 계속해서 주의 영께서는 다음과 같이 말씀해 주셨다. "하나님께서는 사람들이 눈여겨보지 않는 너의 초라한 병실 안에서도 당신의 영광을 드러내실 수 있단다. 불치의 병을 가진 환자의 얼굴에 나타나 있는 평안과 겸손, 그리고 인내와 정숙에서 나오는 미소는 네가 지금까지 한 모든 설교보다 힘있는 것이 될 것이다. 방문객의 손을 잡고 드리는 너의 기도 소리에 사람들은 이 병실에서 천사의 임재를 느끼게 될 것이다. 네가 그러한 투병의 삶을 살 때 너는 사람들에게 짐이 되는 대신에 오히려 위로가 될 것이다. 지치고 외로운 자들은 너를 찾아오게 될 것이다. 그들은 너에게서 천사의 얼굴을 보고 말을 들으며 위로받게 될 것이다. 네가 멋진 설교를 할 때는 교인들에게 깊은 감화를 주지 못했지만 지금 네가 나누어 주는 말씀은 다른 사람들을 생명으로 인도하고 있단다." "즐거움이 없다고 말하지 마라. 동물적인 너는 병들었지만 천사적인 즐거움이 네게 있기 때문이다. 이 세상에 병든 자가 너 하나만 있는 것이 아니다. 지금 이 순간에도 수많은 사람이 병으로 죽어가고 있으며 1년에 수십만의 사람들이 무덤에 들어가고 있다. 너를 낳은 육신의 어머니도 너와 같은 고통을 겪으면서 세상을 떠났고 너보다 나이 어린 누이동생도 부모님의 말씀을 가슴에 새기면서 불평 없이 눈을 감았다. 너만 불행하고 너만 고통스러운 것처럼 생각하지 마라. 하나님은 당신의 외아들을 이 세상에 보내서 사람이 당하는 최대의 고통을 겪고 죽도록 하셨다. 당신의 아들이 십자가에 매달려서 말할 수 없는 고통과 치욕의 시간을 보낼 때에도 하나님께서는 침묵하시고 눈에 보이는 어떤 도움이나 기적도 베풀지 않으셨다. 지금 네가 통과하는 이 시간이야말로 하나님과 그분 아들의 아픔을 조금이라도 맛볼 특별한 기회란다. 무덤에 들어가는 것은 하루의 일을 마치는 것에 불과하다. 무덤이란 깊고 캄캄한 터널이 아니라 완전한 쉼 속에서 그리스도의 재림을 기다리는 것이란다. 완전한 쉼 속에서 영광의 부활 아침을 기다리는 것이 어찌 고통이 될 수 있겠는가!" 무엇보다도 좋은 것은 하나님께서 지금 나와 함께 하신다는 사실이다. 하나님을 가졌는데 무엇이 더 필요하겠는가! 불치의 병은 두려움이 될 수 없다. 하나님 안에서 회복될 희망이 있기 때문이다. 이 좁은 병실 속에서도 하나님이 영광이 드러날 수 있다면 그것으로 나는 만족한다.

목사에게 보내는 조언

하나님의 뜻을 두려운 마음으로 받아들이는 목사들에게 소중한 진리를 나누고 싶어서 이 조언을 드린다. 인간의 마음은 육체와 깊이 연결되어 있다. 그러므로 마음이 병들면 육체가 병들고 육체가 약해지면 마음 또한 연약해지기 쉽다. 질병이 생기는 가장 큰 이유 중의 하나는 부절제이다. 부절제의 결과로 병이 든다. 대부분의 목사는 절제 원칙을 따라 생활하지 않는다. 하나님께서 정하신 자연의 법칙과 영적 법칙을 마음대로 무시하면서 "하나님께서는 목사인 나의 기도를 들으시고 병을 고쳐 주실 것이야."라고 생각하는 것은 믿음이 아니라 어리석은 추측에 불과하다. 생명의 법칙과 어긋나는 나쁜 습관을 고집하고 마음대로 식욕을 방종한 그리스도인이 드리는 기도에 하나님께서 응답하셔서 기적적으로 그런 사람의 건강을 회복케 하신다면 그것은 하나님께서 부절제를 조장하신다는 이상한 말이 된다. 하나님은 그런 분이 아니시다. 하나님께서는 에덴동산에서 인간을 창조하시면서 생명의 법칙 또한 함께 주셨다.

> "하나님이 가라사대 내가 온 지면의 씨 맺는 모든 채소와 씨 가진 열매 맺는 모든 나무를 너희에게 주노니 너희 식물이 되리라" (창 1:29).

누구든지 이 법칙에 순종하면 건강의 축복을 받고 불순종하면 그 복을 누리지 못하게 된다.

어떤 목사들은 그들의 식사 습관에 대해서 각별한 주의를 하지 않는다. 그들은 한 끼니에 너무 많은 음식과 너무 여러 가지 음식물을 취한다. 과식과 간식 그리고 과다한 지방은 영적인 마음을 유지하는 데 어려움을 주며 동물의 죽은 고기는 피를 더럽게 하고 뇌를 둔하게 한다. 특별히 하나님의 말씀을 전하기 직전에 하는 식사에는 깊은 주의를 필요로 한다. 목사는 가벼운 위장과 맑은 정신을 가지고 강단에 올라가야 하기 때문이다. 스트레스와 과로로 몸과 마음이 힘들 때에는 식사를 거르는 것이 훨씬 좋다. 그리하면, 인체는 스스로 체력을 회복할 기회를 얻게 된다. 목사들은 설교하는 것보다 실제적인 모본을 보임으로써 양들을 인도해야 한다. 목사가 맛있는 요리와 양념이 많이 든 음식과 또 카페인이 든 차나 커피를 좋아하고 많은 시간과 돈을 낭비하는 골프와 같은 운동을 즐긴다면 교인들은 그런 목사의 설교에 깊은 감화를 받지 못할 것이다. 오늘날의 교인들은 설교를 듣기 원하는 것이 아니라 보기 원한다. 중대한 책임을 지고, 특히 영적인 문제들을 다루는 목사들은 감각이 예민하고 지각이 영민하여서 하나님의 조용한 음성을 잘 들을 수 있어야 한다. 그러므로 그들은 음식물의 섭취를 절제해야 할 뿐 아니라 결코 식탁에 값비싼 음식이나 양념이 복잡하게 들어간 음식물을 올려놓지 않도록 조심해야 한다. 목사들은 날마다 자신 또는 다른 영혼들을 위하여 중대한 결정을 하게 된다. 그러므로 적당한 운동은 많은 유익을 가져다준다. 노동과 산책은 목사들의 마음에 여유를 주고 활기를 준다. 앉아서 정신적인 노동을 하는 사람들을 위해 한 가지 제안이 있는데 식사 때마다 단순한 음식 두세 종류만을 취하고 시장기를 면할 정도의 소량의 음식을 섭취해 보기 바란다. 그리고 매일 규칙적으로 운동하면서 그 결과가 어떻게 나타나는가를 살펴보라. 하나님의 말씀이 그대의 영혼 깊은 곳까지 내려가서 놀라운 일들을 이루실 것이다. 식욕의 방종은 정신을 흐리게 하고 속박하며 거룩한 마음을 무디게 한다. 목사 중 어떤 사람들은 부적절한 식사를 하며 육체적 운동을 하지 않음으로써 정신적 및 도덕적 능력이 약화하는 위험에 처해 있다. 식욕을 완전히 만족하게 하려고 하지 말고 근육이 활발하게 움직이는 노동을 하면 두뇌 활동은 매우 자유스럽게 될 것이다. 과식은 신체 각 기관의 능력을 빼앗아 위장의 소화력에 집중하도록 만들기 때문에 전신이 피로하고 지치게 된다.

목사들은 건강에 관한 올바른 지식이 있어야 한다. 생명을 지배하는 법칙을 알아야 하며, 또한 정신과 영혼의 건강을 올바로 돌보는 방법을 잘 이해해야 한다. 하나님께서 주신 놀라운 인체의 법칙에 대하여 무지하며 또 그것을 어떻게 돌봐야 할 것을 알지 못하는 영적 지도자들이 너무도 많다. 대단치 않은 세상 문제들에 대해서는 깊은 관심과 열정을 나타내면서 영혼의 강건함에 직결된 생명의 법칙에 대해서는 너무나 무관심하고 무지하다. 바로 여기에 목사가 해야 할 일이 있다. 만일 목사가 이 문제에 대하여 올바른 태도를 나타낸다면 영혼 구원 사업에서 많은 성과를 거두게 될 것이다. 목사는 가정에서나 자신의 생애에서 생명의 법칙에 순응함으로써 몸과 마음의 건강을 유지해야 하며 또한 그렇게 함으로써 자신이 이 문제에 대한 분명한 가르침과 경험을 나누어 줄 수 있게 된다. 복음을 전하는 일과 건강을 돌보는 일은 항상 병행되어야 한다. 예수 그리스도의 생애에서도 이 두 가지는 완전한 균형을 이루었다. 예수께서는 설교하는 일보다 환자를 치료하고 돌보는 일에 더 많은 시간을 보내셨다. 복음이 참된 건강의 원칙들과 함께 묶임으로써 하나님의 진리는 실제 생활 속으로 좀 더 가깝게 다가오게 된다. 성경적인 참 신앙은 타락한 인류에 대한 하나님의 사랑으로부터 흘러나오는 것이다. 하나님의 백성들은 다른 사람들의 마음을 감동하게 하고 실제적 도움을 주는 삶을 살아야 한다. 건강과 생명의 원칙을 사람들에게 소개하고 가르침으로써 사람들의 관심을 하나님의 진리로 이끌어 오는 것은 매우 중요한 목사의 책임이다.

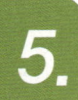

5. 가장 강력한 천연 항암제

미국 농림성에서는 암 예방과 노화 방지에 가장 효과적인 식물성 식품군을 발표하였다. 그들은 최근에 식품이 가지고 있는 천연적인 항산화적 성질에 따라서 등급 매기는 일을 시도하였는데, 캘리포니아 주의 버클리 대학 연구소도 그들이 정한 등급에 동의하였다. 같은 양을 섭취했다고 가정했을 경우, 미국 농림성의 연구에서 항산화 효과가 높은 상위 10가지 과일과 채소의 등급은 아래의 도표와 같다.

과일류	채소류
딸기	마늘
자두	케일
오렌지	시금치
포도	양배추
키위	알파파
자몽 (연분홍)	브로콜리
청포도	비트
바나나	빨간피망
사과	양파
	옥수수
	토마토

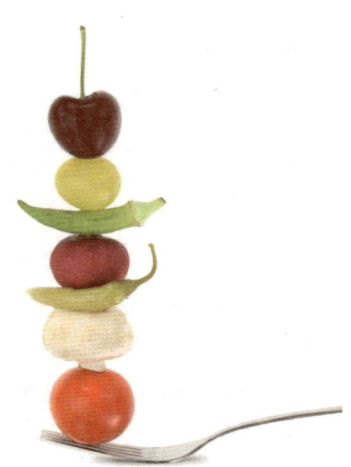

도표에 나온 과일과 채소류는 모두 각각의 식품에 포함된 비타민 A, C, E의 항산화 성분을 모두 합친 것보다 더 많은 항산화 활동력을 가지고 있다. 예를 들면, 조리한 케일 1컵에는 비타민 C 50mg과 비타민 E 131 IU가 들어 있지만, 실제로 체내에서는 비타민 C 800mg과 비타민 E 1100 IU에 해당되는 항산화 활동을 한다. 왜 이런 현상이 일어날까? 왜냐하면 케일 속에는 인간이 미처 발견하지 못한 다른 항산화

제들이 함유되어 있기 때문이다. 대부분의 야채와 과일은 일반적으로 측정된 비타민 함유량보다 훨씬 더 강력한 항산화 효과가 있는 사실이 분명하게 밝혀졌다. 위의 도표에 나오는 등급은 오직 20여 개의 분석된 식품만 기재한 것이며, 콩류와 같은 식품군은 여기 포함되지 않았다.

파이토케미칼

파이토케미칼이란 식품 속에서 발견되는 천연의 화학 물질을 뜻한다. 넓은 의미에서, 식물성 식품 속에서 발견되는 비타민이나 다른 모든 성분에도 이 단어를 사용할 수 있다. 그러나 이것은 일반적으로 동물성 식품에서는 얻을 수 없고 식물성 식품에서만 얻어지는 화학 물질이다. 실제로 수천 가지의 파이토케미칼이 존재하는 데, 이들 중 많은 성분이 암과 싸우는 기능을 가지고 있다는 사실이 최근에야 인정받기 시작했다. 아직 파이토케미칼의 기능에 대해서 밝혀지지 않은 부분이 많이 있기 때문에 앞으로도 계속해서 몰랐던 부분들이 드러나게 될 것이다. 파이토케미칼의 암 예방 효과에 대한 서로 다른 연구가 진행되고 있다. 시애틀의 프레드 허친슨 암 연구 센터에서는 파이토케미컬은 보통 두 가지 방식 중 한 가지 방식으로 작용한다는 사실을 발표하였는데, 그 두 가지 방식은 파이토케미칼이 암의 차단제나 억제제로 작용한다는 것이다. 차단 물질은 발암 물질에 작용하는 데 이것은 인체의 다른 정상 세포들에는 영향을 주지 못한다. 억제제는 인체 자체의 세포들에 작용하여 발암 물질에 의해서 이미 야기된 나쁜 결과들과 싸운다.

본 페이지의 도표는 암을 예방하는 것으로 알려진 파이토케미칼의 종류들이다. 암 예방 성분을 가진 식품군은 평지과 야채류이다. 양배추과에 속하는 이 식품들에는 브뤼셀 순, 콜리플라워, 브로콜리, 케일, 무, 콜라비, 복초이, 콜라드, 양배추 등이 있다. 양배추를 1주에 적어도 1번 먹는 사람들은 한 달에 1번 또는 이보다 적게 먹는 사람들보다 2/3 적게 대장암에 걸렸다. 양배추 과에 속하는 이 식품들은 인돌이라는 암을 예방하는 식물성 화학 물질을 가지고 있는데, 이것은 대장의 효소를 증가시킴으로써 암을 미리 차단하는 역할을 한다. 과일을 통째로 먹으면 특정 암을 놀라울 정도로 줄인다. 34,000명을 대상으로 한 연구에서 과일을 하루에 두 번 먹는 사람들은 한 주에 두 번 이하 먹는 사람들에 비해서 폐암의 발병률이 74%나 적었으며, 위암과 다른 암들도 괄목할 만큼 낮았다. 메주콩은 놀라운 암 예방 식품이다. 그것은 암을 예방하는 파이토케미칼의 금광이다. 메시나 박사는 그의 저서 "*단순한 콩과 당신의 건강*"에서 콩과 암에 관한 30가지의 연구를 요약하였다. 이 연구 보고서에는 콩 식품을 먹는 사람들이 유방, 대장, 직장, 폐, 위를 포함하여 신체 여러 부위에서 암이 발병하는 위험을 가장 많이 저하하는 것으로 나타났다.

항암 작용이 있는 파이토케미칼의 식품원	
파이토케미칼	식품원
Sinigrin	싹틔운 양배추
Sulphoraphane	브로콜리
Dothiolthiones	브로콜리
Resveratrol	포도
PEITC	양갓냉이
Limonene	신 과일
Allyll Sulfides	마늘, 양파, 서양 부추
Lsoflavones, Saponins	대두, 콩류
Protease Lnhibitors	대두, 콩류
Ellagic Acid	포도
Caffeic Acid	과일들
Phytic Acid	곡식류

네덜란드에서 120,000명을 대상으로 이루어진 파이토케미칼에 관한 대규모 연구가 있었는데, 이 연구에서는 파이토케미칼이 풍부하게 함유된 양파가 암 예방에 미치는 관계를 집중적으로 조사하였다. 양파가 예방할 수 있는 암은 위암이었다. 양파를 이틀마다 하나 이상 먹는 사람은 전혀 먹지 않는 사람보다 위암 발병률이 절반 이하로 낮았다. 마늘은 암의 성장을 막는 것으로 밝혀졌다. 생쥐를 통한 실험에서 마늘은 암을 치료하는 데 효과가 있었다. 방광암에 걸린 쥐들에게 84g의 물에 500mg의 마늘을 섞어서 마시게 한 결과 종양의 크기가 매우 줄어들었을 뿐 아니라 사망률도 실제로 저하되었다. 마늘이 생쥐의 면역계를 자극하여 암과 싸우는 것을 도울 수 있

다는 사실을 엿볼 수 있는 실험이었다. 지금까지 살펴본 몇 가지 예가 우리에게 주는 메시지는 콩, 양배추, 양파가 들어 있는 야채 샌드위치를 매일 먹어야 한다는 것이 아니라, 과일과 야채와 곡물에 관하여 날마다 수많은 과학적 정보들이 쏟아져 나오고 있다는 사실이다. 얼마 전에도 하버드 대학의 월터 윌렛 박사는 과일과 야채를 충분하게 섭취하는 것이 암의 발병률을 저하하는 매우 효과적 방법이라고 말했다. 연구 보고서에서 그는 과일과 채소의 충분한 섭취는 유방, 대장, 직장, 폐, 전립선, 방광, 위, 식도, 자궁 경부, 후두, 구강, 인후, 간 등에 암세포가 생기는 비율을 현저하게 줄여 준다고 기록하였다. 미국의 국립 암 연구회에서도 윌렛 박사와 비슷한 결론을 내렸다. *"과일과 채소의 섭취가 여러 암으로부터 보호해 준다는 일관된 과학적 증거가 있다. 그러므로 효과적으로 암을 예방하기 원하는 사람은 항암 효과가 큰 식물성 식품을 충분하게 섭취하는 것이 필요하다."* 라고 권장하였다. 날마다 먹는 식사를 획기적으로 바꾸는 데에는 상당한 노력과 고통이 따른다. 그러나 부적절한 식사로 인하여 암에 걸려 고통당하는 것에 비하면 아무것도 아니다. 주변을 찾아보면 채식으로 식생활을 전환하는 데 필요한 정보와 효과적 방법을 얼마든지 찾을 수 있다.

섬유질

파이토케미칼 속에 포함된 또 다른 영양소는 섬유질이다. 섬유질은 정상적인 사람의 장 조직 속에서는 소화되지 않는 식물성 물질을 포함하고 있다. 비타민에 서로 다른 종류가 많이 있는 것처럼, 섬유질에도 다양한 종류가 있다. 이것 중에는 셀룰로스, 반 헤미셀룰로서, 리그닌, 펙틴, 검, 점액, 해조, 다당류 등이 있다. 섬유질의 주요 식품원은 과일, 야채, 곡류 및 콩과 식품들이다. 육류와 우유, 치즈와 같은 동물성 식품에는 섬유질이 없다. 섬유질이 풍부한 식사는 확실하게 대장암의 위험률을 줄여 준다는 사실이 확인되었다. 하우 박사와 베니토 박사는 섬유질 섭취가 대장암에 미치는 영향을 살핀 13가지 연구 결과를 발표하였다. 그들은 섬유질을 섭취하는 양에 따라서 사람들을 다섯 집단으로 나누었는데, 가장 적게 섭취하는 사람들의 그룹이 가장 많이 대장암에 걸렸다. 가장 많이 섭취하는 그룹은 가장 적게 섭취하는 그룹에 비해서 대장암의 발병률이 50% 이하였다. 현재 자신이 섭취하는 섬유질의 양을 70% 이상 늘리게 되면 매해 대장암 환자의 수가 31% 감소하게 되며, 이 때문에 미국에서만 적어도 해마다 50,000명 이상의 생명을 지킬 수 있게 된다. 하버드 대학에서 이루어진 또 다른 연구 결과에 따르면, 술과 동물성 지방을 많이 섭취하는 사람들이 섬유질을 적게 섭취할 경우 종양의 위험률이 2배에서 4배까지 이상 증가하였다. 섬유질의 충분한 섭취는 유방암의 발병률을 50% 이상 줄여 줄 수 있다. 섬유질은 여러 가지 방법으로 유방암의 발병률을 저하하는데, 가장 으뜸가는 효과는 에스트로겐의 활동일 것이다. 특별히 식물의 섬유질과 관련 있는 식물성 에스트로겐은 유방암의 위험을 줄여 줄 수 있는 것으로 연구 결과들이 나타나고 있다. 섬유질은 장에서 에스트로겐의 재흡수를 막아 주는데, 이것 역시 유방암의 위험을 낮출 수 있는 것으로 기대된다.

셀레늄

셀레늄은 이것이 풍부한 토양에서 잘 자라는 밀과 같은 통곡류에서 발견되는 미량의 무기질이다. 셀레늄을 많이 섭취하는 식사 즉, 하루에 200~400마이크로그램의 셀레늄을 섭취할 수 있는 식사는 폐, 대장, 전립선암을 줄여 주는 것으로 밝혀지고 있다. 그러나 셀레늄을 보충제로 복용하는 사람은 그것의 사용에 주의해야 한다. 셀레늄 보충제를 너무 많이 복용하면 머리카락과 손톱이 빠지고 입에서 냄새가 나며 그 밖에도 여러 가지 다른 부작용이 나타날 수 있다. 이번 기사에서 볼 수 있듯이 현대 과학은 식물성 식품 속에 함유된 놀라운 의학적 가치에 대해서 인식하기 시작하였다. 우리는 현대 과학이 그 모든 것을 발견하고 확인시켜 줄 때까지 기다려야만 하는가? 각종 천연 비타민과 파이토케미칼, 섬유질, 셀레늄과 같은 강력한 항암 물질들이 다 발견될 때까지 육식에 의존한 식생활을 할 것인가? 어떤 증거가 더 나타나야만 우리의 식품을 식물성으로 완전히 전환할 것인가? 인간을 만드신 하나님께서는 태초에 에덴동산에서 이미 인간을 위한 최적의 채식 식단을 성경 속에 기록해 두셨지만, 우리 인간은 하나님의 말씀과 지혜에 대한 불신과 무지로 인하여 아직도 암과 각종 성인병에 대한 두려움을 가지고 살아가고 있다.

"하나님이 가라사대 내가 온 지면의 씨 맺는 모든 채소와 씨 가진 열매 맺는 모든 나무를 너희에게 주노니 너희의 식물이 되리라" (창 1:29).

6. 암을 정복하라

어떻게 하면 암이 유발되는 경로를 차단할 수 있을까? 어떻게 하면 암을 정복할 수 있을까? 조금 전문적인 이야기처럼 보일지 모르지만, 다음과 같은 4가지 방법들은 암에 대하여 효과적으로 대처할 수 있다.

① 혈액의 순환을 증진함으로써, 세포들을 위한 산소 공급을 향상한다.

② 천연 섬유질이 풍부한 식생활로 장내균상(Intestinal Flora)을 변화시킨다.

③ 고온의 물로 수치료(Hydrotheraphy)를 함으로써, 암세포의 성장과 암 바이러스의 번식을 억제한다.

④ 암에 대한 저항력을 증진하며, 독소들에 대한 저항력을 향상하기 위해서, 면역체를 자극, 증진한다.

어떻게 하면 위에서 언급한 4가지의 방법을 우리의 실생활에 적용할 수 있을까? 만일 아래와 같은 5가지 요소들이 우리의 실생활에서 실천될 경우, 우리 몸은 자연스럽게 허물어졌던 면역 시스템을 회복하게 되며, 회복된 면역 시스템은 암세포에 대항하여 강력한 전쟁을 치를 준비를 하게 된다.

1 어떤 음식을 어떻게 먹어야 하나?

우리 몸의 세포는 우리가 날마다 섭취하는 음식물에 의해서 이루어지고 있다는 사실을 기억하라. 생명력이 왕성한 신체를 유지하기를 원하는가? 그렇다면, 생명력이 있는 음식을 섭취하라. 무엇을 어떻게 먹는가에 따라서 우리 몸의 건강이 결정된다고 말해도 과언이 아니다.

Ⓐ 어떤 채소와 과일

모든 종류의 과일과 채소들을 자유롭게 선택하여 섭취하라; 브루셀 스프라웃, 브로콜리, 콜리플라워, 비트, 홍당무, 아스파라거스, 콜라비 등과 같은 양배추 과에 속한 녹색의 채소들이 특히 유익하다. 과일은 진한 노란색 계통이 유익을 준다.

Ⓑ 암의 치료를 위한 식단

첫 3달 동안에는 식사의 50~80%가 요리를 하지 않은 신선한 야채나 과일로 이루어져야 한다. 신선한 레몬이나 포도즙, 홍당무즙은 특별한 유익을 가져온다. 양배추 류와 채소들, 잘 익은 토마토, 홍당무, 짙은 노란색이나 짙은 녹색의 채소들, 마늘 등은 항암 물질을 함유한 것으로 밝혀졌다. 단, 한 끼의 식사에 야채와 과일을 함께 섞어서 섭취하는 것은 바람직하지 않으며, 단순한 종류로 구성된 식단이 이상적이다.

Ⓒ 항암제로 어떤 것을 식사마다 마늘 1쪽을 먹는다.

마늘의 맛과 냄새를 좋아하지 않는 사람은 증기로 살짝 쪄서 먹어도 된다.

Ⓓ 유익하지만 지나쳐서는 안 되는 것

견과류와 씨앗은 유익하지만, 과량을 섭취하지 않는 것이 좋다. 약 반 숟가락 정도의 양이 적당하다.

Ⓔ 가장 이상적인 지방

식용유, 마가린, 야채 쇼트닝을 포함한 각종 쇼트닝, 그리고 동물성 지방을 삼가야 하며, 이러한 것들 대신에 올리브, 아보카도, 가공되지 않은 신선한 코코넛 등을 섭취할 수 있다.

Ⓕ 반드시 제거해야 할 것

고기, 우유, 치즈, 계란, 버터, 요구르트와 같은 모든 종류의 동물성 식품을 식탁에서 제거해야 한다.

ⓖ 인공보다는 자연 그대로

정제된 곡식 대신에, 곡식의 표면이 깎이지 않은 현미나 통밀을 사용해야 하며, 이러한 것들로 만들어진 빵, 시리얼 등을 음식으로 선택하라. 설탕, 베이킹소다, 베이킹파우더 등이 함유된 식품을 삼가야 한다. 단, 소금의 경우 소량으로 절제하는 것이 좋다.

ⓗ 규제해야 할 것

콩과 식물을 일주일에 5번 이상 섭취하라. 그러나 덜 익은 상태로 수확되는 필드 완두 (Field Pea), 청완두 (Green Pea)는 일주일에 1~2번으로 규제하라. 왜냐하면 이런 종류의 콩에는 페닐알라닌과 리진이 많이 포함되어 있기 때문이다. 어떤 학자들은 페닐알라닌과 리진과 같은 아미노산을 과량 섭취하면, 오히려 암을 성장시킬 수 있다고 말하고 있기 때문이다. 이러한 콩류를 섭취할 경우에는 한 번의 식사에 한 종류를 소량 섭취하라. 암 환자를 위한 식단을 만들 때에는, 위에서 언급한 두 가지 아미노산 즉, 페닐알라닌과 리진의 양을 규제하는 방향으로 식단을 꾸미는 것이 좋다.

ⓘ 얼마나 익혀야 하나

한 가지 기억해야 할 사실은, 곡식과 콩 종류를 요리할 때에는 완전히 익혀야 한다(적어도 3시간 정도). 오랫동안 가열하기 위해서 슬로우 쿠커(Crock Pot)를 사용하는 것도 바람직하다.

ⓙ 설탕 대용품

꿀, 당밀(Molasses), 엿기름, 메이플 시럽, 털비나도(Turbinado), 흰 설탕, 흑설탕(Brown Sugar) 등을 사용하는 대신에, 음식의 맛을 맞추기 위해서 단맛이 들어 있는 과일을 사용하라. 말린 감, 대추, 말린 과일들을 적당하게 사용하면 음식의 맛을 조절할 수 있다.

ⓚ 하루에 몇 끼

하루에 2~3번 식사를 할 수 있는데, 체중이 매우 많이 미달인 상태가 아니라면,

하루에 2번만 식사하는 것이 최선의 식사법이다. 결코 간식하지 말며, 식사와 식사 시간 사이에 어떠한 것도 맛보거나 먹지 마라. 식사는 항상 일정한 시간에 해야 한다.

Ⓛ 자극성 식품

다음과 같이 자극적이고, 유해하거나 습관성 성분이 함유된 식품을 삼가야 한다. 식초, 발효시킨 식품, 몇몇 종류의 버섯, 화학조미료(Monosodium Glutamate, 미원, 아지노모도 등), 후춧가루, 매운 고추, 생강, 계피, 각종 화학 양념류 등.

Ⓜ 금식의 효용성

일주일에 하루 정도를 금식하는 것을 통하여 유익을 얻을 수 있다. 간암일 경우 금식은 좋은 결과를 얻을 수 있다.

Ⓝ 얼마나 빨리, 얼마나 많이

음식을 천천히 잘 씹어서 먹는 것은 우리가 상상하는 것 이상의 유익을 가져다 준다. 입안에서 죽이 될 때까지 씹어라.

Ⓞ 식사와 물

식사 중에 수프나 음료수를 마시지 말 것. 물론 예외적인 경우가 있을 수 있지만, 야채즙이나 과일즙으로 식사를 대체하는 경우를 제외하고는 식사 중에 음료수를 마시지 말아야 한다. 커피, 차, 콜라, 초콜릿으로 만든 음료수는 물론이고, 액체 상태의 약을 마시지 말 것.

Ⓟ 식사 시간의 간격

식사를 끝마친 때부터 다음 식사를 시작하는 시간의 간격이 5시간 이상이 되어야 한다.

2 어떤 물을 얼마나, 어떻게 마셔야 하는가?

　물은 몸 안의 불순물을 밖으로 청소해 내는 역할을 한다. 이러한 이유로 우리는 충분한 물을 마셔야 한다. 가정주부들이 소량의 물로써 설거지를 제대로 할 수 없는 것과 마찬가지로, 우리 몸의 내부를 청소하는 데에도 충분한 물이 필요된다. 우리가 충분한 물을 마시지 않을 때, 우리 몸은 적당한 기능을 발휘할 수 없게 된다. 우리 몸에 수분이 부족할 경우, 우리 몸은 기능을 중단하는 대신에 기능을 변경함으로써 체내의 수분을 보존, 유지하려고 한다. 예를 들면, 체내에 수분이 부족할 경우, 우리 몸은 소화된 음식에서 나온 쓰레기를 저장하는 장소인 장(腸)으로부터 수분을 뽑아내어, 그것을 정화해서 필요한 곳으로 순환시킨다. 이럴 경우, 장의 배설물에 수분이 부족하게 되고 건조하게 되며, 그 결과로 변비 현상이 생겨서 배설물을 원활하게 배출할 수 없게 된다. 하루에 깨끗하고 순수한 물을 6~10컵 마셔야 하는 데, 아침에 따뜻한 물을 두 잔 마시는 것은 건강에 대단히 유익하며, 일반적으로 물은 식사 1시간 전이나 후에 마시는 것이 좋으며 식사 중에는 마시지 말아야 한다. 식사 중에 물을 마시면 위장의 소화액이 수분으로 묽어지게 되기 때문이다. 가장 좋은 음료수는 순수한 물(Pure Water)인 연수(Soft Water)인데, 증류수나 빗물이나 역 삼투압에 의해서 여과된 물 등이 이에 속한다. 물은 몸의 외부를 씻어 내는 역할도 한다. 피부는 체내의 쓰레기를 몸 밖으로 버리는 가장 큰 기관이므로 항상 청결을 유지해야만 한다. 몸 안에 있는 수많은 불순물이 피부를 통하여 나와서 내의를 더럽히게 된다. 이러한 체내의 배설물들이 피부나 의복에 그대로 남아 있게 되면, 그것들은 다시 몸 안으로 재흡수될 수 있으며, 이러면 우리 몸은 다시 들어온 쓰레기들을 처리하기 위하여 불필요한 부담을 가지게 된다. 날마다 몸을 청결하게 씻고 옷을 갈아입는 일은 우리 몸이 갖게 되는 불필요한 부담을 막아 주는 방어 역할을 한다. 암 환자들의 경우, 수치료(水治療, Hyrdrothermia Treatment)를 적절하게 적용함으로써 면역 시스템에 활력을 줄 수도 있다.

3 어떤 휴식이 가장 효과적인 치료제인가?

휴식은 여러 가지 면에서 중요하다. 여기서 말하는 휴식은, 몸과 마음의 쉼을 의미한다. 휴식은 신체의 신경과 근육이 안정되고 이완할 기회를 제공한다. 휴식은 우리의 의지력을 정상적으로 회복할 수 있게 도와주기 때문에, 여러 가지 유혹을 저항할 수 있는 능력을 우리에게 가져다준다. 많은 사람은 휴식에 대한 올바른 개념을 가지고 있지 못하다. 우리가 취해야 할 휴식은 우리의 몸과 마음이 모두 쉬는 휴식이어야 한다. 무엇보다도 우리의 양심이 죄와 죄책감으로부터 자유를 얻어야 한다. 가족과 친지들과 이웃들과의 문제를 해결할 뿐만 아니라 자신의 양심에 어떠한 수치나 불편함이 없도록, 진정한 회개를 통하여 하나님께 용서를 간구하라. 하나님 안에서 몸과 마음이 취할 수 있는 완전한 휴식은 특별히 환자들에게 놀라운 치유의 결과를 가져다준다. 가장 중요하고 효과적인 휴식은, 몸과 마음과 생애를 하나님께 맡김으로써 얻을 수 있는 쉼이다.

4 참된 절제의 의미

부절제한 사람은 결코 건강을 소유할 수 없다. 부절제는 생활의 모든 분야에서 일어날 수 있다. 예를 들면, 식사, 수면, 운동, 일 등과 같은 분야에서의 절제는 건강의 유지와 회복을 위하여 매우 긴요하다. 참된 절제는 해로운 모든 것을 삼가고, 건강에 유익한 것을 적당하게 사용하는 것을 의미한다. 어떤 사람들은 부절제하는 자신의 습관을 오히려 자랑스럽게 여기면서, 자신을 관대하고 포용력이 많은 사람으로 착각하는 반면에, 엄격하게 절제하는 사람을 편협한 사람으로 취급한다. 그러나 참된 지혜는 참된 절제를 선택하도록 이끈다. 사람의 입맛과 식욕을 절제하는 것은 매우 어려운 일이다. 그러나 하나님께서는 절제하기를 원하는 모든 사람에게 극복할 수 있는 능력을 주실 것이다. 간식, 해로운 것들을 탐하는 습관(담배, 술, 마약), 빗나간 성욕, 욕구 불만 등을 극복하고 새로운 생활 습관을 형성하는 데에는 본인의 부단한 노력이 요구될 뿐만 아니라, 하나님의 은혜가 필요된다. "이기기를 다투는 자마다 모든 일에 절제하나니 저희는 썩을 면류관을 얻고자 하되 우리는 썩지 아니할 것을 얻고자 하노라"(고전 9:25).

5 그대가 신뢰할 수 있는 유일한 분을 찾아라!

건강은 하나님께서 주시는 선물이다. 우리가 하나님의 건강 법칙을 따라서 생활할 때에, 우리는 그분께서 허락하신 건강을 소유할 수 있게 된다. 하나님께서는 인간의 행복을 위해서 도덕법인 십계명을 주셨으며, 육체적 건강과 마음의 평화를 위해서 건강 법칙을 주셨다. 우리가 온 마음을 다하여 주님을 사랑하고 이웃을 우리 몸처럼 사랑할 때, 우리는 그분의 법칙을 따르는 것이 된다. 잠언 17장 22절에 말씀하시기를, "*마음의 즐거움은 양약이라도 심령의 근심(Broken Spirit)은 뼈를 마르게 하느니라*"고 하셨다. 우리가 죄의 짐을 예수님의 발아래에 내려놓을 때, 우리는 몸과 마음을 회복시키는 완전한 평화를 소유할 수 있다. 모든 질병의 90%는 마음에서 시작된다는 현대 의학의 통계는 잠언의 말씀이 진리임을 증명하고 있다. 즐거운 마음(순결한 마음)은 좋은 약과 같으며, 심령의 근심(죄책감, 악한 생각, 후회, 분노, 미움, 원한 등)은 뼈를 마르게 한다. 하나님께서 수천 년 전에 말씀하셨던 것을 인간의 과학은 요즈음에 이것을 말하기 시작하고 있다. 사람이 행복하고 즐거울 때에 뇌에서 생성되는 분비물은 건강을 회복시키는 일에 있어서 매우 중요한 역할을 한다. 이와 반대로 인간의 마음이 죄책감, 미움, 증오심, 질투, 투기 등과 같은 부정적인 생각들을 품고 있을 때, 우리 몸에선 좋지 않은 호르몬이 분비된다. 그러므로 우리가 우리의 마음에 어떤 것을 품고 생각하며 계획하는가에 따라서, 우리의 건강도 그것에 맞추어서 형성되어 간다. 만일 우리가 어떠한 환경과 조건에서도, 하나님의 선하신 섭리와 예수 그리스도의 사랑을 생각하기로 선택한다면, 우리의 마음속에는 완전한 평화가 깃들 것이며, 마음과 몸과 영혼의 전체적인 건강이 회복될 것이다!

6 치료를 가져오는 기도!

마지막으로 한 가지 빠뜨리지 말아야 할 사실은, 기도야말로 지금까지 언급한 천연 치료 계획을 성공으로 이끌 수 있는 열쇠라는 것이다. 우리는 전능하신 분께 질병의 회복을 위해 간구해야 한다. 그러나 비록 하나님께서 전능하다고 할지라도, 그분께서 항상 기적적으로 즉시 응답하실 것이라고 기대해서는 안 된다. 이 말은 하나님께서 우리의 기도에 응답하시지 않는다는 뜻이 아니다. 많은 경우에 우리는 우리 자신의 실수들을 통해서 또는 우리의 무지로 인하여 고통과 질병을 갖게 된다. 많은 경우에서 하나님께서는 먼저 우리가 과거에 무엇을 잘못했었는지를 보여 주시고, 그다음에 질병의 회복을 위하여 우리가 그분과 연합하기를 기다리신다. 그러므로 먼저, 우리는 잘못된 습관들을 버리기로 하고 이러한 악습들을 이길 힘을 달라고 기도해야 한다. 우리가 전능하신 분의 팔을 의지할 때, 그분께서는 우리에게 이길 힘을 주실 것이다. 하나님의 뜻과 계획에 따라 순종하면서 전진할 때, 하나님께서는 당신의 뜻을 따라 우리를 회복시켜 주실 것이다. 하나님께서는 우리가 우리 자신을 사랑하는 것보다 우리를 사랑하신다. 하나님의 계획과 목적이 우리의 생각보다 무한히 높아서 때때로 그분의 섭리를 이해하지 못할 수 있다. 그러나 우리는 하나님을 사랑하는 모든 자 곧 그 뜻대로 부르심을 입은 자들에게는 모든 것이 협력하여 선을 이룬다는 사실을 믿어야 한다(롬 8:28). 우리가 이 말씀을 믿을 때, 우리는 소망과 기쁨 속에서 깊은 평화를 경험하게 될 것이고, 사망의 두려움에 대해서도 승리할 수 있게 된다. 이러한 믿음은 암을 정복한 사람들에게 있어서 많이 나타나는 특징이다. 그대의 식생활을 개혁하고 암을 억제하고 극복하기 위해서, 그대의 환경을 고요하고 아름다운 시골 환경으로 바꾸어 보라. 그런 후에는 그대를 위한 하나님의 완전하신 계획과 섭리를 믿는 신뢰심 속에서 그대보다 못한 이웃과 형제들을 위하여 기도하고 봉사하라! 바로 이것이 회복을 위한 가장 강력한 치료제가 될 것이다.

7. 수(水) 치료 Hot and Cold Treatment

열은 원수인가? 친구인가?

몸에서 열이 날 때 우리는 일반적으로 그것을 좋지 않은 현상으로만 생각하는 경향이 있다. 왜냐하면 열은 다른 질병을 동반하기 때문이다. 그러나 열은 어떤 하나의 증상일 뿐이지 우리가 싸워야 할 적 자체는 아니다. 실제로, 열이 오르는 증세는 우리 몸의 방어 시스템이 질병과 치열한 전쟁을 치르고 있다는 신호일 뿐 아니라, 질병을 회복하는 데 여러 가지 좋은 효과를 준다. 동물을 대상으로 실험한 결과 열은 생존력을 강화하는 것으로 나타났다. 질병에 걸린 도마뱀들이 태양이 비치는 곳으로 기어가서 체온을 섭씨 41~43°로 올림으로써 박테리아로 인한 감염에서 더 잘 살아남았다는 실험 결과가 있다. 만일 이 도마뱀의 체온을 올리는 대신에 아스피린을 먹여서 감염을 방지하려 했다면, 도마뱀 중 75% 이상이 감염으로 인해서 죽었을 것이다.

바이러스의 감염으로 인하여 열이 나는 동안에, 체내에서 더 많은 숫자의 간섭 인자(Interferon)라고 불리는 물질이 생산된다는 사실이 발견되었다. 이러한 간섭 인자들은 암 바이러스들을 포함하여 여러 가지 다른 바이러스들을 억제하며, 면역시스템 일부로 작용하여 종양 세포와 직접 싸운다. 이러한 증거들을 볼 때, 열은 우리의 몸이 병균과 싸우는 방법 중의 하나이다. 그러므로 열은 적이 아니라 친구이다.

열 치료와 암

인간의 몸은 뜨거운 체온이 필요할 때 자연적으로 열을 생산하게 된다. 그렇다면, 체온을 인위적으로 올린다면, 어떤 결과가 나타날까? 우리의 인체가 질병과 싸우는 것을 돕기 위해서 외부로부터 열을 인공적으로 공급하는 경우에도 같은 효과를 얻을 수 있다. 우리는 이러한 치료를 "열 치료법"이라고 부른다. 열 치료법은 수년 동안 일반적인 감기, 관절염, 통증, 출혈, 신장병, 폐렴, 각종 전염병, 그리고 많은 다른 질병들을 성공적으로 치료하였다. 그렇다면 암은 어떠한가? 열 치료는 암에도 효과적으로 그 기능을 발휘할 것인가? 암을 치료하기 위한 열 치료는 20세기 이후로 지금까지 꾸준히 증가하여 왔다. 체온을 인위적인 방법으로 화씨 105°(섭씨 40.5°)에서 107도(섭씨 41.7°)로 올릴 경우, 일반적으로 종양 세포의 성장을 지연시키거나 완전히 억제하면서, 각종 종양으로부터 회복될 수 있다는 사실이 많은 연구와 임상 실험으로 입증되었다. 예를 들어서 워렌 스테포드(Stafford Warren) 씨는 전이 종양을 열 치료법으로 치료하였는데 22명의 환자 가운데 거의 모든 환자에게서 완전한 회복을 볼 수 있었다고 발표하였다. 그러나 "이러한 열 치료법이 종양뿐만 아니라 건강한 세포와 조직들을 손상할 수도 있지 않은가?" 라는 질문이 제기될 수 있다. 그러나 종양 세포들은 정상 세포들보다 고열에 더 민감하다는 사실이 밝혀졌다. 거기에는 두 가지의 이유가 있는데, 건강한 조직들에는 더 많은 피가 유동하고 있기 때문에 피의 순환이 열을 감소시켜 주며, 정상 세포들은 열에 노출되어 심한 손상을 입었을 경우에도 이른 시일 내로 회복시킬 수 있지만, 종양 세포들은 그렇지 못하다는 것이다. 그러므로 적당한 온도의 열 치료법을 암 환자에게 사용하면, 건강한 세포들이 비교적 손상을 입지 않는 상태로 유지하면서 암세포의 성장을 지연하거나 억제할 수 있다는 결론을 얻을 수 있다. 암 치료와 열 치료에 관한 많은 연구가 이루어졌으며 모든 연구는 긍정적인 결과들을 가져다주었다. 다른 화학적 치료 방법들과는 반대로, 열 치료법은 몸의 면역 시스템에 충격을 주거나 저하하는 대신 오히려 향상 시킨다는 장점을 가지고 있다. 그러나 한 가지 이상한 사실은 이토록 효과적인 치료법이 널리 사용되지 않고 있다는 것이다. 이 치료법이 대중화되어 널리 사용되지 않는 이유는 아마도 이 치료가 너무나 천연적이고 단순하기 때문일 것이다. 열 치료법 중에서 몇 가지는 특별한 시설을 갖추지 않은 가정에서도 즉시 시행할 수 있을 정도로 간단하다.

열 치료법 안내

가정에서 할 수 있는 열 치료 방법을 살펴보도록 하자. 가정과 같은 환경에서는 열을 화씨 102°(섭씨 39°)까지 올리는 것이 안전하고 편안하다. 더 높은 고열 치료법은 의사의 직접적인 감독 하에서만 시행되어야 한다. 열 치료가 진행되는 동안에는 반드시 측근에서 환자가 지나치게 기진맥진하거나 기력을 잃어버리는지를 지켜보아야 한다. 만일 맥박이 140에 가까워지면 위험하므로 온도를 즉시 반으로 떨어뜨리거나 어떻게 해서든지 맥박을 140 이하로 낮추어야 한다. 단순히 미지근한 물로 목욕하거나 시원한 스펀지로 몸을 문지르면 즉시 몇 분 안에, 치료하기 이전의 맥박 상태로 돌아갈 것이다. 심장이 약한 환자를 위해서 신선하고, 시원하며 건조한 공기가 치료하는 장소에 잘 유통되어야 한다. 치료가 진행되는 동안, 환자의 머리는 시원한 상태를 유지해야 한다.

열 치료를 위한 준비물

① 얼음물이 담겨 있는 세숫대야
② 2~4개의 작은 면수건(세면용 수건)
③ 2~4개의 큰 면수건(목욕 수건)
④ 구강 체온계
⑤ 목욕물 온도계
⑥ 베개(머리를 받치기 위해)
⑦ 발판이나 의자
⑧ 물컵과 빨대(물을 마시기 위해)

치료 과정

1 뜨거운 물로 욕조의 반을 채운 후에 환자를 욕조에 눕게 하고, 머리 뒤를 접은 수건으로 받쳐 준다.

2 환자의 구강 온도를 재서 기록한다. 환자의 몸이 견딜 수 있는 한도 내에서 물 온도를 화씨 105°(섭씨 40.6°) 또는 115°(섭씨 46.1°)까지 서서히 올려준다. (주의 사항 : 열 치료를 할 때에는 서서히 물 온도를 올리는 것이 바람직하다.)

체온을 빨리 올리기 위해서는 반신욕 상태에 있는 환자의 무릎과 어깨 부위를 뜨거운 물수건으로 덮어준다. 큰 컵을 사용해서 욕조에 있는 뜨거운 물을 환자의 체온을 유지하기 위해 덮어둔 수건에 자주 부어 준다. 체온계로부터 환자의 구강 온도를 5분에 한 번씩 확인한다. 약 5~6분이 지난 후에 성인의 경우에는 구강 온도가 화씨로 약 100°(섭씨 37.8°) 정도가 되어야 한다.

③ 얼굴에 땀이 흐르면 물수건을 얼음물에 담가 두었다가 짜서 이마에 대 준다. 차가운 물수건으로 얼굴과 목을 자주 닦아 준다. 머리는 계속해서 시원하게 해 주어야 하며 구강 온도가 화씨 102°(섭씨 38.9°)가 넘을 때는 머리에 덮어 준 찬물 수건을 자주 바꿔 준다. 목 부위를 찬물 수건으로 찜질을 해주면 구강 온도가 내려가지만, 실제 몸의 온도는 체온계가 가리키는 온도보다 더 뜨거울 것이라는 사실을 기억해야 한다. 이런 이유에서 맥박의 수를 주기적으로 재어야 한다. 만일 맥박의 수가 140이 넘거나 환자가 극도로 불편하다고 말할 경우에는 찬물을 욕조에 넣어서 체온과 맥박이 즉시 정상으로 돌아오도록 해야 한다.

열 치료를 적용해서는 안 되는 경우

① 저혈압(졸도의 위험이 있음)
② 심장병
③ 독소 갑상선(Toxic Thyroid)
④ 알칼리 상태의 대사 작용
⑤ 결핵
⑥ 혈액의 감소 또는 빈혈
⑦ 체력이 지나치게 떨어져 있는 경우

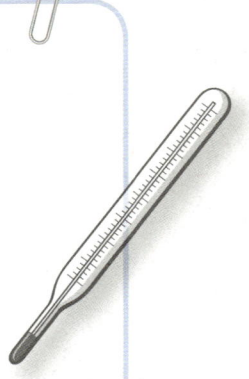

치료 시간과 체온 조절

열 치료하는 시간은 온도나 질병의 종류에 의하여 결정된다. 감기, 독감, 목이나 허리에 생기는 경련과 같이 급성으로 생기는 통상적인 질병들은 구강 온도가 화씨

102°(섭씨38.9°)에서 103°(39.4°)로 올라갔을 때 끝마치는 것이 좋다. 기침, 습진, 또는 마른버짐과 같은 고질적인 질병은 구강 온도를 섭씨 38.3°에서 39.4°로 5분에서 45분 정도까지 계속해서 유지해 주는 것이 좋다(질병이 심각할수록 더 높은 온도와 더 긴 시간을 요구한다). 찬물과 뜨거운 물을 지혜롭게 조절함으로써, 구강 온도를 일정하게 유지해 주어야 한다. 체온을 감소시키지 않는 한도 내에서 환자를 편안하게 해 주기 위해 작은 선풍기를 환자의 얼굴에 직접 불게 해 줄 수도 있다. 치료하는 첫 번째 1시간 동안에는 마실 물을 주도록 하고, 한 시간이 지난 후에는 4컵의 물에 1티스푼의 소금을 넣은 소금 용해수를 마시도록 한다. 한 시간에 4컵의 맹물을 마시도록 하거나 한 컵의 염수를 마시도록 한다.

열 치료 끝내기

환자에게 더 좋은 효과를 주기 위해서 치료는 올바르게 끝마쳐져야 한다. 치료를 올바르게 끝마치기 위해서 간단한 샤워를 하거나 차가운 수건으로 문질러 준다. 많은 양의 혈액이 피부 표면에 몰려 있고 땀으로 인해 수분을 많이 잃었기 때문에 체내에 있는 혈액의 양이 환자가 욕조에 들어가 있을 때보다 적어질 것이다. 그러므로 몇 초 동안 서 있게 되면 얼마 동안 현기증을 느끼게 될 것이다. 이러한 현상은 치료가 성공적이었다는 하나의 증거이다. 그러나 환자에게는 이 현상을 불안하게 생각할 수 있다. 이러한 불안감을 피하고자 환자를 빨리 침대에 눕히는 것이 좋다.

치료 후의 휴식

① 환자가 치료가 끝난 후에도 30분 동안은 계속해서 땀을 흘릴 것이기 때문에 침대를 보호하기 위해 미리 침대 위에 마른 수건을 깔아 놓음으로 환자가 곧 누울 수 있도록 준비해야 한다.

② 환자를 욕조에서 일어서도록 하고 손으로 세게 피부를 문지른 후 10~30초 동안 차가운 물로 샤워하도록 한다. 만일 환자가 원하면 환자의 얼굴을 닦아 주고 남은 얼음물을 몸이 달아올라 벌겋게 된 상태(Redness)를 연장하기 위해 환자의 몸에 부어 주는데 앞면과 뒷면으로, 어깨에서부터 밑으로 끼얹어 주고 발에 붓기 위해서 얼음물을 어느 정도 남겨 둔다.

③ 환자에게 한 발을 들어 올리게 한 후에 얼음물을 그 위에 붓고 그 발을 욕조 밖으로 빼 맨땅에 딛도록 한다. 그리고 다른 한쪽의 발도 들어 올려서 남아 있는 얼음물을 그 위에 붓고 거친 수건으로 세게 닦아준다. 발을 닦아 줄 때 환자가 돕도록 한다. 환자가 자신의 발을 닦는 것을 돕게 되면 현기증을 일으킬 가능성이 적어진다.

④ 침대 시트로 환자의 몸을 감싸 준 다음 즉시 침대로 가도록 한다. 만일 계속해서 걷는 동안 환자가 현기증을 느끼면 몸을 구부려서 머리의 높이를 낮추도록 한다. 만일 환자가 체온을 계속해서 유지하는 것이 바람직하다고 생각되면 여러 개의 담요를 덮어 준다. 그리고 베개가 젖지 않도록 수건으로 베개를 덮어주고 두 번째 수건으로 목을 감싸줌으로 목에 있는 땀이 수건으로 스며들도록 한다.

⑤ 치료에 반응하는 시간인 30~60분(환자는 이 동안 수면을 취하는 것이 좋음.)이 지난 후에는 땀이 흐르는 것이 멈출 것인데 이때 몸을 깨끗이 하고 체온을 다시 조절하기 위해 미지근한 물로 샤워하도록 한다.

⑥ 침대에 눕힌 후에 입 온도가 화씨 100°(섭씨 37.8°) 이하로 내려갈 때까지 계속해서 머리를 시원하게 유지하도록 하고 물을 마시도록 한다. 건강한 사람이 짧은 시간과 102도(38.9°) 이하의 온도에서 치료할 경우에는 혼자서라도 이 치료를 할 수 있다.

어린아이를 치료할 경우

어린아이들에게 열 치료를 할 경우에는 아래와 같은 단순한 치료법을 사용하도록 한다. 물 온도가 화씨 103°(섭씨 39.4°)를 넘지 않으면 열 치료를 10~15분 동안 계속해서 한다고 할지라도 아이들에게 아무런 화상을 입히지 않는다. 그리고 화씨 105도(섭씨 40.6°) 이상의 온도에서, 특히 화씨 110°(섭씨 43.3°)에 가까운 온도에서 치료할 경우에는 세 살 이하의 아기들은 3분 정도만 치료하도록 하고 4살 이상부터는 1살에 1분씩을 더해서 치료하도록 한다(예: 4살은 3분+1분=4분, 5살은 3분+2분=5분). 어린아이들을 치료할 때는 정확하게 시간을 지킴으로써 화상을 피해야 한다. 몸에 이미 열이 있으면 체온이 더 속히 올라간다는 사실을 기억해야 하며 낮은 온도의 물로 치료해야 한다. 만일 구강 온도가 화씨 103°(섭씨 39.4°) 이상이면 3살 이상의 아이일 경우에는 3분 동안만 치료하도록 하고 갓난아기일 경우에는 단지 근육을 풀어 주고 깊은숨을 쉬게 하려고 더 적은 시간 동안 치료해야 한다. 만일 항문 온도가 화씨 103°(섭씨 39.4°)일 경우에는 물 온도가 화씨 106°(섭씨 41.1°)가 되도록 조절해야 하며, 항문 온도가 화씨 104°(섭씨 40°)일 경우에는 물 온도는 화씨 105°(40.6°)가 되어야 한다. 그리고 만일 항문 온도가 화씨 105°(40.6°)일 경우에는 물 온도를 화씨 104°(40°)로 조절해야 한다. 찬물을 잠깐 끼얹고 피부의 활력을 증가시키기 위해서 수건으로 세게 닦아서 치료를 끝마치도록 한다.

열 치료가 가져다주는 9가지 효과

1 백혈구의 수를 증가시키고 식작용(식세포가 세균 또는 다른 이물을 원형질 내로 섭취하는 현상)의 원기를 증가시킴으로써 세균에 대한 저항력을 증가시킨다.

2 보유하고 있던 열을 반대로 내보내고 열의 방출을 진행함으로 몸의 열을 감소시킨다.

3 땀을 흘림으로 몸에 있는 독을 체외로 방출시킨다.

4 목과 등의 근육에 생기는 경련을 풀어 준다.

5 일정하게 혈압을 감소시킨다.

6 설사를 멈추게 한다.

7 혼란한 마음을 차분하게 가라앉힌다.

8 어린아이들이 보채지 않고 잠을 자도록 도와준다. 만일 온화한 열로 오랜 시간 동안 치료하면 성인에게는 진정제의 역할을 한다.

9 체내의 수분 균형을 회복시킴으로써 기분 좋은 상태를 유지하도록 한다.

8. 암을 정복한 사람들의 30가지 특징

승리한 사람들의 공통점

의사들은 암에서 회복된 사람들에게서 대부분 같은 특성들이 존재한다는 사실을 발견하였다. 이러한 특성들을 살펴보면, 암의 회복을 위하여 식생활을 개선하고 치료를 하는 것도 중요하지만 다른 요소들과 마찬가지로 마음의 상태와 태도가 암을 고치는 데 지대한 영향을 미친다는 사실을 다시 한 번 확인할 수 있다. "*마음의 즐거움은 양약이라도 심령의 근심은 뼈로 마르게*" 한다는 성경 말씀이 진리라는 사실을 다시 한 번 입증해 주고 있다(잠 17:22). 아래에 기록된 항목들을 읽어 보면 소망, 기쁨, 명랑함, 부지런함, 그리고 겸손함, 용서와 같은 성경의 원칙들이 여러 번 반복된다는 사실을 깨닫게 될 것이다. 이러한 마음 상태는 자신을 살피고 시험하도록 하고 인내를 갖게 하며 두려움을 사라지게 한다. 하나님을 믿고 신뢰하면서 자기 생각과 습관들을 바꾸고, 소망을 갖는 것이야말로 암을 정복한 사람들에게 나타나는 중요한 특징이다.

> 암을 정복하기 위해서는 무엇보다도 몸과 마음이 함께 치료되는 것이 중요하다!

① 그들은 좋은 결과를 얻을 것이라는 적극적인 기대를 하고 있다.

② 그들 중 상당수가 이전에 다른 사람의 투병을 도왔거나 자신이 직접 질병과 싸운 경험을 가지고 있다.

③ 그들은 적당한 운동을 꾸준하게 하였으며 과도한 운동을 피하였다.

④ 그들은 질병에서 회복된 후에는 자신들의 경험과 소망을 다른 사람들과 나누어야겠다는 마음을 가지고 있었다.

⑤ 대다수가 통상적인 화학 약품과 양약의 사용을 거부하였다.

⑥ 그들은 절대적인 진단이란 없다는 사실을 이해하였다. 병의 진단은 환자의 상태에 따라서 바뀔 수 있다고 믿었다.

⑦ 그들은 어떤 인간도 삶과 죽음을 결정지을 수 없으며, 어떤 사람도 누가 언제 죽을 것을 정할 수 없다고 믿었다.

⑧ 그들은 자신의 회복을 위해서 투쟁했으며, 스스로 자신의 건강을 돌볼 책임감을 느꼈다.

⑨ 그들은 외부에서 들리는 부정적인 보고나 영향력으로부터 자신들을 보호하였다.

⑩ 그들은 투병의 결과를 인내심을 가지고 기다렸으며 긍정적인 소식에 기뻐 날뛰지도 않았고, 부정적인 결과로 포기하거나 낙심하지도 않았다.

⑪ 그들은 자신이 선택할 수 있는 여러 가지 치료법들을 검토하는 일에 대하여 마음 문을 열었으며, 어떤 치료법이 자신을 회복시킬 수 있는가를 연구하였다.

⑫ 그들은 기꺼이 자신의 태도와 습관을 바꾸고자 하였다.

⑬ 그들은 질병의 예방과 치료에 대하여 연구하고 공부하였다.

⑭ 그들은 스트레스를 받는 것을 피하였다.

⑮ 그들은 천연 치료를 시도하였다.

⑯ 그들은 자신의 건강을 해치는 생활 습관들을 중단하였다.

⑰ 대부분이 화학 약품, 알코올, 설탕, 육식, 그리고 우유와 계란의 사용을 금하였다.

⑱ 대부분이 의학 치료를 받은 후 별 효능이 없을 때에는 다른 치료를 선택하였다.

⑲ 그들은 한 가지만으로는 치료할 수 없다는 것을 이해하였으며 자신의 생명력을 강화할 요소들을 추구하였다.

⑳ 그들은 죽음에 대한 두려움으로 압도되지 않았으며 하루하루를 기대를 하고 침착하게 맞이하였다.

㉑ 그들은 기대를 걸 수 있는 무엇인가를 가지고 있었다. 대부분의 사람은 자신의 직업과 취미를 바꾸었다. 그들은 자신이 혼자가 아니라는 사실을 깨달았고 외로움을 방지하기 위해 다른 사람과의 관계를 개선하였다.

㉒ 그들은 다른 사람에 대한 동정심을 가졌다.

㉓ 그들은 유머감각을 유지했으며 곤경에 처했을 때도 웃음을 잃지 않는 것과 동물들이나 어린아이들의 재롱을 보면서 즐거워하는 여유를 가지려고 노력하였다.

㉔ 그들은 마음에 평온을 갖도록 최선을 다했으며 자신의 인생에 중요한 영향을 미치는 결정들을 관리하였다.

㉕ 그들에게는 그들을 후원해 주는 가족들이나 친구들이 있었다.

㉖ 환자 중 어떤 이들은 치료에 도움을 주는 효과들을 얻기 위해 천연계, 음악, 또는 창의력을 요구하는 일에 관심을 돌렸다.

㉗ 어떤 이들은 천연적인 영양분을 섭취했으며 이것들이 그들에게 효과가 있을 것으로 믿었다.

㉘ 그들은 자신들이 하는 치료에 만족하지 않고 더 좋은 것으로 대치하기 위해 연구하였다.

㉙ 그들 모두는 해답을 얻기 위해 많은 질문을 했으며, 소극적인 태도를 보이지 않았다.

㉚ 그들 중 대부분의 사람은 하나님께서 자신에게 치유의 손길을 뻗으시길 간구하였다. 지금 그대의 마음 상태는 어떠한가? 육체의 질병은 마음과 깊은 관계가 있다. 그대의 마음에 참된 기쁨과 즐거움 그리고 만족감과 긍정적인 시각이 존재한다면, 그대는 질병의 치료에서 매우 유익한 결과를 얻을 수 있다. 그러나 그대에게 이러한 마음 상태가 없거나 부족하다면, 아무리 좋은 것을 먹고 건강에 유의한다 할지라도 마음이 병들게 되는 것이다. 그러나 이러한 마음 상태를 항상 유지하기란 매우 어렵다. 왜냐하면, 그대가 사는 이 세상은 그대로 하여금 항상 행복하고 즐거울 수 있는 환경만을 조성해 주지는 않기 때문이다. 그러나 여기에 희망이 있다. 만일 그대가 마음과 육체의 질병을 치유해 주시는 자비로우신 하나님을 의지하기만 한다면, 그분께서는 그대의 모든 문제와 슬픔과 두려움을 제거하시고 그대의 마음 가운데 쉼과 기쁨을 주시면서 새로운 삶을 누리게 해 주실 것이다. 하나님께서는 질병 중에서 고통당하고 있는 그대의 눈물과 외로움을 결코 모른 척하지 않으신다. 그분께서는 그대가 당신을 향하여 온 마음을 열고 나오기를 오래전부터 기다리고 계신다.

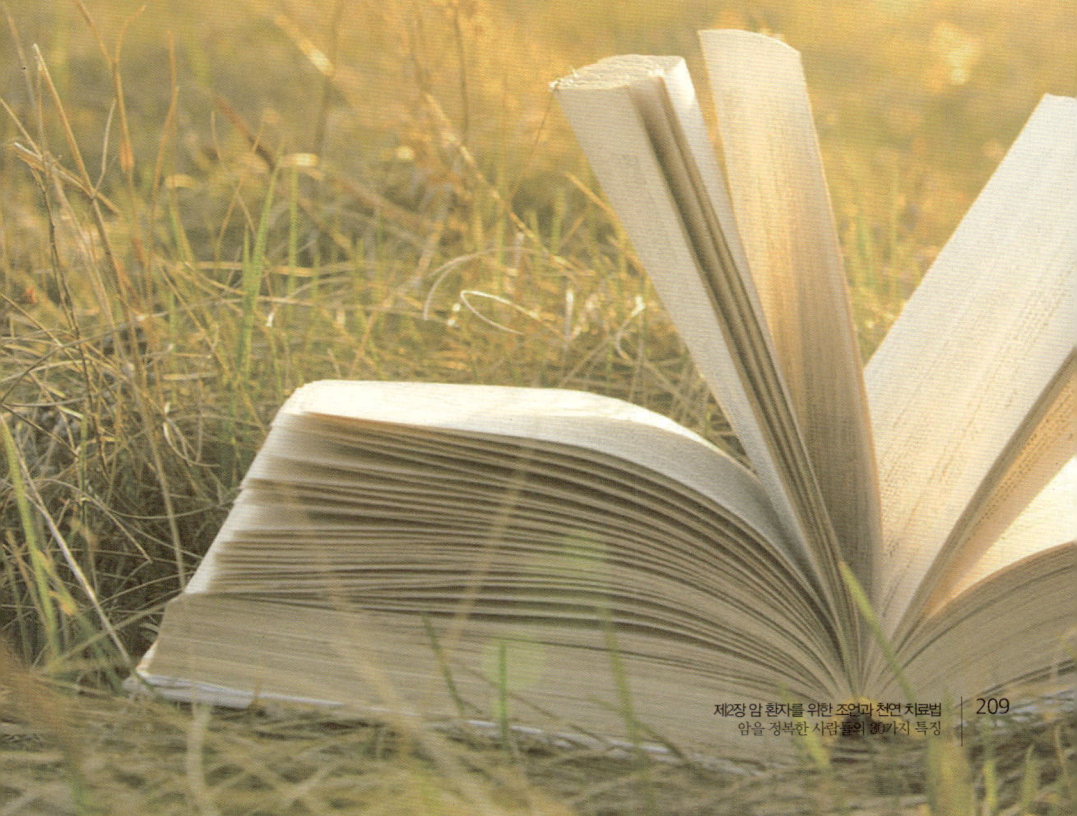

9. 저항력을 강화시켜라
― 워렌 피터 의사, 아가타 트레쉬 의사

한 국가를 방어하는 국방부 안에 육군과 해군과 공군이 있듯이, 인체를 방어하는 면역 시스템에도 5가지의 중요한 군대들이 있다. 건강은 지혜로운 선택으로 시작되며, 향상될 수 있다. 어떤 선택을 하는가가 우리의 몸의 건강을 유지하는 일에 있어서 결정적인 요소가 된다. 그러나 선택을 하기에 앞서, 우리는 먼저 건강이 어떻게 유지되고 향상되는가를 이해해야 한다. 왜냐하면, 건강에 대한 잘못된 지식과 이해는 오히려 치명적인 해를 가지고 오게 되기 때문이다. 기침 감기가 들면, 사람들은 약국에 가서 기침약을 사서 먹음으로써, 기침하는 증세를 없애 버린다. 환절기마다 알레르기가 심해지면, 병원에 가서 알레르기 약을 처방받아서 그것을 통하여 알레르기 증세를 없애 버린다. 이처럼 우리가 겉으로 드러난 증세만을 없애기 위해서 이곳저곳을 찾아다니는 동안에, 우리의 몸이 가지고 있는 병의 근본 원인은 점점 더 깊게 훼손되어 갈 수 있다. 지혜가 있는 현대인들이라면, 증세를 일시적으로 없애기 위해서 노력하기보다는, 근본 원인을 제거하고 치료하기 위해서 노력을 집중할 것이다. 같은 장소에서 먹고 생활하는 사람 중에서도, 어떤 사람은 감기에 걸리는데 어떤 사람은 아무런 증세를 나타내지 않은 채 지나게 된다. 왜 그럴까? 왜 어떤 사람은 암으로 인해서 고통당하는 데, 어떤 사람은 암과는 아무런 상관이 없이 건강한 생활을 즐길 수 있는 것일까? 이러한 질문과 깊은 관련이 있는 것이 바로 우리 몸이 가지고 있는 면역 시스템 즉, 저항력이다. 우리 몸의 면역 시스템(저항력)을 올바로 이해하지 못한 사람이 어떻게 신체를 건강하게 보존할 수 있을까? 거의 불가능한 이야기이다. 각종 질병에 대처하는 방어 시스템을 어떻게 하면 강하게 만들 수 있을까? 그리고 어떤 경우에 저항력이 쇠약하게 되어서 각종 병균과 암에 대하여 속수무책이 되게 될까? 현대 의학이 놀라울 정도로 발전을 거듭하고 있음에도 불구하고, 각종 질병과 난치병의 숫자는 늘어만 가고 있다. 현대인들은 질병의 증세를 끝없이 쫓아다니든지, 아니면 저항력을 향상함으로써 질병을 극복할 것인지를 선택해야만 하는 시대에 살고 있다.

1. 면역 시스템(저항력)이란?

면역 시스템을 어떻게 하면 알기 쉽게 설명할 수 있을까? 이것은 거의 불가능한 일이다. 왜냐하면, 인간의 면역 시스템은 매우 복잡하고 다양한 기능을 수행하기 때문이다. 그러나 그 근본을 이루고 있는 것들을 잠시 살펴보자. 면역 시스템(저항력)은 우리 몸의 저항력을 결정하는 시스템으로서, 두 가지의 중요한 역할을 하는 데, 첫째는 몸 안으로 들어오는 외적의 침입을 막으며, 둘째는 몸 안에 존재하거나 자라나는 불순 세력을 제거함으로써 평화를 유지시킨다. 하나님께서는 우리가 사는 이 더럽고 오염된 환경에서, 몸 안으로 침입하여 들어오는 것들로부터 우리 몸을 보호할 수 있도록, 우리 몸에 튼튼한 방어 시스템을 구축하여 놓으셨다. 이 시스템은 가벼운 감기로부터 무서운 암에 이르기까지 모든 질병에 대항하여 강력하고 성공적으로 저항할 수 있는 방어망이다. 한 국가를 방어하는 국방부 안에 육군과 해군과 공군이 있듯이, 이 방어 시스템에도 5가지의 중요한 군대들이 있다. 예를 들면, B림프구, T림프구, 식세포, 살해 세포(Killer Cell), 자연 살해 세포(NK세포)들이 있다. B림프구는 일반적인 감염과 싸우는 여러 가지 항체를 생성해 내지만, 나머지 4가지 면역 세포들은 암세포나 AIDS 바이러스, 박테리아 등을 직접 공격한다. 몸 안에 병균이 침입하였거나, 암세포가 증식할 때에, 이러한 원수들과 강력한 전쟁을 벌일 수 있는 300조 개에 이르는 엄청난 숫자의 백혈구 방위군들이 준비되어 있다. 이들은 세균의 위급한 침입을 대비하여 24시간 비상 대기하고 있으며, 항상 60조 개의 백혈구들이 혈관 속을 순찰하고 있다. 이러한 백혈구들의 숫자와 에너지를 적정 수준으로 유지, 증강하기 위해서, 우리는 적절한 물의 사용, 운동, 신선한 공기, 태양, 평화스러운 마음, 그리고 올바른 식사 등이 균형 있게 이루어져야 한다. 어떤 사람들의 방어 시스템은 기능이 너무도 약화되어 있기 때문에 쉽게 각종 병에 걸리게 된다. 감기뿐만 아니라 암이나 AIDS 역시 면역 시스템이 약화된 사람들에게 찾아오는 질병들이다. 그렇다면, 어떻게 하면 이러한 방위부대를 강력한 정예 부대로 만들 수 있을까? 현대인들에게 있어서, 바로 이 문제가 건강을 유지하고 각종 질병을 회복하는 데에서 가장 중요한 관건이 되고 있다. 면역 시스템은 신체의 각 부분과 밀접하게 뒤섞여 있으며, 우리의 마음이나 정신 상태와도 긴밀한 관계가 있다.

먼저, 스트레스가 우리의 저항력에 미치는 영향을 살펴보자. 콜로라도 대학의 스타우트 박사와 브룸 박사는, 신경이 예민하고 긴장한 사람이 감기에 더 잘 걸리는 것을 알아내었다. 또한, 잘 알려진 것처럼 스트레스는 콜레스테롤의 숫자를 증가시킨다. 또한, 배우자를 잃어버려서 슬픔에 잠겨 있는 아내와 남편에게 있어서, 백혈구의 숫자가 감소하는 경향을 발견하였다. 마음속에 있는 죄책감은 슬픔과 유사한 결과를 나타낸다. 우리가 죄를 범하였을 때에, 하나님과 분리됨을 느끼게 됨으로써, 우리의 면역 시스템의 기능이 저하될 수 있다. 하나님 앞에 범죄하였을 때, 시편의 기자인 다윗이 다음과 같이 말하는 것은 과학적인 간증이라고 생각한다.

"내가 토설치 아니할 때에 종일 신음하므로 내 뼈가 쇠하였도다" (시 32:3).

"주의 진노로 인하여 내 살에 성한 곳이 없사오며 나의 죄로 인하여 내 뼈에 평안함이 없나이다. 내 죄악이 넘쳐서 무거운 짐 같으니 감당할 수 없나이다. 내 상처가 악취가 나오니 … 내 등이 심히 아프고 구부러졌으니 종일토록 슬픈 중에 다니나이다. 내 심장이 뛰고 기력이 쇠하였으며 내 눈의 빛도 나를 떠났나이다" (시 38:3–10).

다윗은 죄를 범함으로써 양심의 가책을 느끼게 되었고, 이것은 그의 면역 시스템을 저하했던 것이다. 현대 과학자들이 말하는 것처럼, 죄책감은 면역 시스템에 가장 부정적이면서 강력한 악영향을 주는 감정인 것이다. 각종 질병을 치료하고 건강을 회복하기 위해서는, 무엇보다도 먼저 면역 시스템의 기능이 회복되어야 한다. 예수 그리스도께서 우리 모두의 죄책감을 제거할 수 있는 용서의 길을 열어 주시고, 또한 죄를 승리할 수 있는 능력을 공급하신다는 사실을 올바로 이해하는 것은, 우리의 면역 시스템과 저항력을 강화할 수 있는 매우 중요한 정보 중의 하나이다. 회개한 다윗의 회복된 기쁨과 건강한 소리를 들어 보라.

"나로 즐겁고 기쁜 소리를 듣게 하사 주께서 꺾으신 뼈로 즐거워하게 하소서 … 주의 구원의 즐거움을 내게 회복시키시고 자원하는 심령을 주사 나를 붙드소서" (시 51:8,12).

그리스도인들은 현대 의학에 새로운 개혁을 일으킬 수 있는 건강 정보를 이해하고 있는 사람들이다. 우리가 용서를 통하여 주시는 하나님의 치료법을 이해하게 될 때에, 우리는 육체적, 정신적, 영적으로 최적의 건강을 소유할 수 있게 된다. 하나님의 치료법은 신비가 아니라 너무도 의학적이고 과학적인 치료법이다. 단순한 마음으로 그분을 신뢰하고 죄를 고백함으로써 얻을 수 있는 저항력의 회복을 놓치지 말자.

2 저항력을 향상하는 방법들

우리 몸의 면역 시스템을 향상하는 방법들은 매우 여러 가지 요소와 깊은 관련이 있는데, 가정에서 손쉽게 실천할 수 있는 다음과 같은 생활 습관들은 저항력에 결정적인 영향을 미치는 것들이다. 다음과 같은 생활 습관을 소홀히 여기거나 무시하면서 저항력의 향상을 기대하는 것은 막연한 상상에 불과한 것이 될 것이다.

◆ 아침에 일어나자마자 따뜻한 물을 2잔 마시는 것은 매우 좋은 유익을 가져다준다. 또한 이것은 매일 아침에 정기적으로 화장실에 가는 좋은 습관을 유지해 준다. 각 개인에 따라서 다르지만, 위장이 비어있을 때에 하루에 6~10잔의 물을 마시는 것은 굉장한 유익을 가져다준다.

◆ 매일 아침이나 저녁에 찬물과 뜨거운 물로 번갈아서 샤워를 하는 것은 면역 시스템을 자극하여 활력을 가져다줄 수 있다.

◆ 하루에 두 번씩, 식사와 함께 신선한 마늘 두 쪽을 먹는 것은 유익을 가져온다.

◆ 가볍게 땀을 흘릴 정도로 산책하거나, 유익한 노동(정원 가꾸기, 채소밭 가꾸기, 장작 쪼개기 등등)을 하는 것은 신체적, 정신적으로 매우 좋은 유익을 가져다준다.

◆ 올바른 수면법은 놀라운 결과를 가져다줄 수 있다. 일찍 자고 일찍 일어나는 것은 저항력을 향상시키기 위한 매우 중요한 습관인데, 특히 밤 12시 이전에 취하는 깊은 수면은 우리 몸에 매우 귀중한 유익을 가져다준다.

◆ 하루에 20분에서 30분의 일광욕은 건강에 유익을 가져다주는데, 얼굴과 팔만 노출되는 것이 좋으며, 아침 10시와 오후 4시 사이의 강렬한 햇빛은 오히려 면역 시스템의 기능을 저하시킨다.

◆ 절제하라! 과식과 간식은 절대적으로 건강에 해로우며, 커피, 담배, 술, 콜라와 같이 카페인이나 니코틴이 함유된 것들은 저항력을 심각할 만큼 약화시키는 것들이다.

◆ 채식으로 식사하는 것은 매우 좋은 유익을 가져다준다. 또한 저녁 식사를 매우 가볍게 하는 것도 매우 좋은 식생활 습관이다. 동물성 기름이나 지방은 면역 세포들이 가장 싫어하는 것 중의 하나이다. 지방이 많이 포함된 음식은 면역세포들의 기능을 심각하게 저하시킴으로써, 각종 암에 대한 저항력이 저하되는 이유가 되고 있다. 또한 당분(설탕)이 많이 포함되어 있는 음식도 면역세포의 기능을 저하시킨다.

◆ 야외나 천연계 속에서 맑고 신선한 공기를 호흡하는 것은 매우 놀라운 효과를 가져다준다. 특히 옥외에서 신선한 공기를 하루에 20번 이상 심호흡하는 것은 매우 유익하다. 소나무나 전나무 숲 속에서 오전 10시경에 들여 마시는 산소는 신체에 커다란 활력을 가져다준다.

◆ 충분한 휴식, 단순한 생활, 단순한 사고방식을 소유하는 것은 매우 중요하다.

◆ 의복은 깨끗하며, 면으로 된 것이 가장 좋으며, 팔과 다리는 따뜻하게 유지할 수 있는 의복을 착용하는 것이 건강에 유익을 주는 의복이다. 배와 가슴을 조이거나 압박하는 의복은 혈액 순환과 소화기에 좋지 않은 영향을 가져다주므로 피해야 한다.

◆ 마음의 평화와 안정과 감사의 정신을 가지고 생활하는 것은 저항력의 향상을 위하여 가장 좋은 약이 된다.

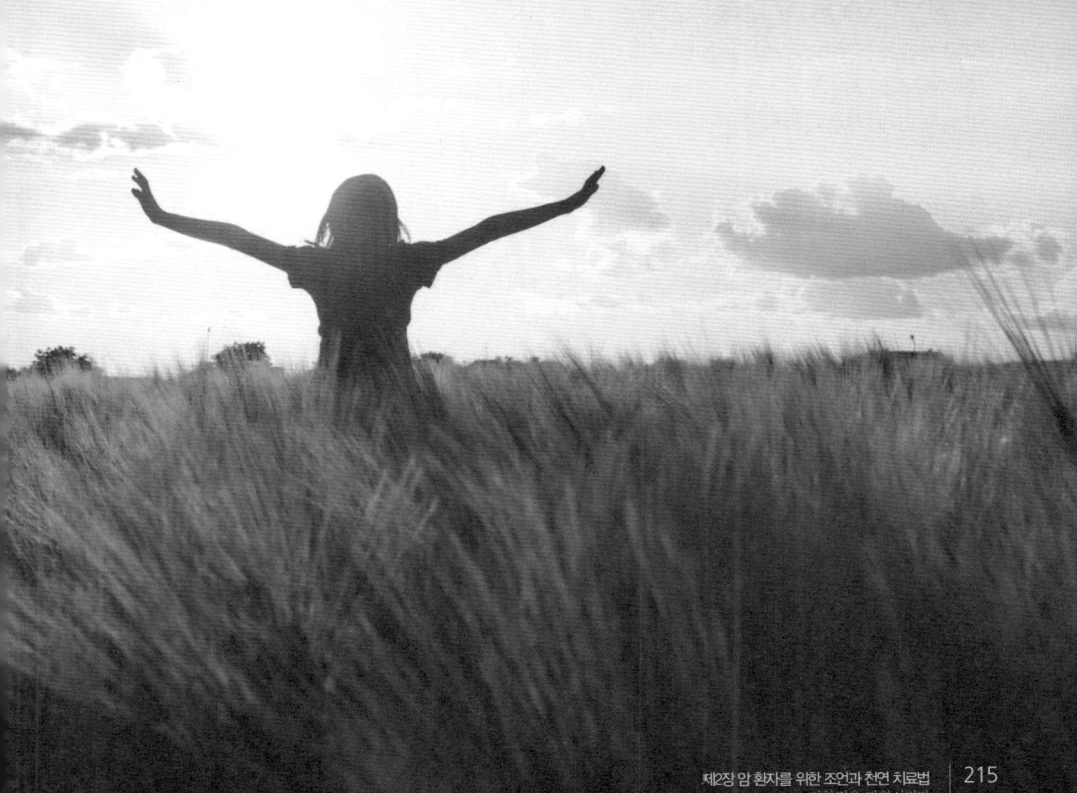

SOSTV 선교센터 안내

1. 웹사이트

✓ www.SOSTV.net

분명한 진리의 말씀과 성경을 연구할 수 있는 효과적인 자료들인 월간지, TV 방송설교, 각종 세미나, 요한계시록과 다니엘 연구 동영상, 성경 주제별 공부시리즈, 아름다운 시와 음악 등 방대한 자료들이 준비되어 있습니다.

✓ 인터넷 방송

차별화된 기독교 인터넷 방송이 제공됩니다. 성경강의는 물론 최근 시사들을 성경적인 관점에서 해석하는 시사뉴스, 그리스도인의 자녀 교육, 건강, 기독교 역사, 성경의 예언들, 채식 요리, 그리스도인 젊은이들이 세상을 바라보는 토크, 참 신앙을 찾는 사람들의 이야기, 거듭난 사람들의 간증, 예배 등 다양하고 유익한 프로그램들로 구성된 인터넷 방송국입니다.

2. 월간지 〈SOSTV MAGAZINE〉

매달 가정과 건강과 신앙에 관하여 중요하고도 참신한 기사들이 예쁘게 디자인된 총천연색 월간지에 실립니다. 각종 질병과 건강에 관한 천연 치료법들과 성경의 예언 및 구원에 관한 중요한 주제들이 심도 있게 다루어집니다.

3. YouTube

SOSTV에서 제작한 모든 영상을 PC와 스마트폰에서 쉽고 빠르게 보실 수 있는 〈SOSTV 기독교 방송〉 YouTube 채널이 준비되어 있습니다. YouTube에서 〈SOSTV〉를 검색하세요.

4. 도서 단행본

요한계시록/다니엘 등 예언 연구, 복음, 그리스도인 생활, 교리, 그리스도의 생애, 기독교회사, 예배일에 관한 연구 등 삶을 변화시키는 진리가 담긴 책자들이 있습니다.

5. 성경으로 돌아가는 길잡이

성경 전체를 다양하고 심도 있게 공부할 수 있는 성경 연구 소책자 32권 시리즈

6. 미디어 선교

다니엘서, 요한계시록, 로마서, 히브리서 강해 및 각종 세미나와 설교 CD, DVD를 하나님의 말씀을 사모하는 모든 영혼들에게 보내드립니다.

7. 온라인 카페 안내

✓ 킹스 메신저 (http://kingsm.net)

진리의 말씀을 사모하고 그 말씀대로 살아가길 원하는 사람들을 위한 온라인 카페입니다. 주제별로 분류한 월간지 글 모음! 다니엘서 및 요한계시록 Bible Study 자료 무료 다운로드! 채식 요리 레시피, 자녀 교육, 농사 일기 등 유용한 정보와 말씀으로 삶이 변화된 실제적인 경험이야기가 킹스 메신저에 있습니다.

8. SOSTV 선교센터

〈SOSTV 선교센터〉는 깊은 영적 목마름을 해결하고자 진리의 생수를 찾는 그리스도인들을 위해 마련한 공간입니다. 지금까지 인터넷을 통해서만 접할 수 있었던 〈SOSTV〉가 여러분께 더 가까이 다가가고자 오프라인 성경 지식나눔터, 〈SOSTV 선교센터〉를 오픈하였습니다. 신앙생활을 하며 겪는 고민이나, 체계적인 성경공부, 성경과 관련된 질문이 있으신 분들을 위해 언제든지 방문할 수 있도록 오픈되어있습니다. 지금까지 〈SOSTV〉에서 발행한 월간지와 책자들, 설교 CD/DVD, 주제별 성경 공부 자료 등이 준비되어있으니 많은 도움 받으시길 바랍니다.

■ 경기 남양주시 와부읍 덕소리 462-9 벽산메가트리움 218호 / ☎ 1544-0091

9. 후원 안내

SOSTV는 독자 여러분의 후원으로 운영되는 선교센터입니다.
여러분께서 정성스럽게 보내주시는 귀한 헌금은, 보다 많은 분들에게 진리를 전해 드리기 위하여, 가장 소중하고 조심스럽게 사용할 것을 약속드립니다. 책자를 보시고 마음에 감동을 받으신 분들은 아래 계좌로 후원을 부탁드립니다.

후원 계좌
(예금주:생애의 빛)

후원하시는 분들은 세금 감면의 혜택을 받으실 수 있습니다.

- 국민 : 611601-04-222007
- 신한 : 100-025-300569
- 우리 : 1005-601-482208
- 외환 : 630-006815-376
- 우체국 : 700245-01-002423
- 농협 : 301-0019-4151-11

SOSTV 책자 소개

『지구의 운명을 지배하는 손』: 다니엘서 연구

『지구는 어디로 가고 있는가?』: 요한계시록 연구

『성소』: 죄 문제의 해결과 구원의 경륜을 한눈에 보는 청사진

『거듭남』: 참된 거듭남의 경험과 그리스도와 동행하는 삶을 위한 영적 지침서

『종교개혁ing』: 아직 끝나지 않은 종교개혁의 역사와 예언을 다룬 책

『저 높은 곳을 향하여』: 1년 365일 매일 읽을 수 있도록 편집된 책

『나를 기억하라』: 하나님께서 받으시는 예배의 회복

『산상수훈』: 하늘의 대원칙, 참 진리의 길을 펼친 영감의 글

『오! 그리스도 1부, 2부』: 예수 그리스도의 생애

『복음의 능력을 체험하라』: 율법주의에서 그리스도 안의 참 자유를 얻게 된 경험의 글

『진리vs거짓』: 진리와 거짓 사이에 영적 분별력을 갖도록 해주는 책

『진리를 찾는 당신에게』: 실생활에서 경건함을 가질 수 있는 진리를 담은 책

『성경 파노라마』: 태초 이전부터 잃어버린 에덴을 회복하기까지의 파노라마를 그린 책

『의(義)』: 그리스도 "義"의 가르침을 담은 책

『기독교는 대답하라』: 예배일에 관해 천주교회가 개신교회에 보낸 공개 질의서

『다시는 죄를 범치말라』: 올바른 복음을 제시하는 소책자

『사도 바울』: 사도 바울의 삶과 그의 가르침

『마라나타』: 매일 그리스도의 재림을 바라보며 묵상할 수 있도록 편집된 책

『거룩』: 성화된 생애에 관한 영감의 글

『프로테스탄트』: 하나님에 대한 정확하고 성경적인 이해를 돕는 소책자

『이것이 기독교회사입니다』: 사도 시대부터 오늘날까지의 진정한 교회 역사

『2534 Q&A』: 2534개의 질문과 답변으로 이루어진 성경 연구 길잡이

『성령』: 참 성령의 역사를 밝히 알려주는 책

『7년대환란과 비밀휴거 YES? NO?』: 7년대환란과 환란 전 휴거를 성경으로 검증한 책

『아플 때 보는 책』: 집에서 쉽게 할 수 있는 천연치료법 소개

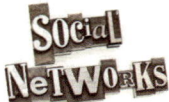

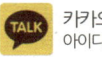 카카오톡
아이디: SOSTV

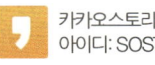 카카오스토리
아이디: SOSTV

 네이버
카페: 킹스메신저

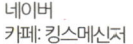 유튜브 채널
검색: SOSTV기독교방송

■ SOSTV 선교센터 연락처

한국	1544-0091, sostvkr@hotmail.com
미국	888-439-4301, sostvus@hotmail.com
	P.O.Box 787 Commerce, GA 30529 U. S. A.
뉴질랜드	0800-42-3004(수신자부담), sostvnz@gmail.com
	55 Monk Rd. Helensville, Auckland, New Zealand
일본	050-1141-2318, sostvjapan@outlook.com
	〒298-0263　千葉県夷隅郡大多喜町伊保田53-1
	www.sostv.jp
중국	sostvnet@hushmail.com
	www.sostvcn.com